# L'IMAGERIE D'URGENCE

## EN PRATIQUE COURANTE

Christophe Chelle

EDItaa Limited

© 2005 by Editoo limited
2 Southfield Road
Bristol, United Kingdom

# INTRODUCTION

Cet ouvrage se veut avant tout pratique en permettant au lecteur d'obtenir rapidement des informations concises sur les principales urgences médicales et chirurgicales.
L'ensemble des principales urgences est ici abordé dans diverses disciplines médicales.
Une large iconographie enrichi chaque chapitre. Le développement récent de l'internet et du multimédia au sens plus large nous a incité à inclure un CD ROM en complément du texte. Une banque d'images est ainsi consultable par un menu interactif et peut être incluse dans vos présentations par exemple. L'accès à un site iconographique complémentaire est également proposé.
Une série d'exercices à la fin de l'ouvrage permettra à l'utilisateur de faire sur le point sur ces connaissances.
Ce livre n'a pas la prétention de former le radiologue averti mais s'adresse avant tout aux cliniciens soucieux d'avoir un outil pratique facilement consultable et répondant à leurs interrogations sur le terrain. Le médecin urgentiste, le médecin de famille, l'interne et l'étudiant sont les « cibles » prioritaires de ce livre didactique.

# SOMMAIRE

Chapitre 4

## 95 > PEDIATRIE



pédiatrie

Chapitre 5

## 105 > ORTHOPEDIE



orthopédie

Chapitre 6

## 137 > RHUMATOLOGIE



rhumatologie

Chapitre 7

## 141 > GAMME DIAGNOSTIC



gammes diagnostiques

Chapitre 8

## 147 > EXERCICES



excercices

# RAPPELS sémiologiques

L'examen de référence est la tomodensitométrie classiquement réalisée sans injection dans un premier temps. La radiographie du crâne n'est plus demandée en urgence.
En revanche, l'IRM cérébrale peut être très utile dans un contexte de compression médullaire, d'accident ischémique constitué ou d'encéphalite herpétique par exemple.

**Tomodensitométrie : Que rechercher ?**
- Eliminer un examen normal
- Présence d'une hypodensité ou d'une hyperdensité spontanée de taille variable.

*Parfois, on peut visualiser une calcification vasculaire liée à un anévrisme intracrânien.*

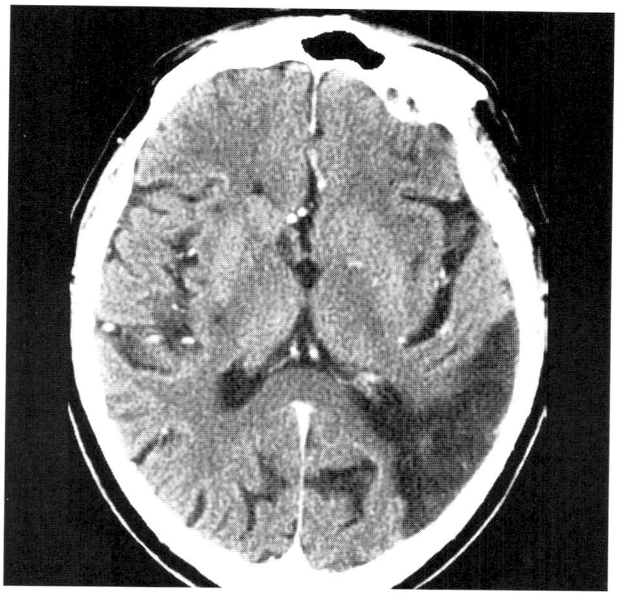

Hypodensité spontanée occipitale gauche (AIC)

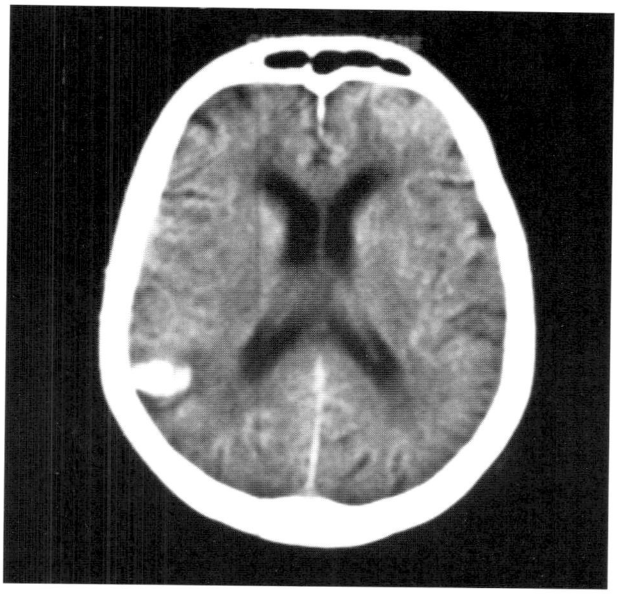

Hyperdensité spontanée pariéto-occipitale droite (hématome)

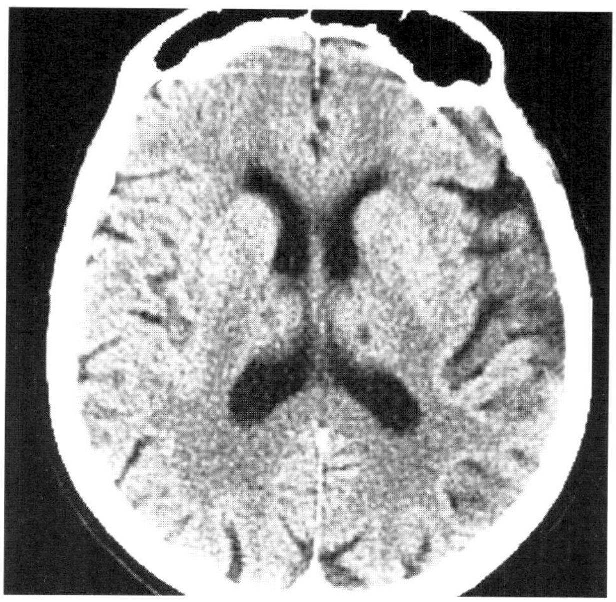

Hypodensité nodulaire en regard dans le thalamus gauche. Lacune ischémique

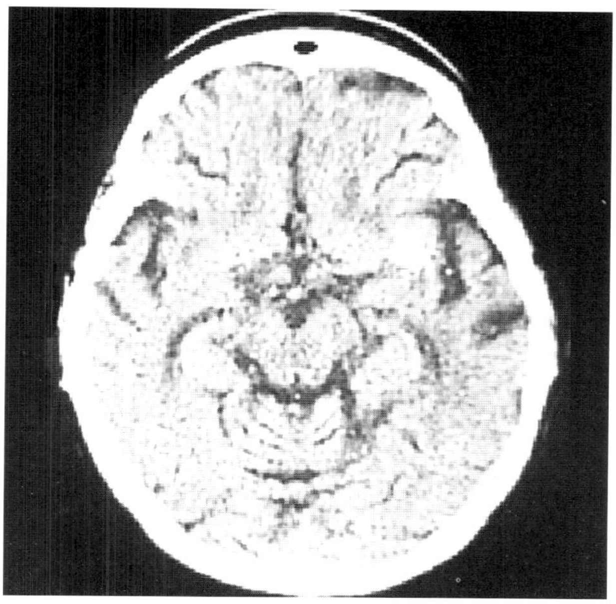

Hyperdensité temporale gauche. Densité calcique. Anévrisme intra-crânien

- Rechercher les signes associés : œdème périlésionnel, l'effet de masse (effacement des sillons, refoulement du système ventriculaire...), etc.

- Autres signes : inondation ventriculaire, fracture dans un contexte post-traumatique (à rechercher en fenêtre osseuse)...

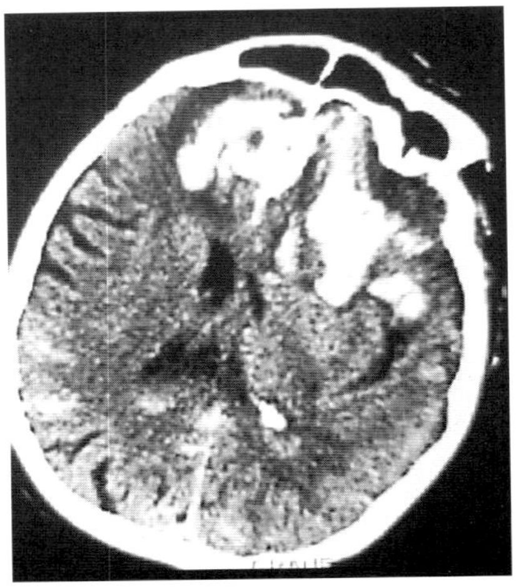

Hématome intra-cérébral avec œdème périlésionnel (hypodense)

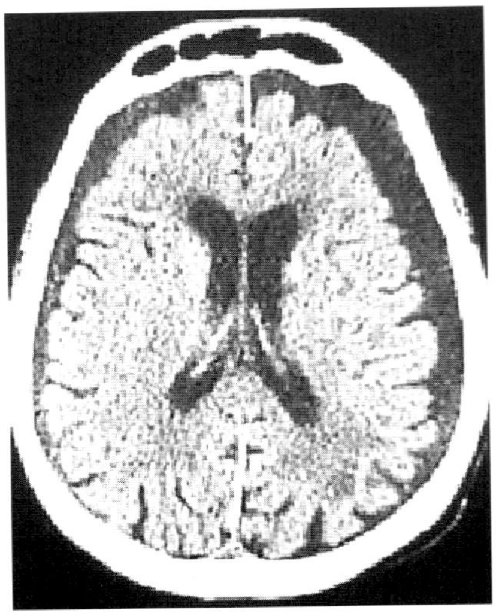

Hématome sous dural chronique bilatéral avec effet de masse (effacement des sillons)

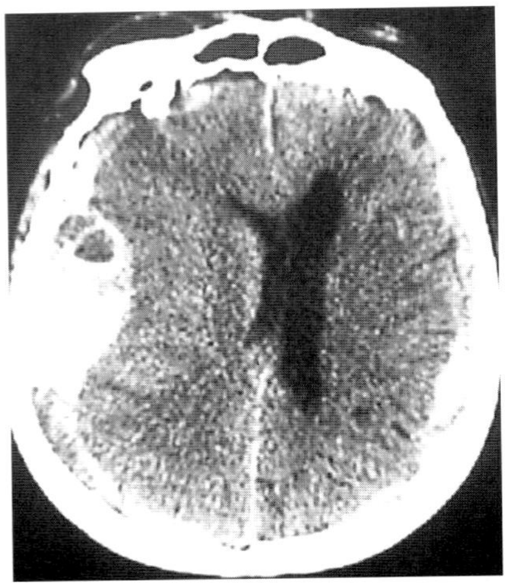

Hématome sous-dural et extra-dural aigüs avec effet de masse (ventricule refoulé)

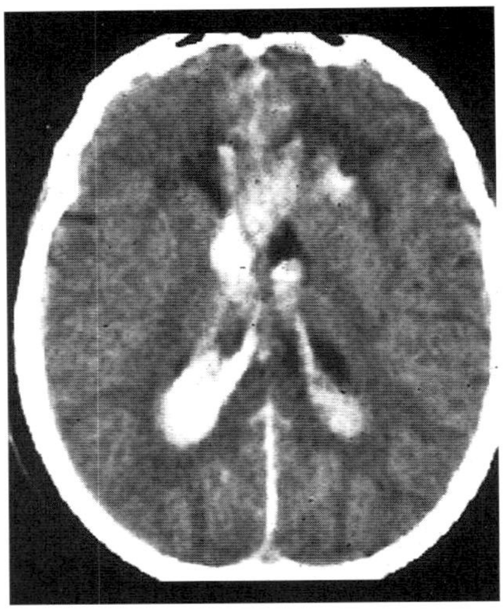

Inondation ventriculaire

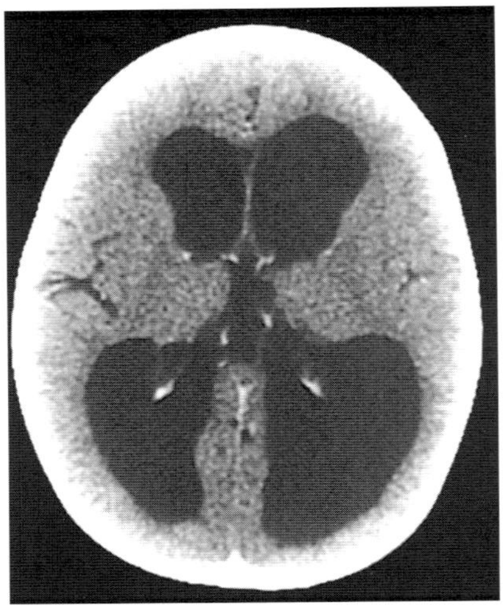

Importante hydrocéphalie

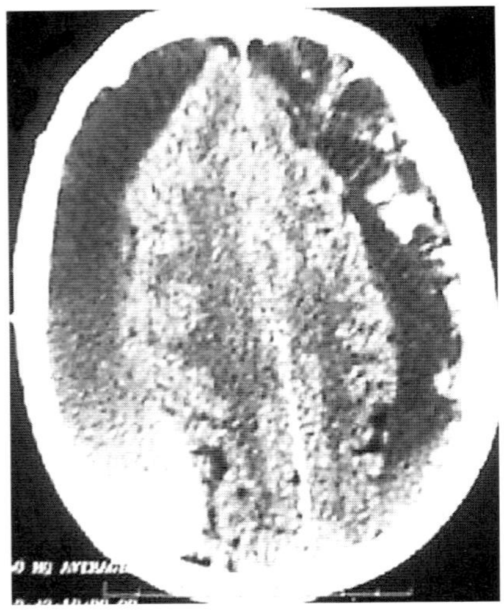

Hématome sous dural bilatéral avec resaignement

**PLAN DE LECTURE SIMPLE**

- Image normale ou pas (normalité en cas d'accident ischémique transitoire par exemple)
- Hypo ou hyperdensité spontanée
- Topographies anatomique et évaluation d'un territoire vasculaire en cas d'ischémie
- Signes associés (œdème, effet de masse)
- Autres anomalies : fracture (à rechercher en fenêtre osseuse), complication (inondation ventriculaire, etc ).

Pour mémoire, il faut connaître des calcifications intra-crâniennes non pathologiques : plexus choroïdes calcifiés, épiphyse (glande pinéale) ou chez le sujet âgé la calcifications en regard des noyaux gris centraux.

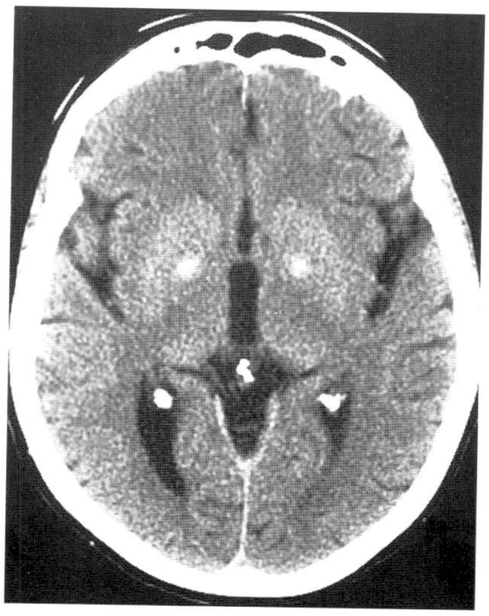

Calcifications banales des noyaux gris centraux, de l'épiphyse et des plexus choroïdes

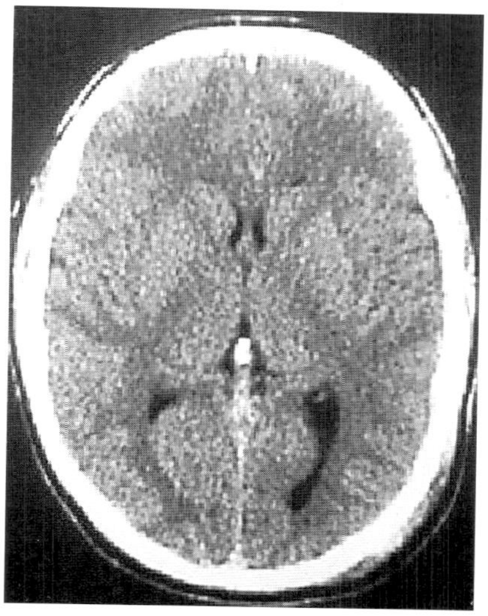

Calcification banale de l'épiphyse

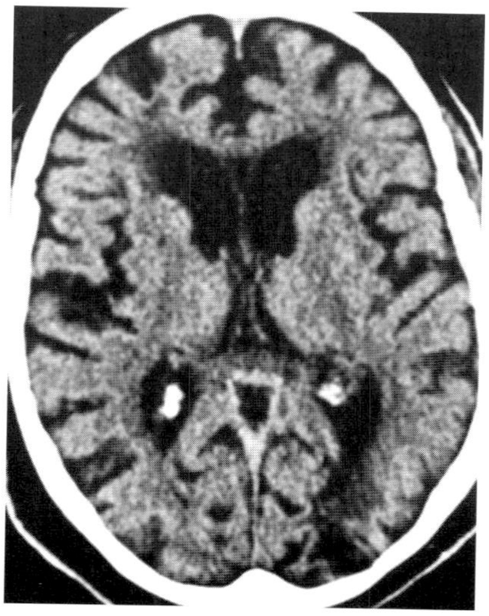

Exemple de calcifications des noyaux gris centraux

## CALCIFICATIONS PATHOLOGIQUES : GAMME DIAGNOSTIQUE

- Vasculaire : anévrisme, hématome sous dural chronque ancien, angiome, athérosclérose...
- Infectieuse : abcès (capsule) rarement, toxoplasmose, échinococcose, cytomégalovirus, rubéole, herpès simplex, trichinose, cysticercose ...)
- Inflammatoire : granulome (tuberculome)
- Tumorale : oligodendrogliome, médulloblastome, gliome, crâniopharyngiome , papillome ventriculaire etc
- Congénitale : sclérose tubéreuse de Bourneville, syndrome de Sturge-Weber (calcifications corticales)
- Autres : calcifications dans le cadre d'un hyperparthyroïdisme, maladie de Farh...

# COUPES TDM cérébrales normales

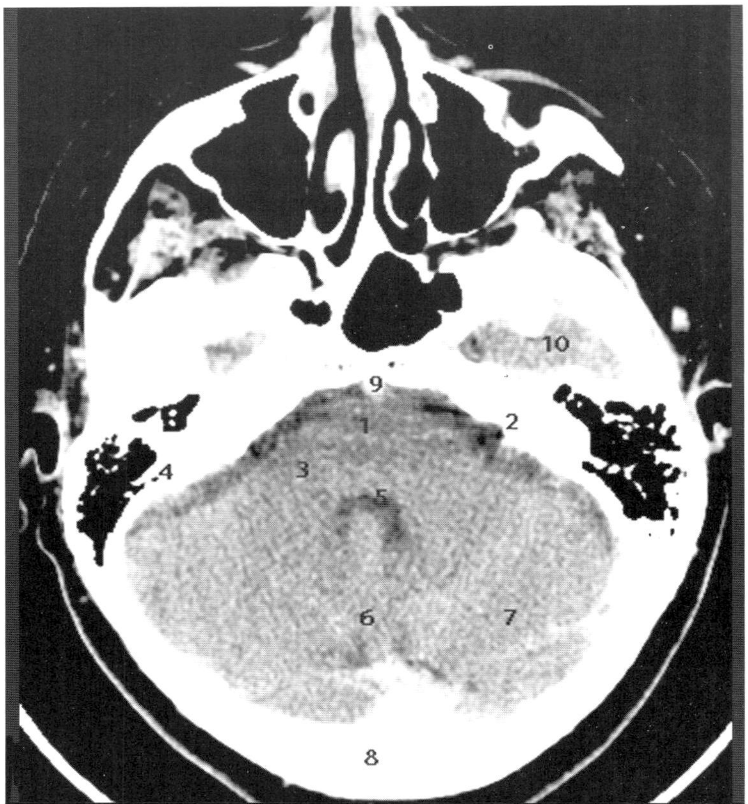


**1** Protubérance annulaire
**2** Conduit auditif interne
**3** Pédoncule cérébelleux moyen
**4** Os temporal
**5** Quatrième ventricule
**6** Vermis cérébelleux
**7** Lobe caudal du cervelet
**8** Os occipital
**9** Tronc basillaire
**10** Lobe temporal gauche

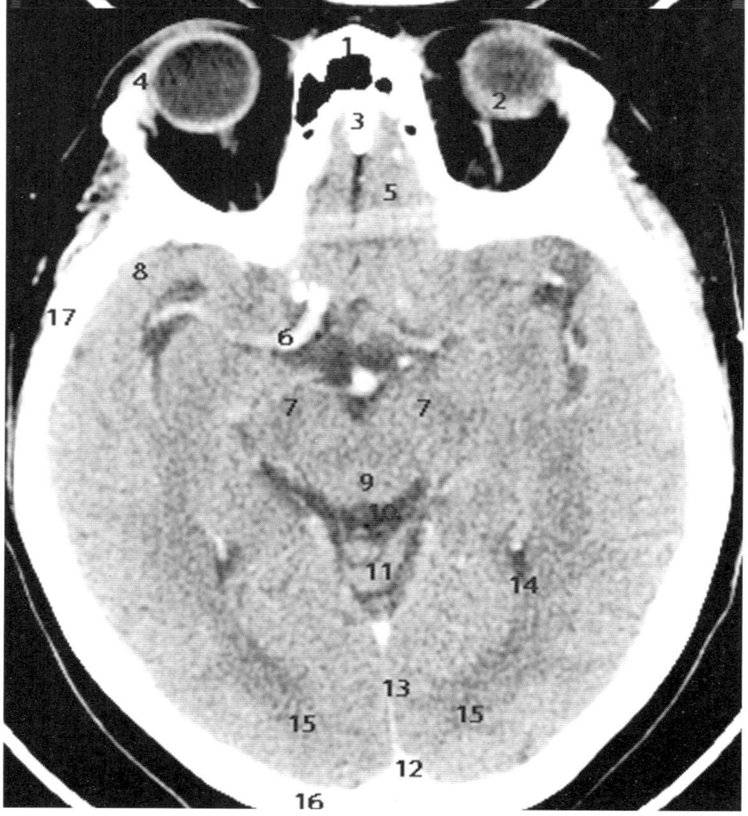


**1** Sinus frontal
**2** Globe oculaire
**3** Apophyse crista galli
**4** Glande lacrymale
**5** Lobe frontale
**6** Artère cérébrale moyenne droite
**7** Pédoncule cérébral
**8** Lobe temporal
**9** Aqueduc de Sylvius
**10** Citerne ambiante
**11** Vermis cérébelleux
**12** Sinus longitudinal supérieur
**13** Faux du cerveau
**14** Corne occipital du ventricule latéral
**15** Lobe occipital
**16** Os occipital
**17** Os temporal

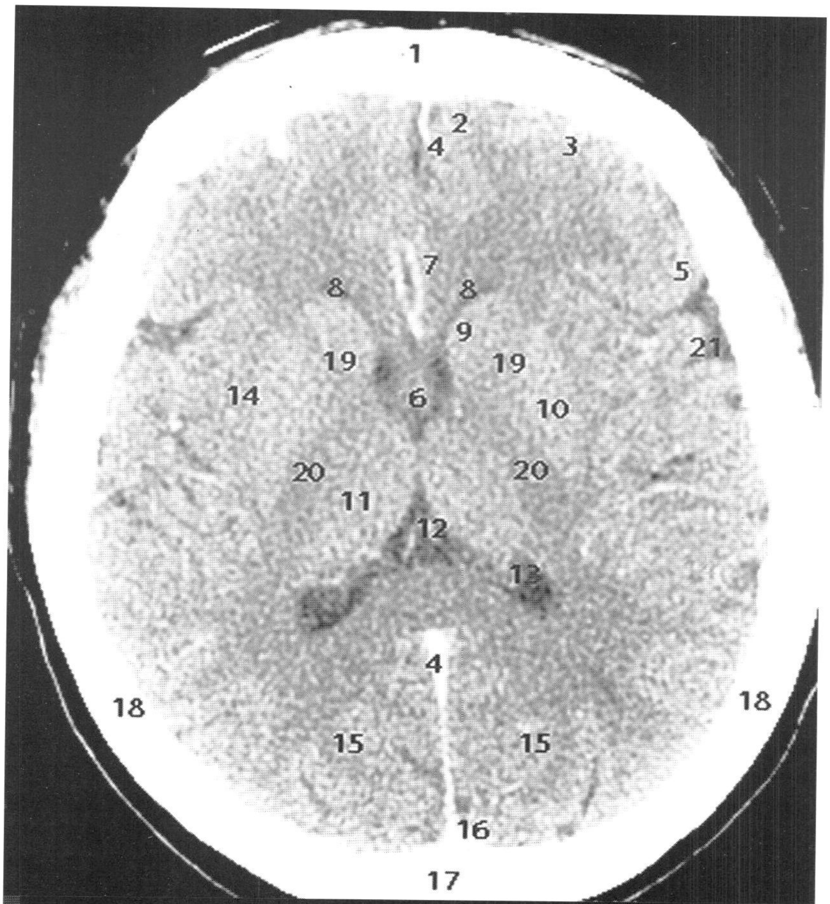


**1** Os frontal
**2** Circonvolution frontale supérieure
**3** Circonvolution frontale moyenne
**4** Faux du cerveau
**5** Circonvolution frontale inférieure
**6** Fornix
**7** Corps calleux
**8** Corne frontale du ventricule latéral
**9** Tête du noyau caudé
**10** Noyau lenticulaire
**11** Thalamus
**12** Glande pinéale
**13** Corne occipitale du ventricule latéral
**14** Région insulaire
**15** Lobe occipital
**16** Sinus longitudinal supérieur
**17** Os occipital
**18** Os pariétal
**19** Bras antérieur de la capsule interne
**20** Bras postérieur de la capsule interne

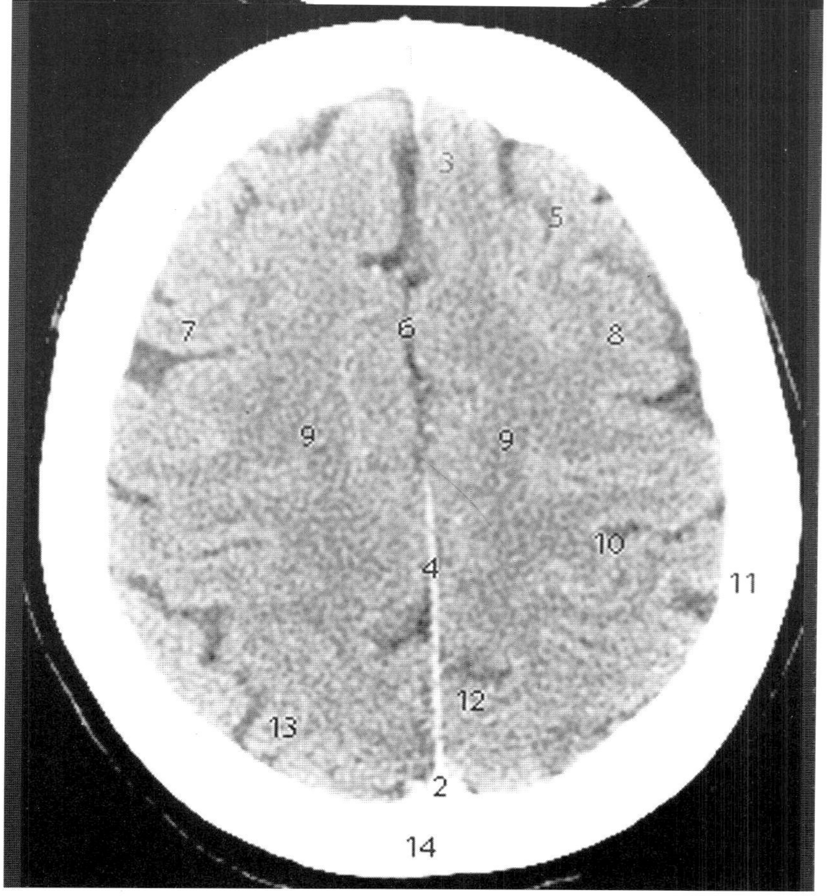


**1** Os frontal
**2** Sinus longitudinal supérieur
**3** Circonvolution frontale supérieure
**4** Faux du cerveau
**5** ;Circonvolution frontale moyenne
**6** Scissure interhémisphérique
**7** Sillon précentral
**8** Circonvolution frontale ascendante
**9** Centre semi-ovale
**10** Lobe pariétal
**11** Os pariétal
**12** Précuneus
**13** Lobe pariétal inférieur
**14** Os occipital

# TERRITOIRES artériels

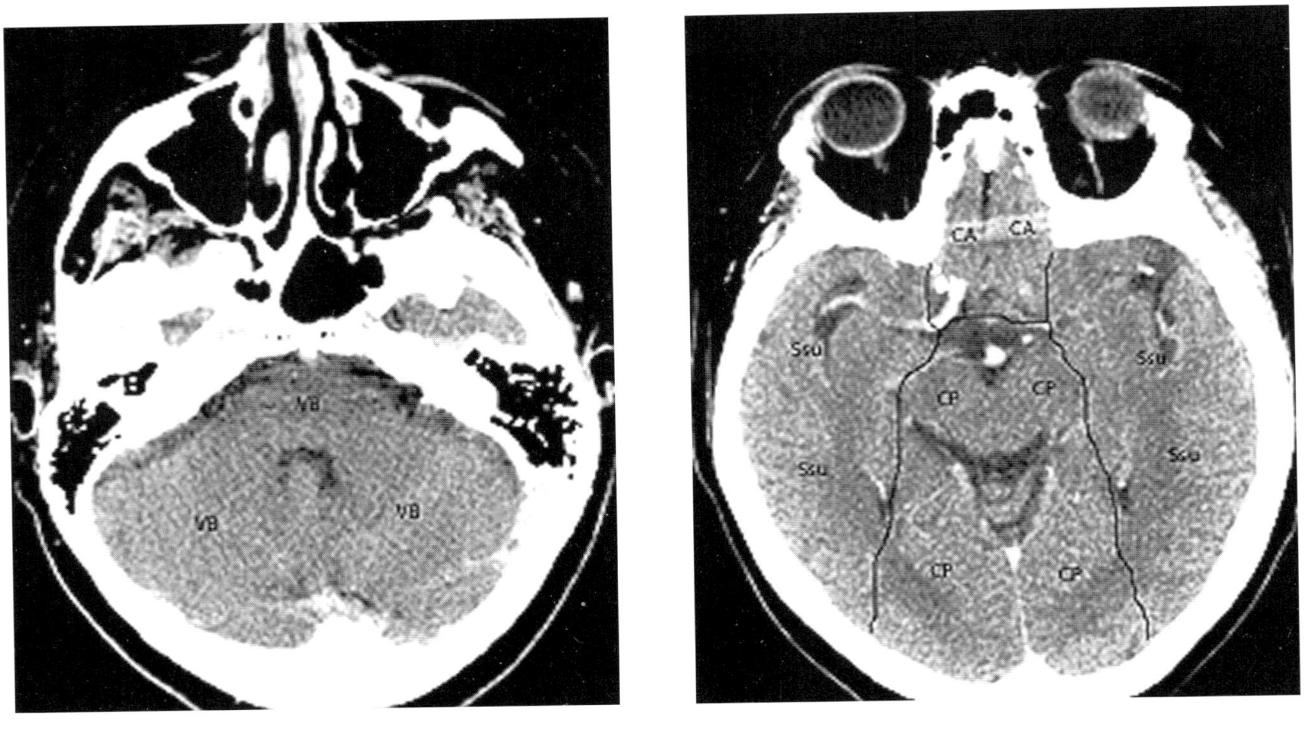


CA : Cérébrale Antérieure.
SSU : Sylvien Superficiel.
CP : Cérébrale Postérieure.
SP : Syvien Profond.
VB : Vertébro-basillaire

# RADIOANATOMIE angio IRM

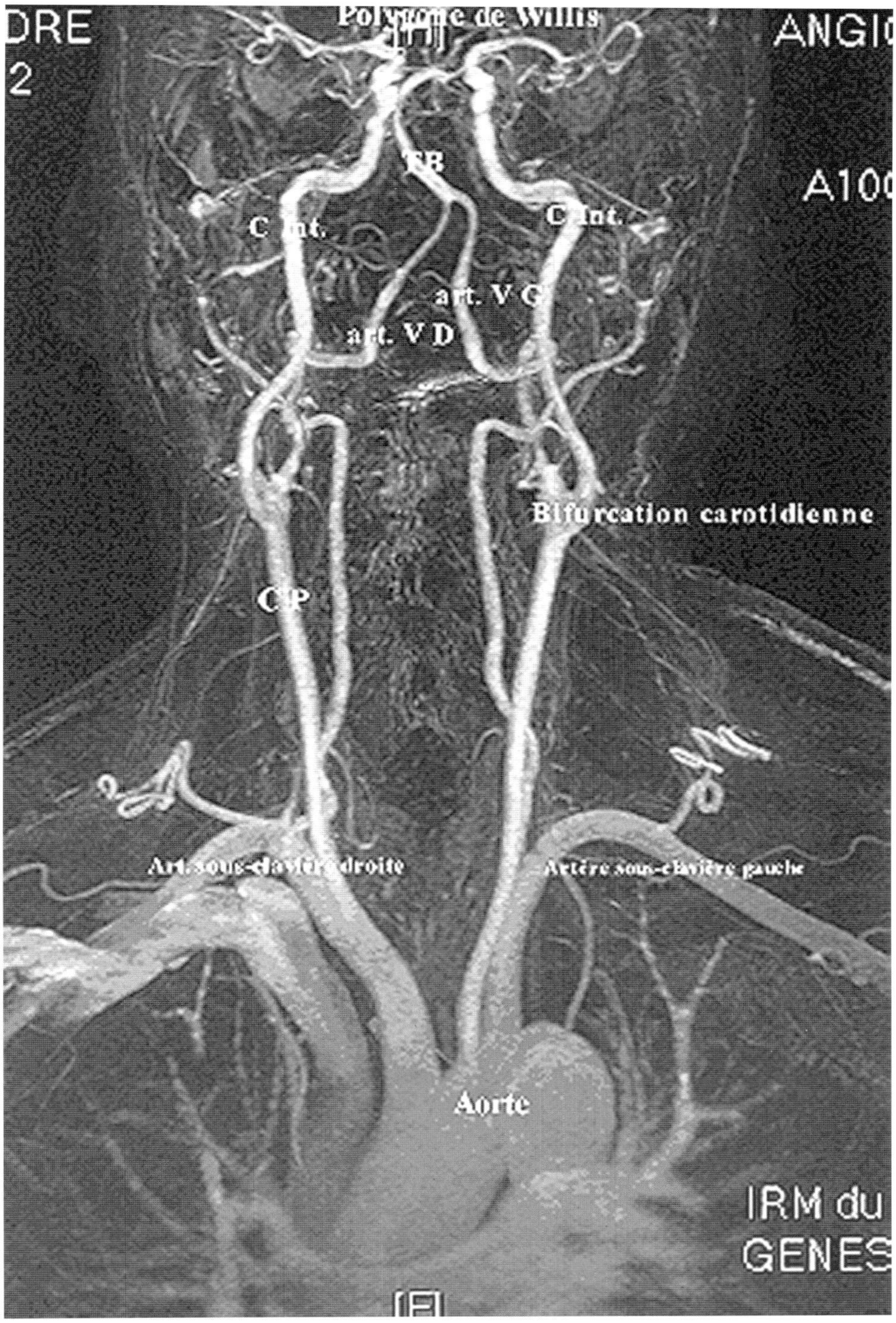


Angio IRM des troncs supra-aortiques normale coupe frontale

TB : Tronc Basillaire
C Int : Carotide Interne
C Ext : Carotide externe
Art VG : Artère Vertébrale Gauche
Art VD : Artère Vertébrale Droite

# HEMORRAGIE méningée

| > | Sémiologie | Remarques |
|---|---|---|
| **TDM** | • Hyperdensités spontanées dans les espaces sous-arachnoïdiens<br>• Pas d'effet de masse<br>• Recherche d'un hématome intra-cérébral associé | • Recherche d'une hydrocéphalie<br>• Recherche d'une hypodensité dans le cadre d'une ischémie (en cas de spasme artériel)<br>• L'examen peut-être normal (5 % des cas)<br>• Recherche d'une fracture en fenêtre osseu-se |
| **Artériographie** | • Parfois normale<br>• Recherche d'un anévrisme intra-crânien dans la région du polygone de Willis | |

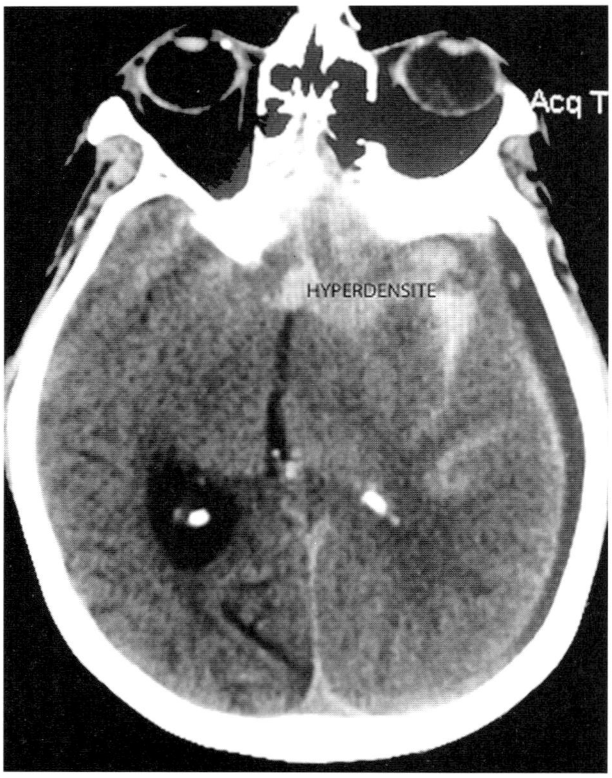


Hémorragie méningée avec hyperdensités spontanées multiples dans la région temporale gauche. A noter un hématome sous-dural chronique gauche avec effet de masse. Noter également l'hyperdensité de la faux du cerveau en arrière.

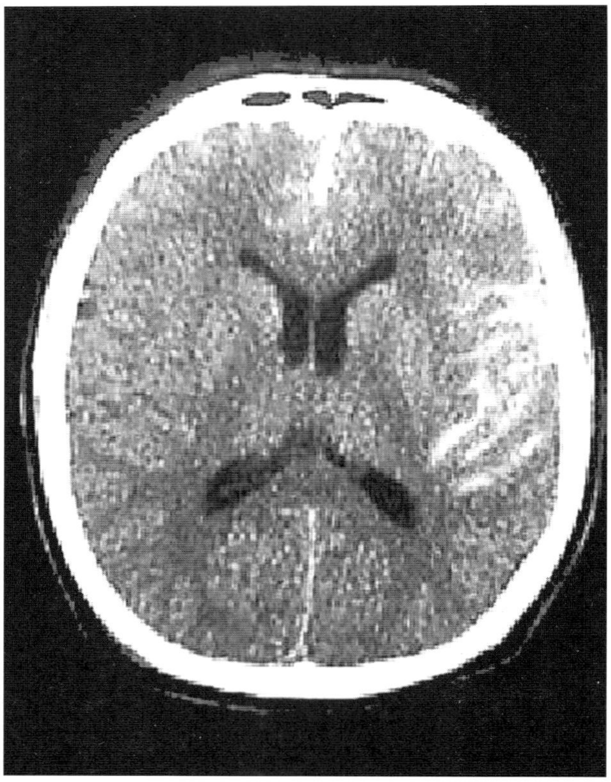

TDM cérébrale sans injection : hyperdensités spontanées diffuses dans les espaces sous-arachnoïdiens. Hémorragie méningée

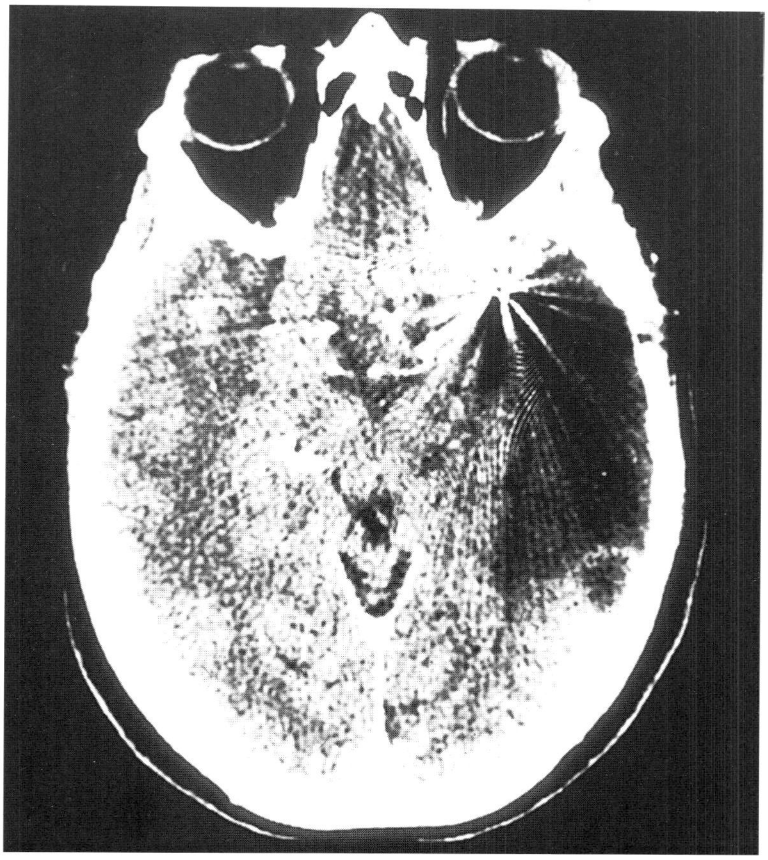

TDM cérébrale sans injection :
hémorragie méningée sur anévrisme traité en radiologie interventionnelle.
Ischémie 7 jours plus tard dans le territoire temporale gauche

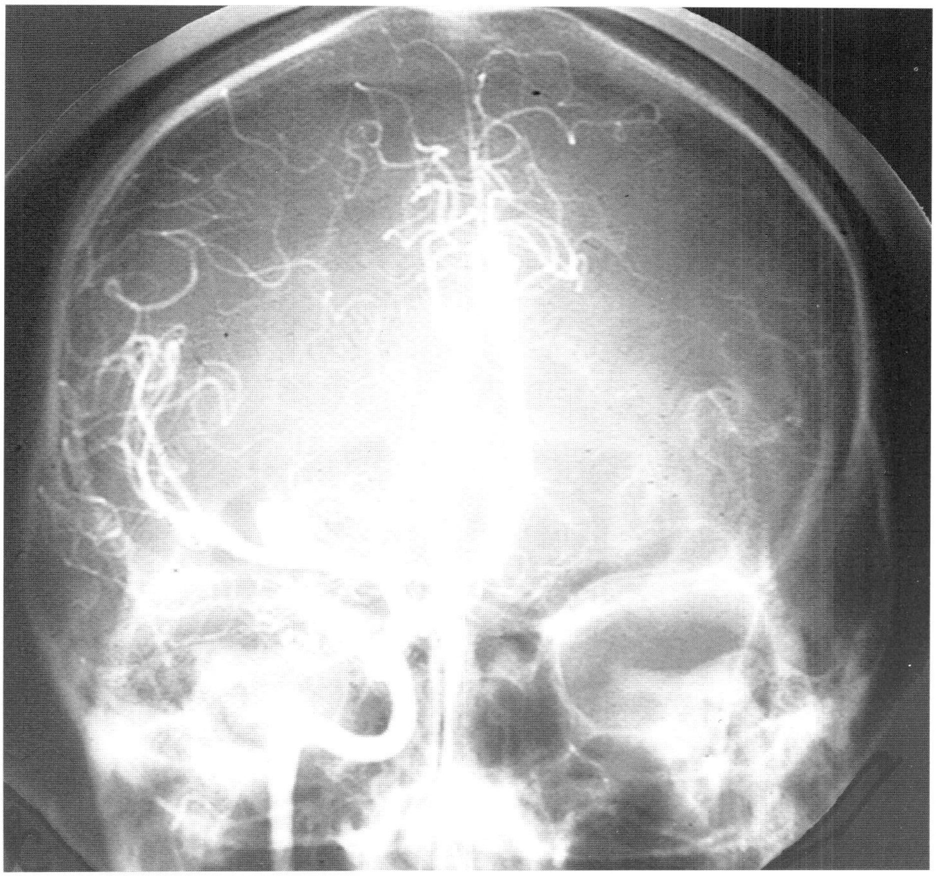

Artériographie
réalisée dans un contexte d'hémorragie méningée.
Anévrisme sacciforme de l'artère sylvienne droite

# HEMATOMES extra ou sous duraux

| > | Sémiologie | Remarques |
|---|---|---|
| **Hématome extra-dural** | • Hyperdensité spontanée<br>• Forme de « lentille biconvexe »<br>• Effet de masse<br>• Recherche d'une fracture en fenêtre osseuse | • La TDM cérébrale est l'examen de référence à réaliser en urgence<br>• Parfois aspect « mixte » hypo-hyperdense |
| **Hématome sous-dural aigu** | • Hyperdensité spontanée<br>• Aspect en « croissant »<br>• Effet de masse en général important<br>• Recherche d'une fracture | • Dans 60% aspect hyperdense<br>• Dans 40% des cas aspect mixte hypo ou hyperdense |
| **Hématome sous-dural chronique** | • Hypodensité spontanée<br>• Aspect en « croissant »<br>• Effet de masse en général important<br>• Recherche d'une fracture | |

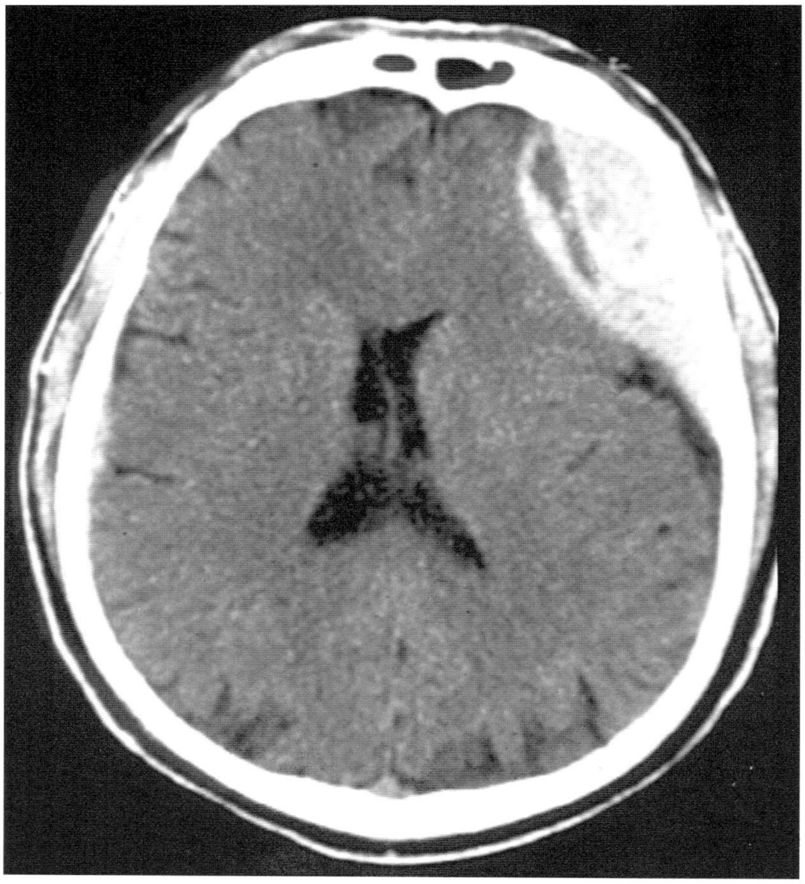

Hématome extra-dural dans la région frontale gauche

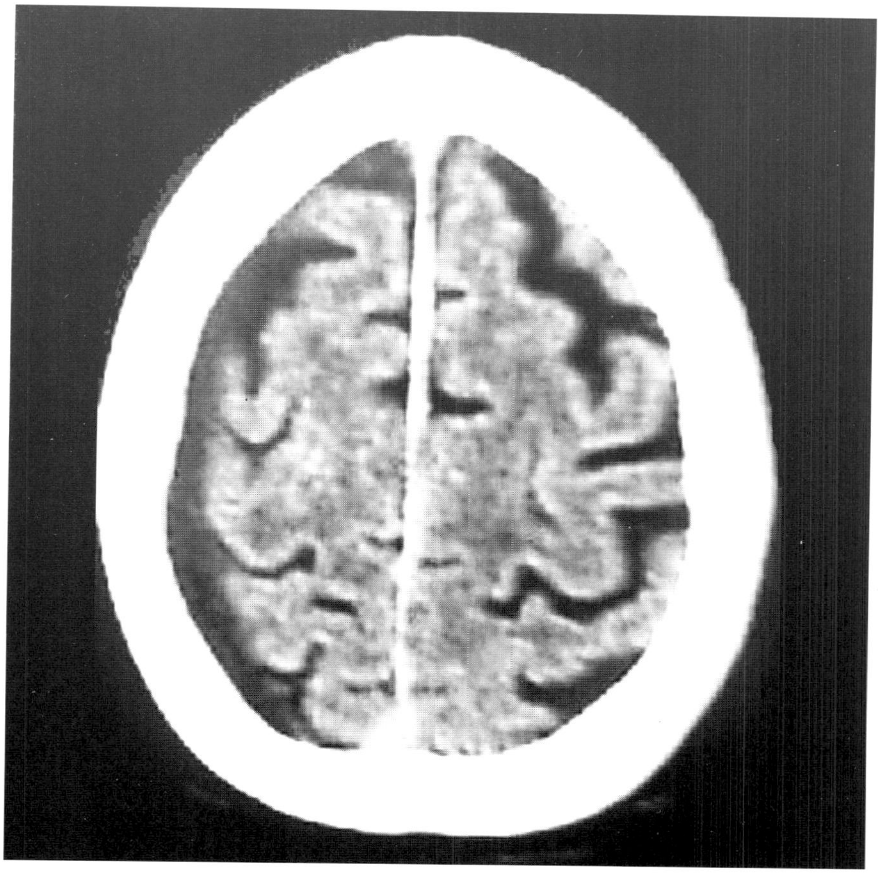

TDM cérébrale sans IV : hématome sous-dural chronique droit

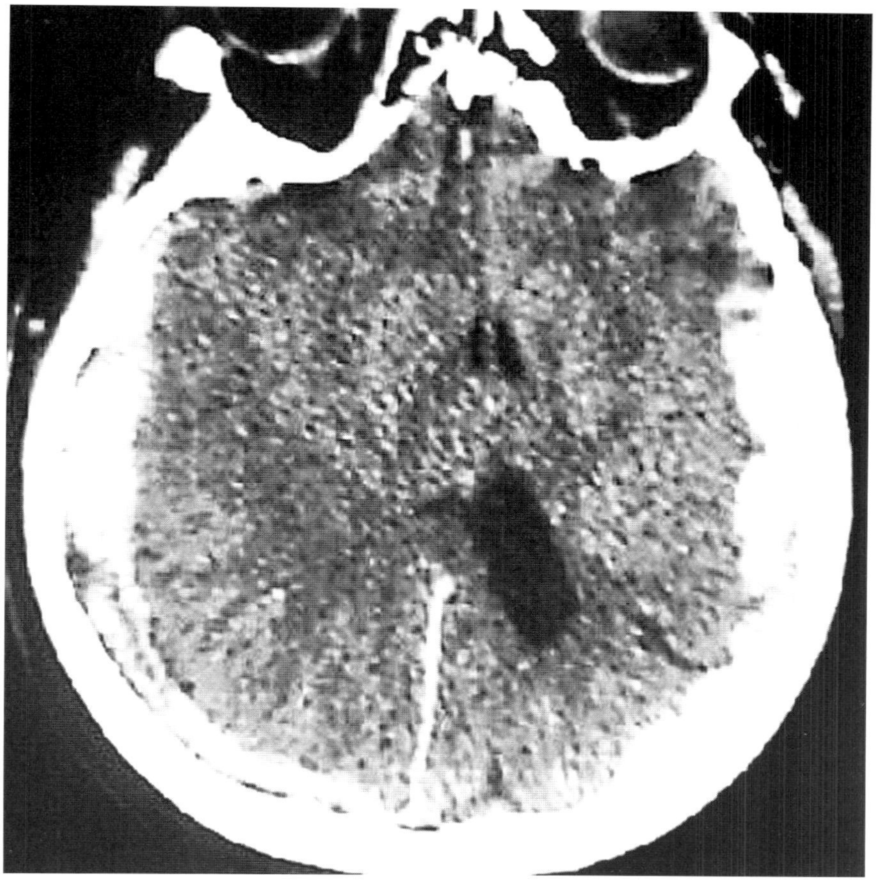

Hématomes sous-duraux aigus bilatéraux. Noter l'effet de masse sur le système venticulaire

# **HEMATOMES** intra-cérébral

| > | Sémiologie | Remarques |
|---|---|---|
| **Hématome intra-cérabral** | • Hyperdensité spontanée<br>• Siège variable<br>• Effet de masse<br>• Recherche d'une fracture en fenêtre osseuse. | • La TDM cérébrale est l'examen de référence à réaliser en urgence. |

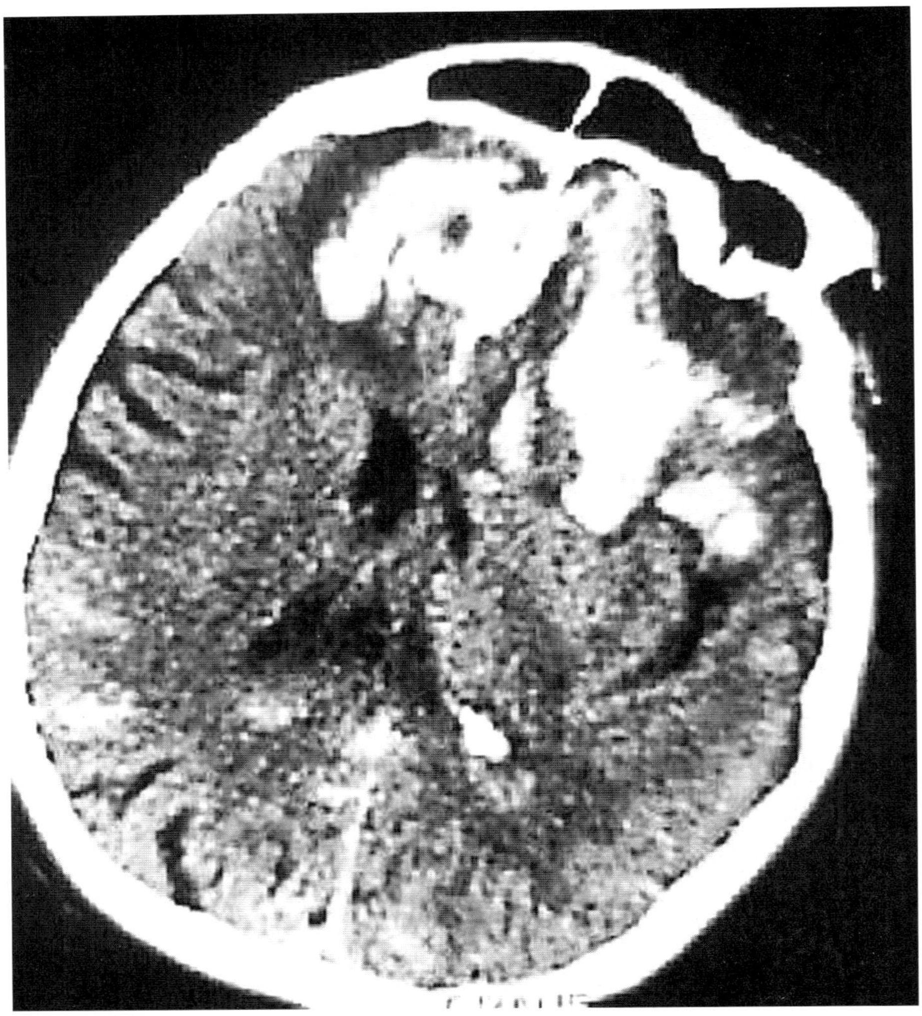

Hématome intra-cérébral de siège bi-frontal avec effet de masse avec contusion hémorragique contro-latérale associée

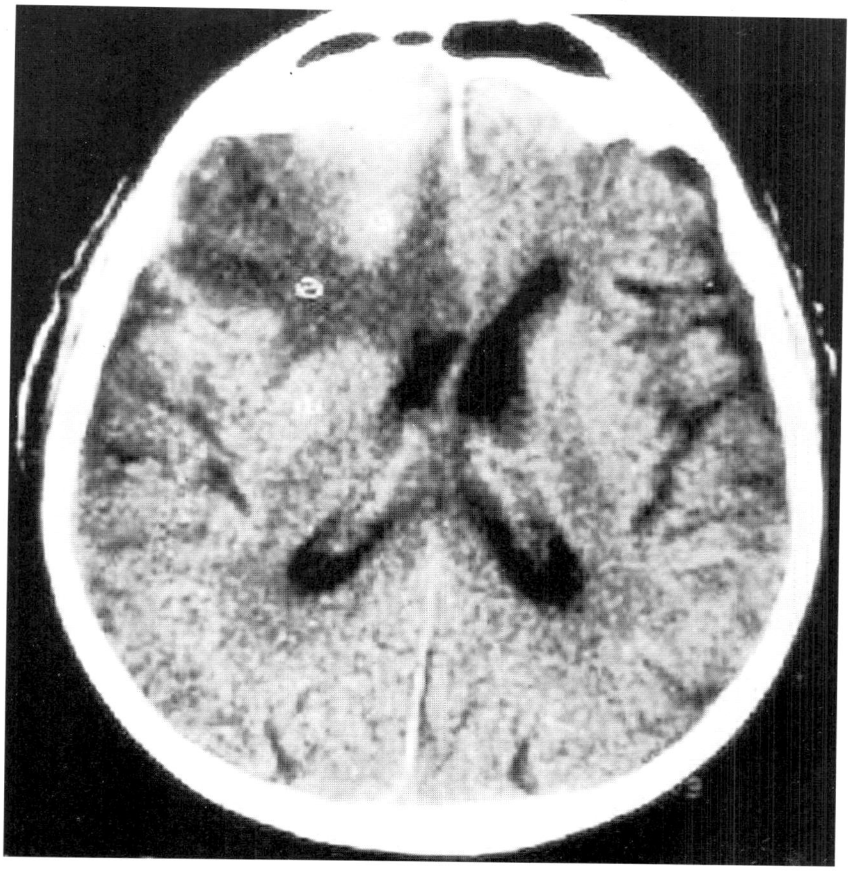

Hématome intra-cérébral de siège frontal droit dans un contexte post-traumatique. Noter l'œdème périlésionnel associé

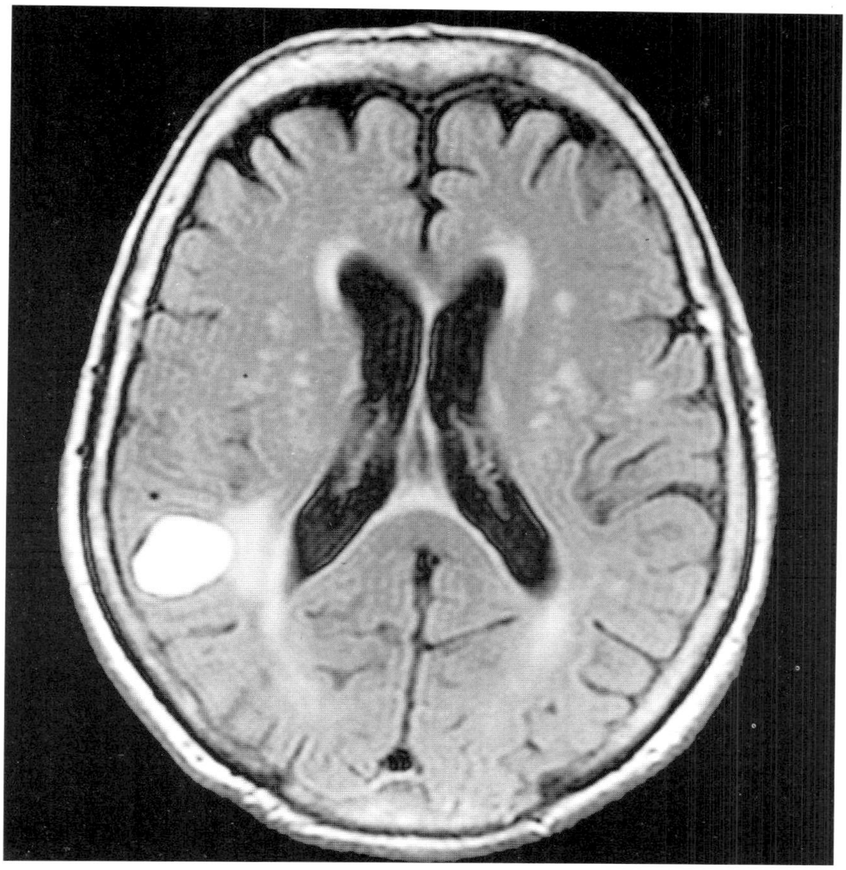

IRM cérébrale (coupe axiale séquence FLAIR) : hypersignal ovalaire dans la région pariéto-occipitale droite avec présence d'un halo en hyposignal périphérique. Hématome intra-crânien en phase précoce. Noter l'œdème modéré péri-lésionnel.

Rappel de la sémiologie IRM d'un saignement :

Séquence T1 et T2

- phase suraiguë : isointense T1, hyperintense T2 (parfois halo périphérique en hyposignal ce qui est le cas ici)
- phase aiguë : isointense T1, hypointense T2
- phase subaiguë précoce : hyperintense T1, hypointense T2
- phase subaiguë tardive : hyperintense T1, hyperintense T2
- phase chronique précoce : hyperintense avec halo en hyposignal marqué
- phase chronique tardive : isointense T1, hypointense T2

# ACCIDENTS ischémique constitué

| > | Sémiologie | Remarques |
|---|---|---|
| TDM | • Normal en début d'évolution<br>• Effacement des sillons à un stade précoce<br>• Hypodensité avec effet de masse<br>• Accentuation de l'hypodensité ensuite avec diminution de l'effet de masse<br>• Possibilité de séquelles à distance | • Infarcissement hémorragique à rechercher (apparition d'une hyperdensité spontanée au sein de l'hypodensité) |
| IRM | • Début des signes : disparition des sillons<br>• Hypersignal en séquence T2<br>• Aspect en hypersignal en diffusion | • En séquence FLAIR, aspect en hypersignal plus marqué que sur les autres séquences |

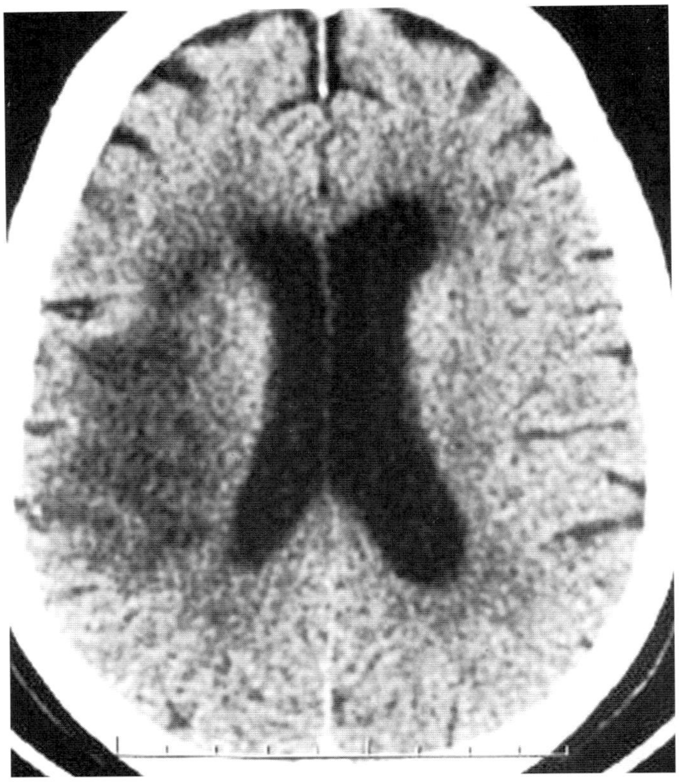

TDM cérébrale sans IV : hypodensité dans le territoire sylvien droit. Accident ischémique constitué

**L'IMAGERIE DE DIFFUSION / PERFUSION EN BREF**

- Permet de faire le diagnostic précoce d'accident ischémique dès les premières minutes
- La diffusion permet le diagnostic positif d'AVC, la datation et l'étendue de la zone atteinte
- La perfusion évalue l'étendue et le degré de la zone mal perfusée
- Intérêt dans la discussion de la prise en charge thérapeutique

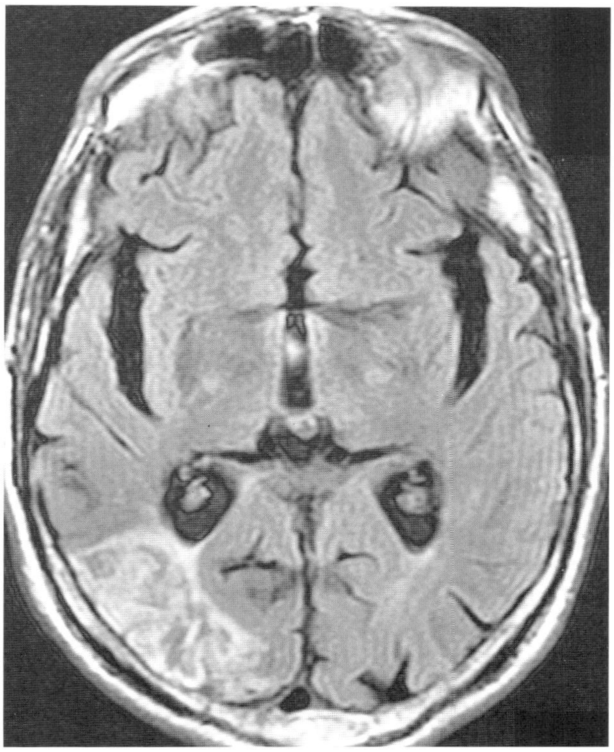

IRM (coupe axiale, séquence FLAIR) : hypersignal dans la région occipitale droite. AIC dans le territoire de la cérébrale postérieure droite

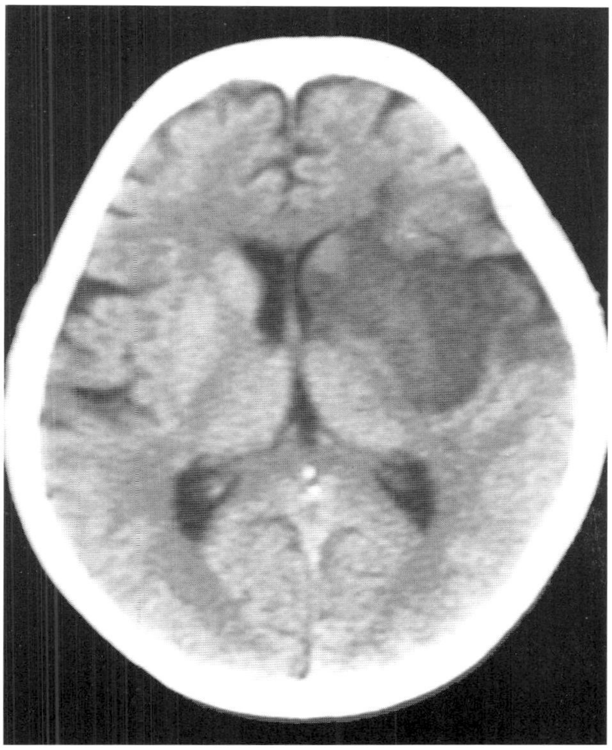

TDM cérébrale sans injection dans un contexte d'hémiplégie droite. Accident ischémique constitué gauche dans la région sylvienne.

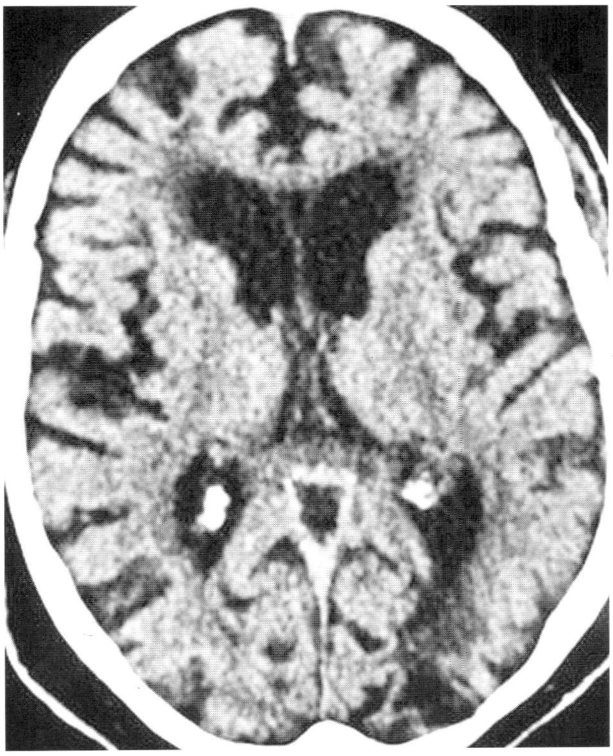

TDM cérébrale sans IV : hypodensité dans la région occipitale gauche avec « attraction » de la corne occipitale et pseudo-dilatation ventriculaire. Image séquellaire d'un AIC occipitale gauche

## SIGNAUX IRM DES ISCHEMIES CEREBRALES

**Stade aigu**

- Séquence T1 : hyposignal avec présence d'un œdème associé à un effet de masse, parfois hypersignaux en cas d'hémorragie associée
- Séquence T2 : hypersignal (ischémie et œdème), « fogging effect » associant un aspect normal en T2 et un réhaussement en T1
- Séquence FLAIR : hypersignal avec effet de masse lié à l'œdème, « dot sign » hyperintensité au centre du vaisseau qui ne se reperméabilise pas
- Diffusion : hypersignal avec augmentation du coefficient de diffusion

**Stade subaigu**

- Séquence T1 : accentuation de l'hyposignal
- Séquence T2 : diminution de l'hypersignal par régression de l'œdème périlésionnel

**Stade chronique (image séquellaire)**

- Séquence T1 : hyposignal marqué dont l'intensité est comparable à celle du LCR
- Séquence T2 : hypersignal identique à celui du LCR
- Attraction ventriculaire et élargissement des sillons en regard de la zone ayant été infarcique

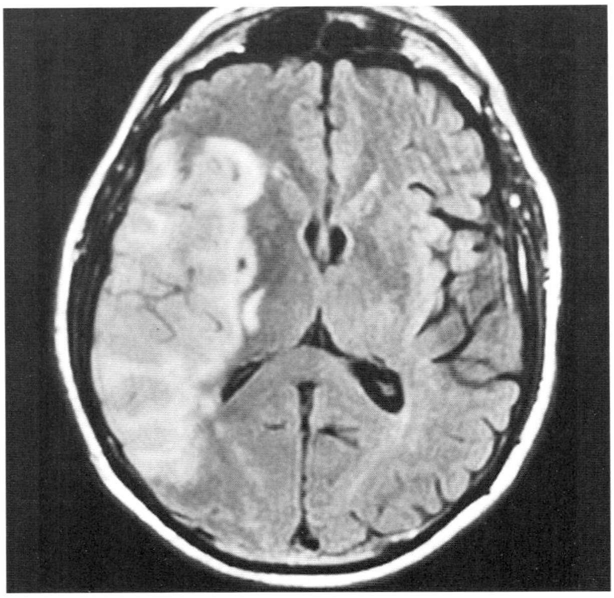

IRM cérébrale (séquence FLAIR) : hypersignal dans la région sylvienne droite avec effet de masse

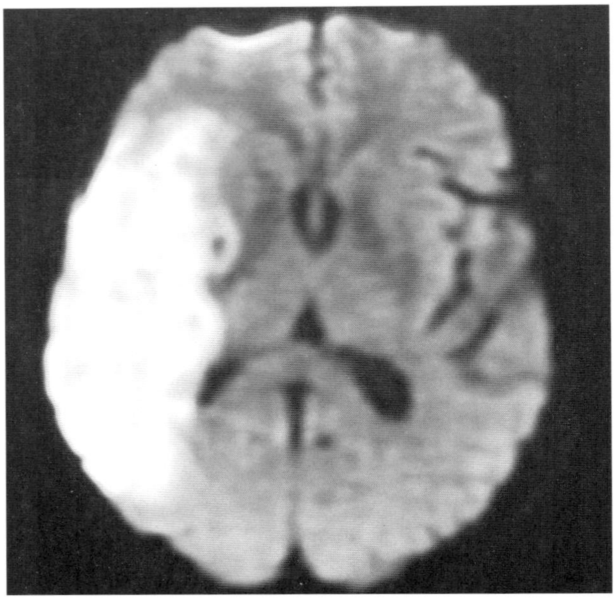

Hémiplégie gauche chez un patient de 73 ans. IRM cérébrale (séquence en diffusion) : hypersignal dans la région sylvienne droite témoignant d'un accident ischémique constitué

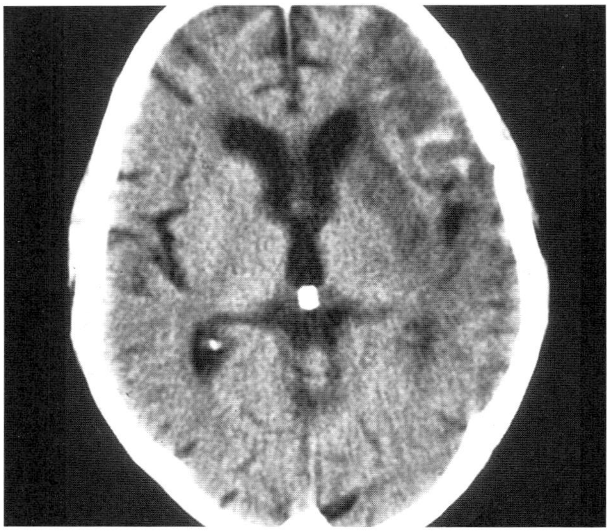

TDM cérébrale sans IV : présence d'une zone ischémique dans la région sylvienne gauche. Aggravation récente des signes neurologiques avec présence d'un saignement. Infarcissement hémorragique. La transformation hémorragique s'observe dans 75% des cas dans les quatre premiers jours. Parfois elle est visible après une semaine

**Sémiologie TDM et IRM des accidents ischémiques constitués**

| | Moins de 24 heures | 1er semaine | 1er mois | Après 1 mois |
|---|---|---|---|---|
| **Phase** | Aiguë | Aiguë | Subaiguë | Chronique |
| **TDM** | Normal ou hypodensité | Hypodensité | Hypodense | Hypodensité séquellaire |
| **IRM** | Œdème (hypersignal en T2) | Œdème ) (hypersignal en T2 | Variable | Hyposignal T1, hypersignal T2 |
| **Effet de masse** | Modéré | Maximum | Diminution voire disparition | Non mais atrophie localisé |
| **Hémorragie** | Non | Parfois oui | Variable | Non |
| **Prise de contraste** | Non | Oui | Diminue | Non |

# abces cérébral : **TOXOPLASMOSE**

| | Sémiologie | Remarques |
|---|---|---|
| **TDM** | • Avant injection : lésions hypodenses unique ou multiple<br>• Réhaussement périphérique après injection avec aspect « en cocarde » ou en « cible »<br>• Œdème périlésionnel<br>• Effet de masse variable<br>• Siège : périventriculaire en général | • Principal diagnostic différentiel : lymphome cérébral primitif<br>• Après traitement : possibilité de calcifications ou de zones hémorragiques |
| **IRM** | • Avant injection : lésions en hyposignal en T1 unique ou multiple<br>• Réhaussement périphérique après injection avec aspect « en cocarde » ou en « cible »<br>• Œdème périlésionnel<br>• Effet de masse variable | • L'IRM permet de détecter les atteintes de la fosse postérieure |

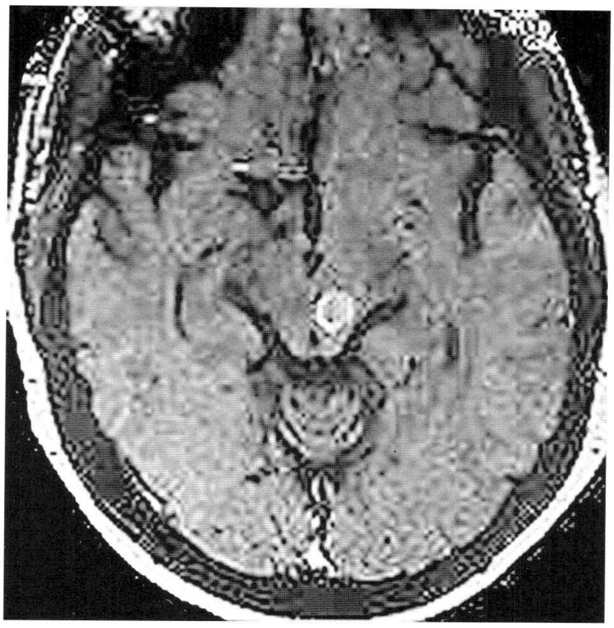

Patient HIV. IRM cérébrale objectivant un prise de contraste en "cocarde" dans le tronc cérébral. Toxoplasmose

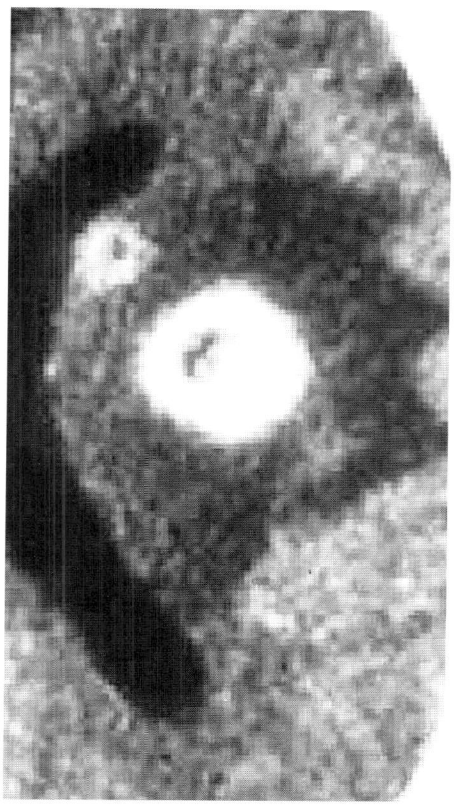

TDM cérébrale avec injection : deux abcès toxoplasmiques avec prise de contraste en cocarde de siège périventriculaire avec œdème périlésionnel et effet de masse sur le ventricule latéral

# ENCEPHALITE herpétique

| > | Sémiologie | Remarques |
|---|---|---|
| TDM | • Hypodensités spontanées unique ou multiple<br>• Siège temporal puis frontal<br>• Parfois, présence de zones hémorragiques | • Préférer l'IRM encéphalique en urgence en cas de disponibilité |
| IRM | • Hypersignaux en séquence pondérée T2 unique ou multiple<br>• Siège temporal puis frontal<br>• Parfois, présence de zones hémorragiques | • Le meilleur examen |

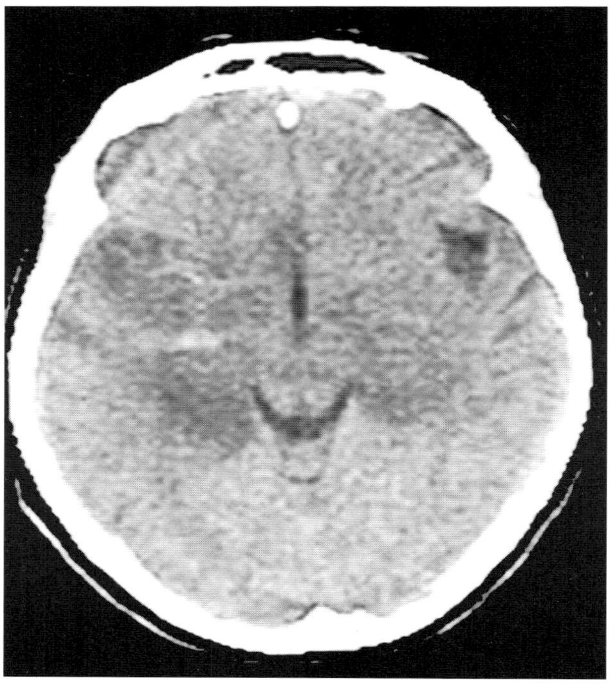

TDM cérébrale sans injection réalisée en urgence chez une patiente de 28 ans fébrile. Hypodensités temporales droites. Encéphalite herpétique. Présence de zones hyperdenses hémorragiques au sein de l'hypodensité

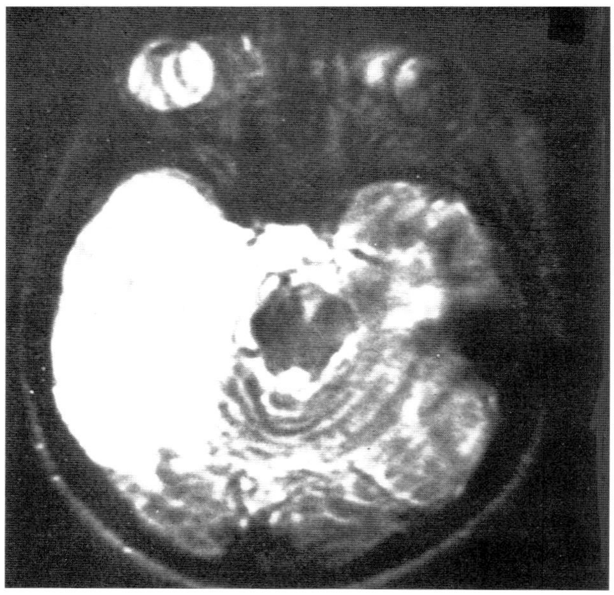

IRM cérébrale en séquence pondérée T2. Hypersignaux multiples dans les régions temporales

# COMPRESSION médullaire

| > | Sémiologie | Remarques |
|---|---|---|
| **TDM/IRM** | Parfois découverte fortuite sur un examen scannographique.<br>L'IRM est à demander en urgence. | Seul examen à demander en urgence en l'absence de contre-indication. |
| **Lésions tumorales** | • Métastases (hyposignal T1, hypersignal T2 classiquement. Hypo signal T1 et T2 dans les lésions condensantes)<br>• Epidurite<br>• Lésions osseuses primitives<br>Aspect en hyposignal T1, hypersignal T2 avec réhaussement après injection. | Le myélome peut être à l'origine d'une épidurite avec compression médullaire associée. |
| **Infection** | La spondylodiscite est une cause possible par la présence d'un abcès dans l'espace épidural. | La séquence T2 est la plus informative dans la recherche d'une compression médullaire. |
| **Myélopathie cervicarthrosique** | • Anomalie de calibre médullaire<br>• Anomalie de signal intra-médullaire | La radiographie standard fait le bilan de l'arthrose. |
| **Pathologie discal (hernie)** | • En séquence pondérée T2, visualisation du conflit disco-radiculaire et de la compression médullaire | |
| **Lésions traumatiques** | • Traumatisme du rachis<br>• Recherche d'un hématome épidural | |
| **Lésions extra-médullaires mais intra-durales** | • Neurinome (hypo ou isosignal T1, hypersignal T2 avec net réhaussement après l'injection)<br>• Méningiome (lésion en hypo ou iso signal T1, hypersigna T2 et réhaussement homogène après injection) | |
| **Autres** | • Malformations artério-veineuses | |

# COMPRESSION médullaire

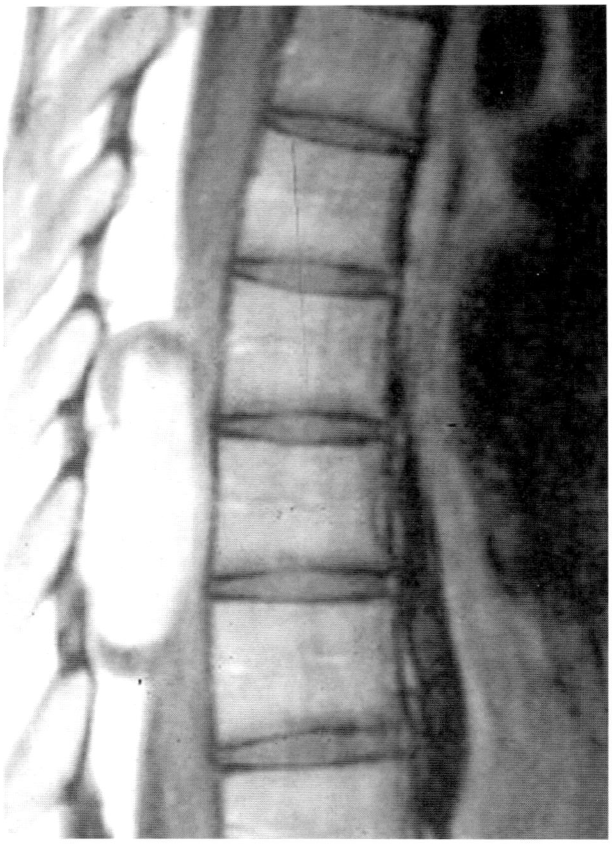

IRM sagittale avec injection en séquence pondérée T1 : masse intra-canalaire réhaussée après injection et compression médullaire. Neurinome dorsal (remerciements au docteur F. Bonneville)

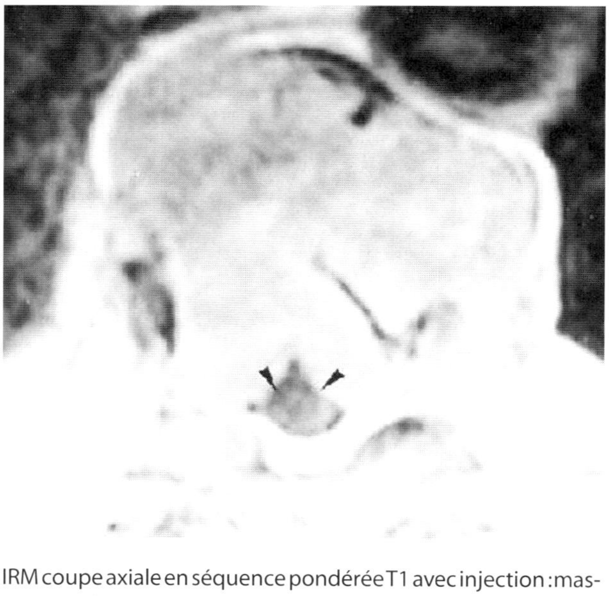

IRM coupe axiale en séquence pondérée T1 avec injection : masse vertébrale avec extension intra-canalaire et aspect « en rideau » évoquant une masse épidurale

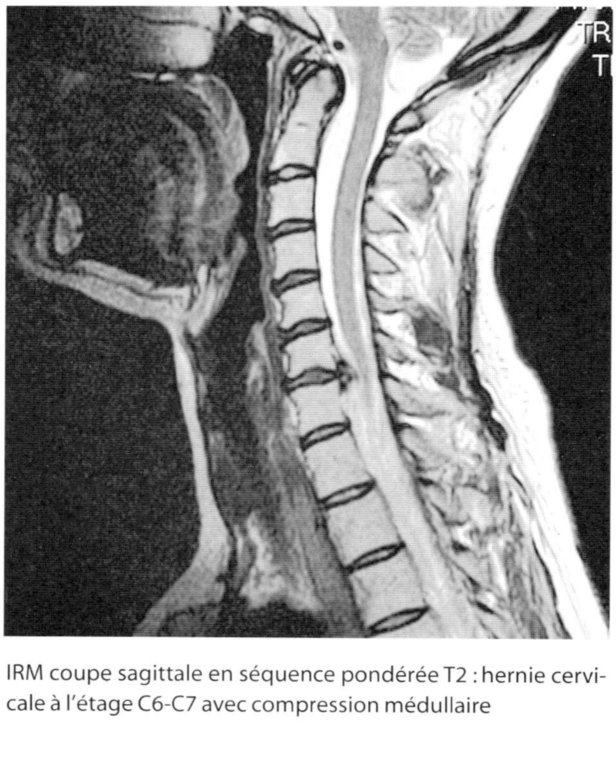

IRM coupe sagittale en séquence pondérée T2 : hernie cervicale à l'étage C6-C7 avec compression médullaire

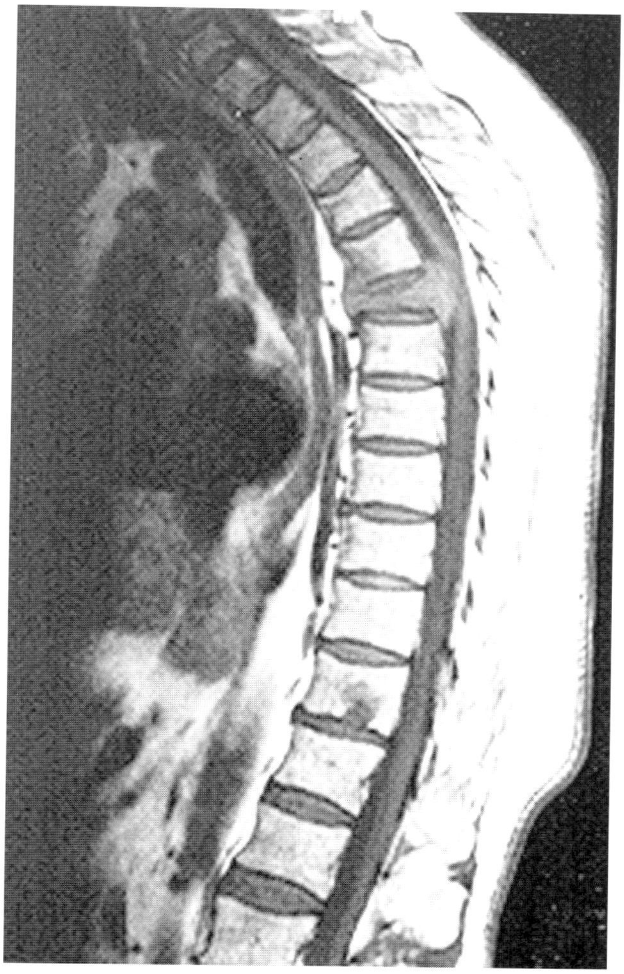

Myélome. L'IRM montre la présence d'une lésion dorsale en hyposignal T1. Il existe une épidurite en regard de D4. Compression médullaire

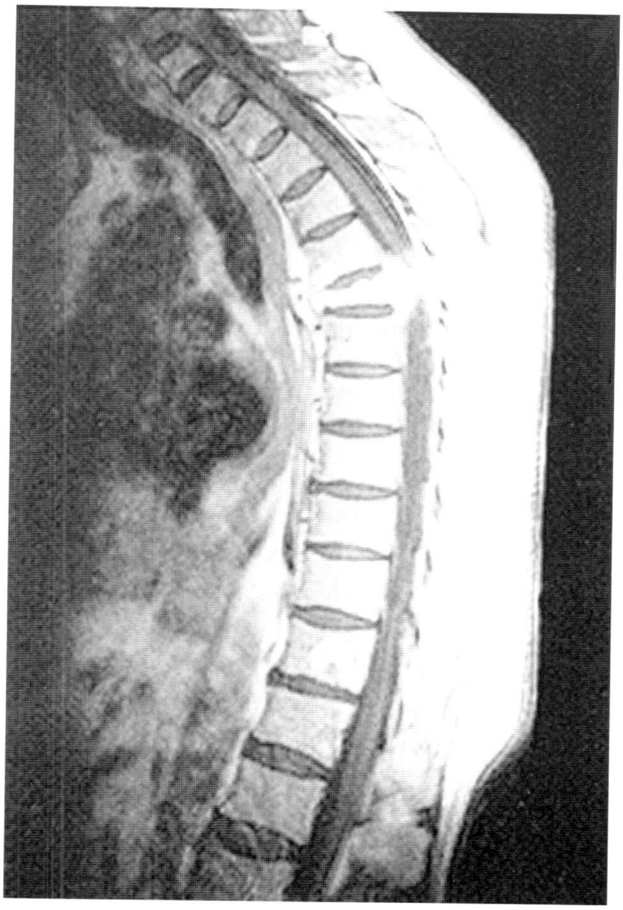

Myélome. L'IRM (séquence T1 avec injection) montre la présence d'une lésion dorsale réhaussée avec rupture du mur postérieur. Il existe une épidurite en regard de D4

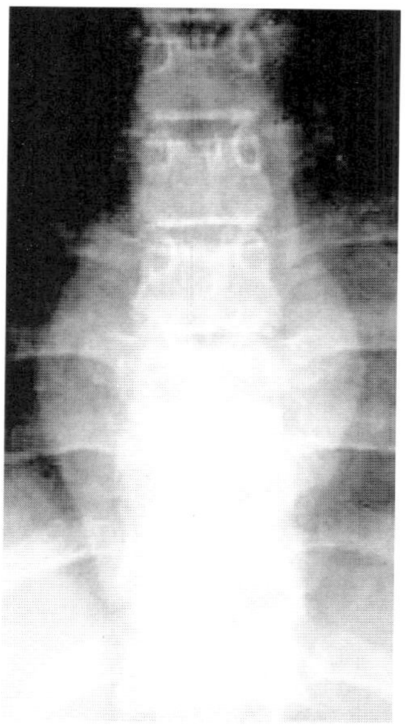

Radiographie du rachis dorsal de face : pincement discal, érosion des plateaux vertébraux, fuseaux para-vertébraux. Mal de Pott

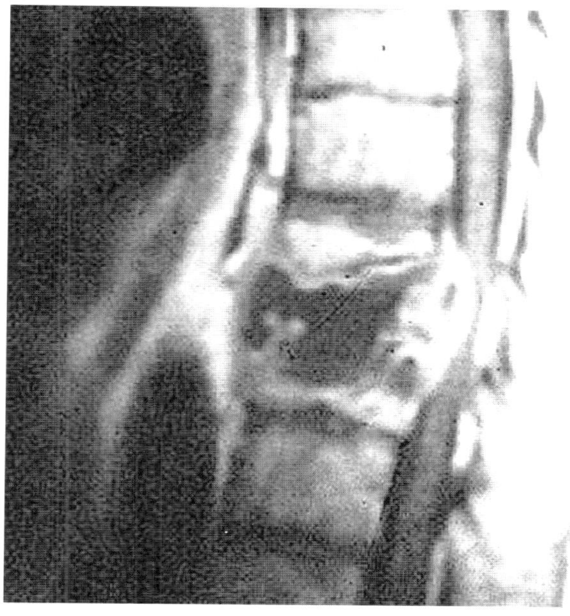

IRM dorsale en séquence pondérée T1 avec injection de gadolinium : masse centrée sur deux corps vertébraux avec pincement discal et érosion de plateaux vertébraux. Spondylodiscite avec épidurite infectieuse à l'origine d'une compression médullaire

# DISSECTION des vaisseaux du cou

| > | Sémiologie | Remarques |
|---|---|---|
| **Axe carotidien** | **Echographie** : modification du calibre vasculaire, présence d'un flap intimal, pseudo-anévrisme, recherche d'un thrombus, en doppler modification du flux supra-bulbaire<br>**Angio-TDM** : élargissement du calibre vasculaire, présence d'un flap intimal, pseudo-anévrisme, recherche d'un thrombus<br>**IRM** : élargissement du calibre vasculaire, présence en séquence pondérée T1 d'un anneau en hypersignal autour de l'artère, iso ou aspect hyperintense en séquence pondérée T2.<br>**Angiographie** : sténose irrégulière de la lumière vasculaire, sténose complète parfois de la lumière vasculaire, rarement présence d'un vrai et d'un faux chenal | L'IRM est à privilégier dans le bilan radiologique initial.<br>A defaut, l'angioscanner couplé à l'échographie doppler des vaisseaux du cou<br>Les atteintes multiples sont visibles dans un tiers des cas. |
| **Axe vertébral** | **Topographie** : dans 60% des cas, atteinte de la carotide interne.<br>**Echographie** : modification du calibre vasculaire, présence d'un flap intimal, pseudo-anévrisme, recherche d'un thrombus, en doppler modification du flux supra-bulbaire<br>**Angio-TDM** : élargissement du calibre vasculaire, présence d'un flap intimal, pseudo-anévrisme, recherche d'un thrombus<br>**IRM** : élargissement du calibre vasculaire, diminution de la lumière artérielle, présence en séquence pondérée T1 d'un anneau en hypersignal autour de l'artère, iso ou aspect hyperintense en séquence pondérée T2.<br>**Angiographie** : sténose irrégulière de la lumière vasculaire, sténose complète parfois de la lumière vasculaire, rarement présence d'un vrai et d'un faux chenal<br>**Topographie** : dans 20% des cas, atteinte de l'artère vertébrale. La localisation la plus fréquente est en regard de C1 et C2. L'atteinte est bilatérale dans 5% des cas. | |

# THROMBOPHLEBITE cérébrale

| > | Sémiologie | Remarques |
|---|---|---|
| TDM en AngioTDM | **Avant injection :**<br>• hyperdensitée spontanée en regard d'un sinus ou d'une veine corticale<br>**Après injection :**<br>• zone hypodense d'un sinus cernée d'une importante prise de contraste réalisant le « signe du delta »<br>• prise de contraste des méninges adjacentes liée à l'hyperhémie associée<br>• turgescenge des veines adjacentes<br>**Signes indirects :**<br>• œdème associé d'importance variable parfois infarcissement hémorragique | L'étude angioscannographique est aussi performante que l'IRM. |
| IRM et AngioIRM | **Signes directs :**<br>• perte de l'hyposignal habituel d'un sinus au profit d'un hypersignal à partir du 3 ème jour<br>• absence de flux en angioilRM<br>**Signes indirects :**<br>• œdème périlésionnel<br>• zones d'ischémie | La séquence FLAIR recherche des zones d'ischémie et une anomalie d'un sinus. |

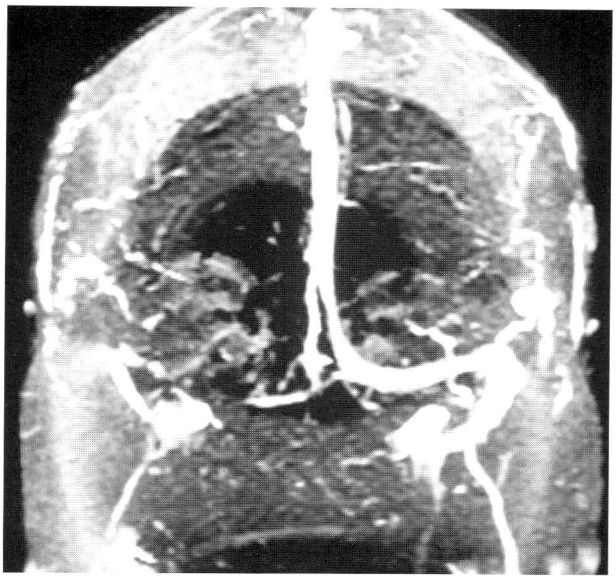

Angio-IRM objectivant une thrombose complète du sinus latéral droit

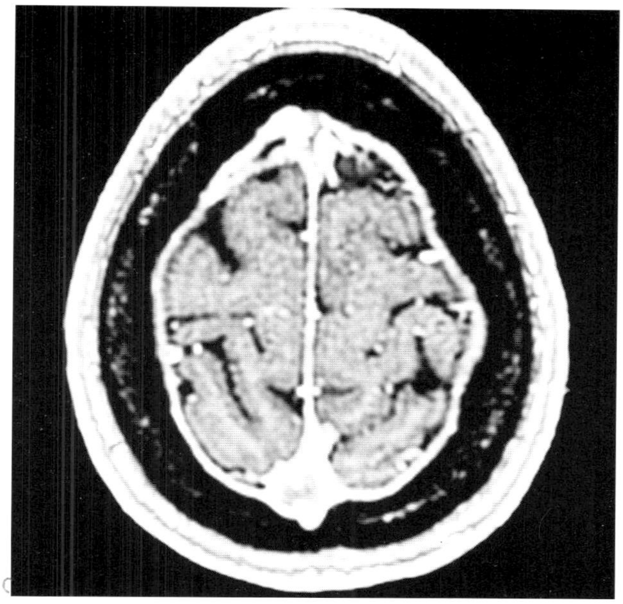

Thrombose du sinus longitudinal supérieur. L'IRM en coupe axiale avec injection objective la thrombose et réalise le signe du delta

# HYPERTENSION intra-crânienne

| > | Sémiologie | Remarques |
|---|---|---|
| **TDM** | **Avant injection :**<br>• dilatation des ventricules d'importance variable<br>**Après injection :**<br>• l'aspect est variable en fonction de la cause de l'hypertension intra-crânienne.<br>• une prise de contraste hétérogène est constatée habituellement en cas de processus expansif<br>• contrôle d'une sonde de dérivation ...<br>**Signes indirects :**<br>• lié au processus expansif | L'HTIC est un diagnostic clinique mais nécessite un complément radiologique rapide à la recherche d'une étiologie tumorale par exemple. |
| **IRM** | • L'aspect est variable en fonction de la cause de l'hypertension intra-crânienne.<br>• Une prise de contraste hétérogène est constatée habituellement en cas de processus expansif<br>• Contrôle d'une sonde de dérivation... | L'examen est réalisée en complément d'un scanner.<br>Habituellement, l'IRM n'est pas réalisée dans le cadre de l'urgence. |

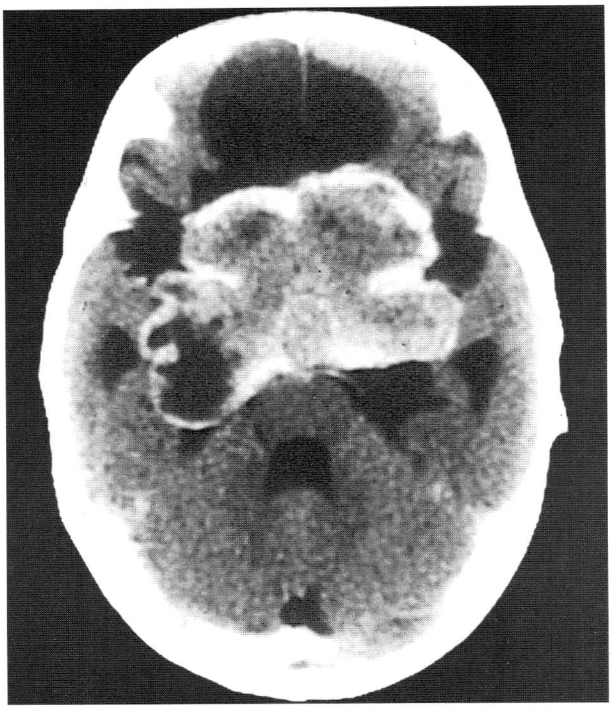

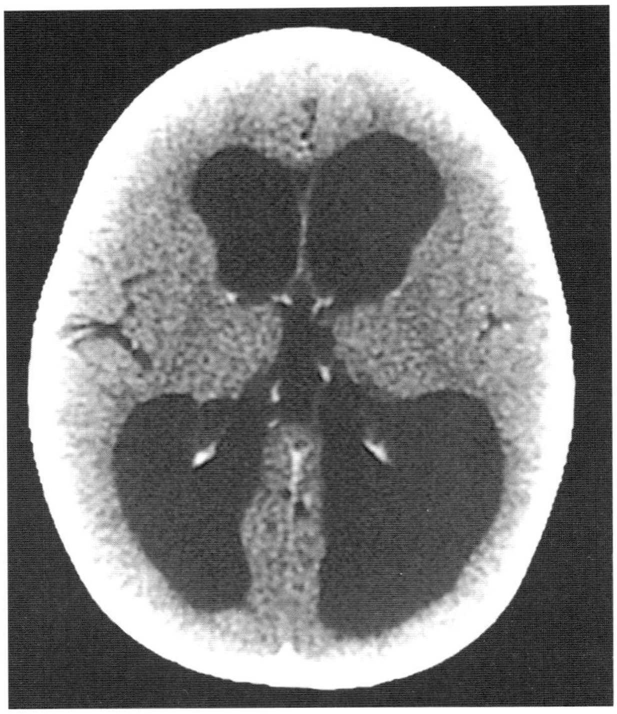

Scanner après injection : très volumineuse lésion hétérogène prenant le contraste, centré par le chiasma optique. Importante hydrocéphalie sus-jacente. Maladie de Von Recklinghausen avec un gliome des voies optiques

excercices gammes diagnostiques rhumatologie orthopédie pédiatrie abdomen & pelvis thorax neurologie

| > | TDM | IRM |
|---|---|---|
| **Oligodendrogliome** | • Avant injection : hypodensité unique ou multiple de taille variable à la jonction cortico-sous corticale<br>• Présence de calcifications<br>• Après injection : prise de contraste variable plutôt annulaire<br>• Effet de masse d'importance variable | • Signal mixte en séquence T1 ou T2, hyposignaux liés aux calcifications<br>• Lésion circonscrite<br>• Réhaussement hétérogène après injection<br>• Siège : supra-tentoriel dans 85 % des cas |
| **Astrocytome** | • Avant inject on , aspect hypodense avec un effet de masse modéré<br>• Pas de calcification classiquement<br>• Peu de réhaussement après injection | • Bas grade : lésion focale ou diffuse sitúée dans la substance blanche en hypo ou signal intermédiaire en T1, en hypersignal en séquence T2. Réhaussement présent ou non<br>• Haut grade : hypo ou signal intermédiaire en T1, hypersignal T2 avec réhaussement variable après injection. Les limtes de la lésion sont imprécises |
| **Glioblastome** | • Masse hypodense de taille variable avec effet de masse<br>• Parfois présence de calcifications intra-tumorales<br>• Hémorragie intra-tumorale parfois<br>• Réhaussement hétérogène<br>• Risque de multifocalité | • Siège hémisphérique<br>• Hypersignal hétérogène en séquence T2<br>• Taille variable<br>• Effet de masse, œdème périlésionnel<br>• Présence de calcifications parfois<br>• Prise de contraste importante |
| **Lymphome** | • Hypodensité para-médiane péricalleuse avec peu d'effet de masse<br>• Réhaussement après injection | • Siège : région périventriculaire, fosse postérieure<br>• Hypo – ou iso signal en séquence T1, hyper en T2<br>• Réhaussement après injection |

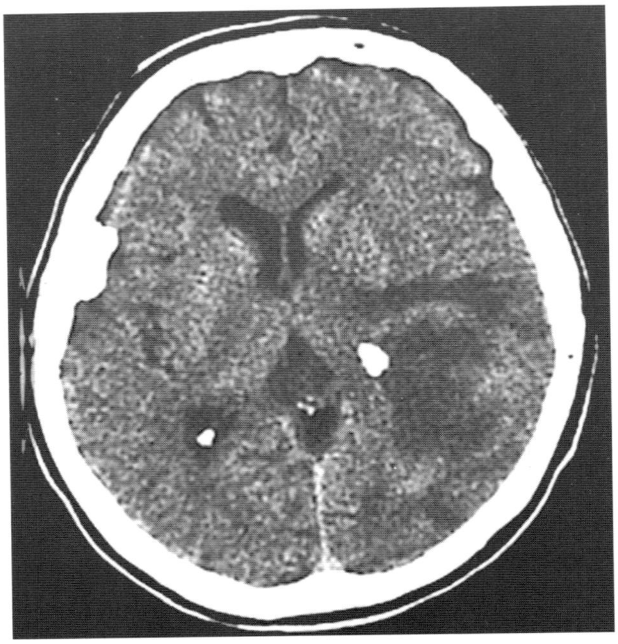

Scanner cérébral sans injection. Volumineuse lésion hypodense pariéto-occipitale gauche à centre nécrosé accompagnée d'un oedème vasogénique et exerçant un effet de masse sur le système ventriculaire. Glioblastome

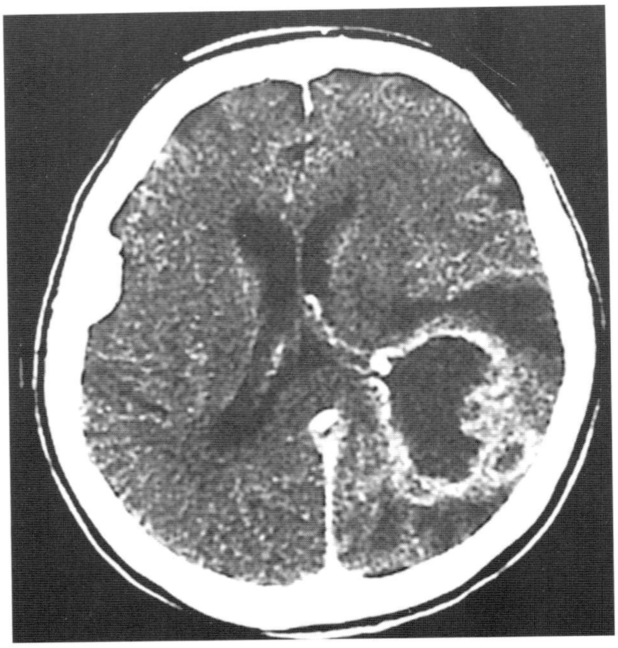

Scanner cérébral après injection. Volumineuse lésion pariéto-occipitale gauche à centre nécrotique, réhaussée en périphérie, accompagnée d'un oedème vasogénique et exerçant un effet de masse sur le système ventriculaire. Glioblastome

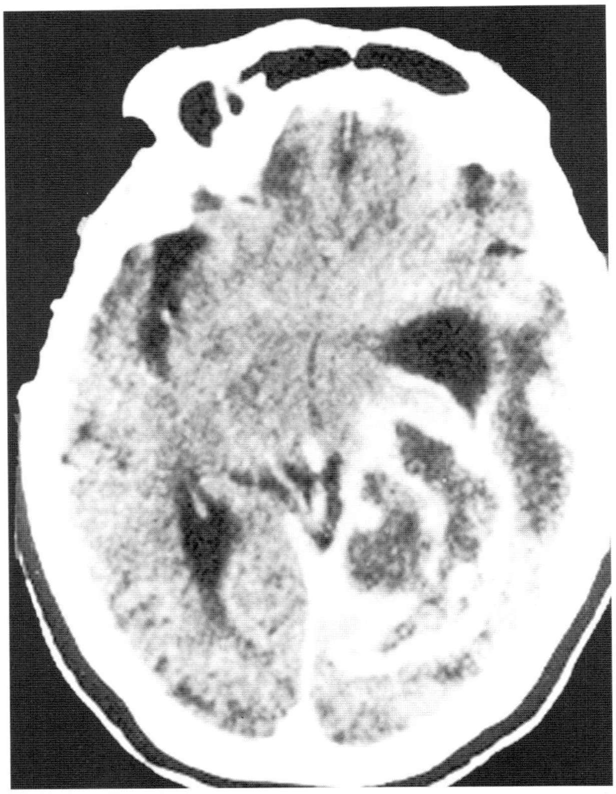

Glioblastome chez un patient de 57 ans. TDM cérébrale avec injection. Les coupes axiales après injection montrent une vaste tumeur hétérogène, hémisphérique gauche. Il existe un important effet de masse sur le ventricule latéral gauche avec un engagement sous-falcoriel

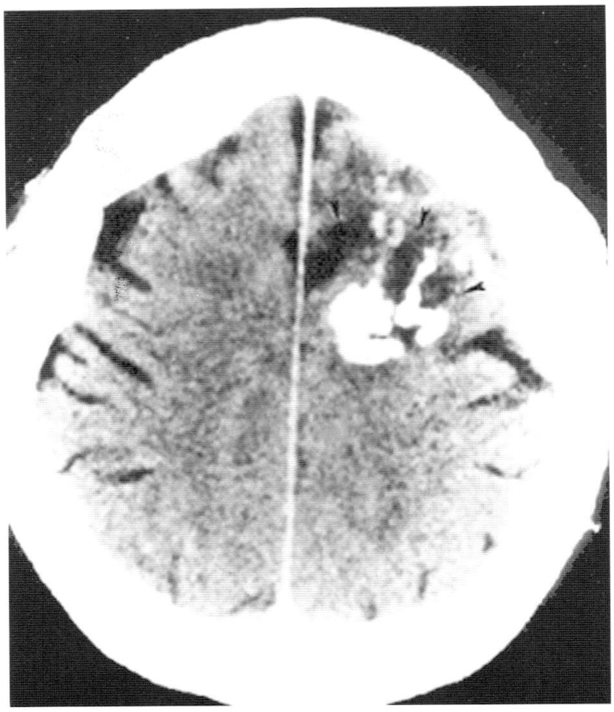

Oligodendrogliome de grade I chez un patient de 28 ans. La coupe axiale après injection montre de volumineuses calcifications frontales gauches associées à une hypodensité (têtes de flèche), mais sans prise de contraste

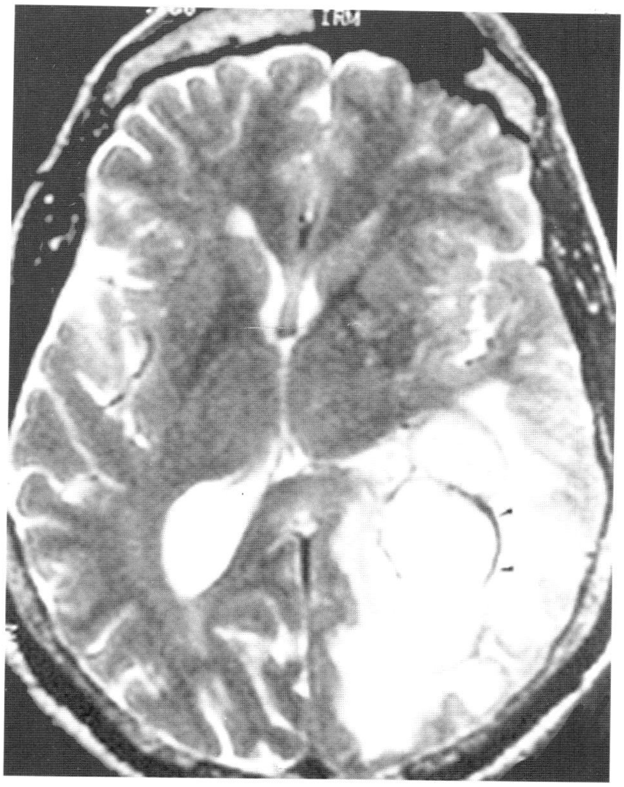

Glioblastome chez un patient de 57 ans. La coupe axiale en séquence T2 montre une vaste tumeur hétérogène, hémisphérique gauche. Les coupes après injection révèlent une importante une prise de contraste hétérogène. Il existe un important effet de masse sur le ventricule latéral gauche avec un engagement sous-falcoriel

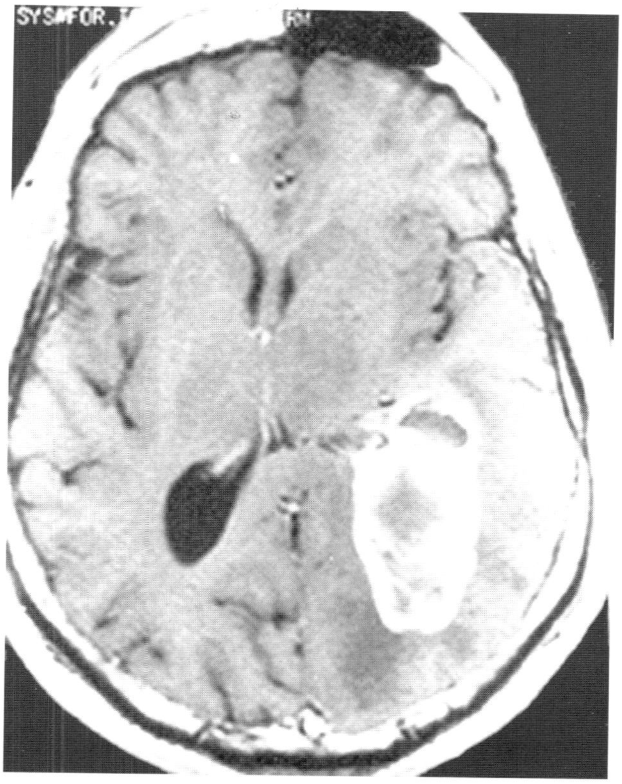

Glioblastome chez un patient de 57 ans. La coupe axiale en séquence T1 montre une vaste tumeur hétérogène, hémisphérique gauche. La coupe après injection révèlent une importante une prise de contraste hétérogène. Il existe un important effet de masse sur le ventricule latéral gauche avec un engagement sous-falcoriel

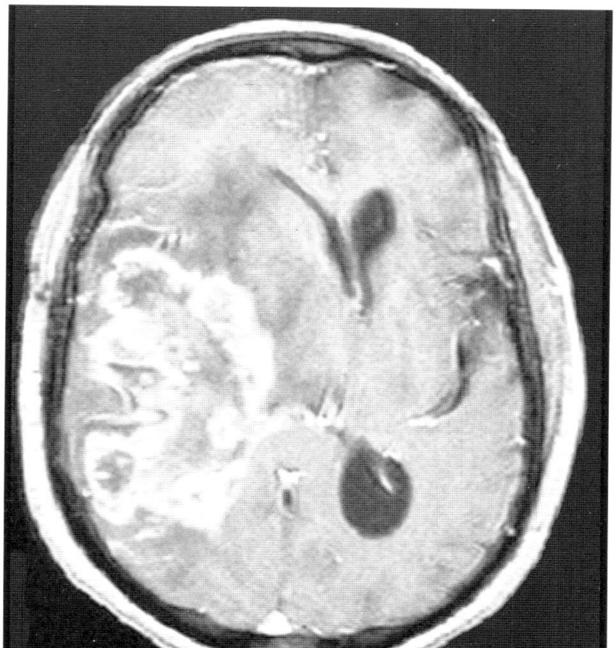

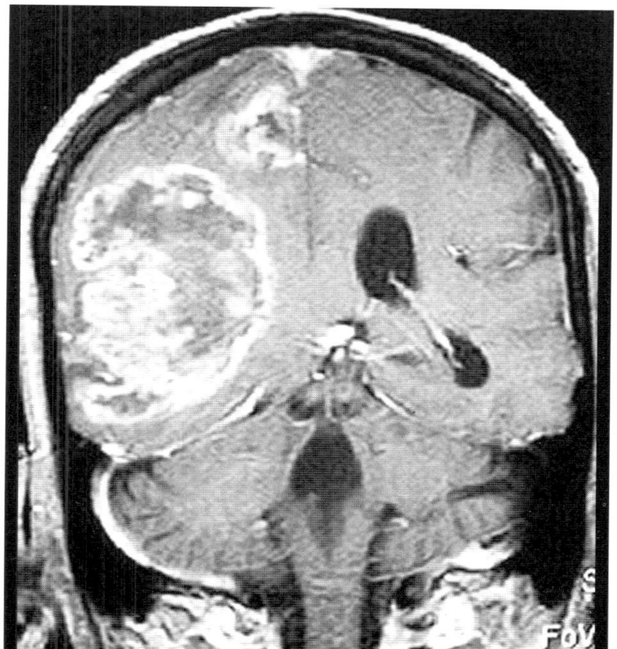

Bilan d'HTIC. IRM cérébrale avec injection : volumineuse masse hétérogène après injection bifocale dans les régions temporale et de la circonvolution frontale ascendante. Gliome malin de haut grade multifocal

# RADIOANATOMIE

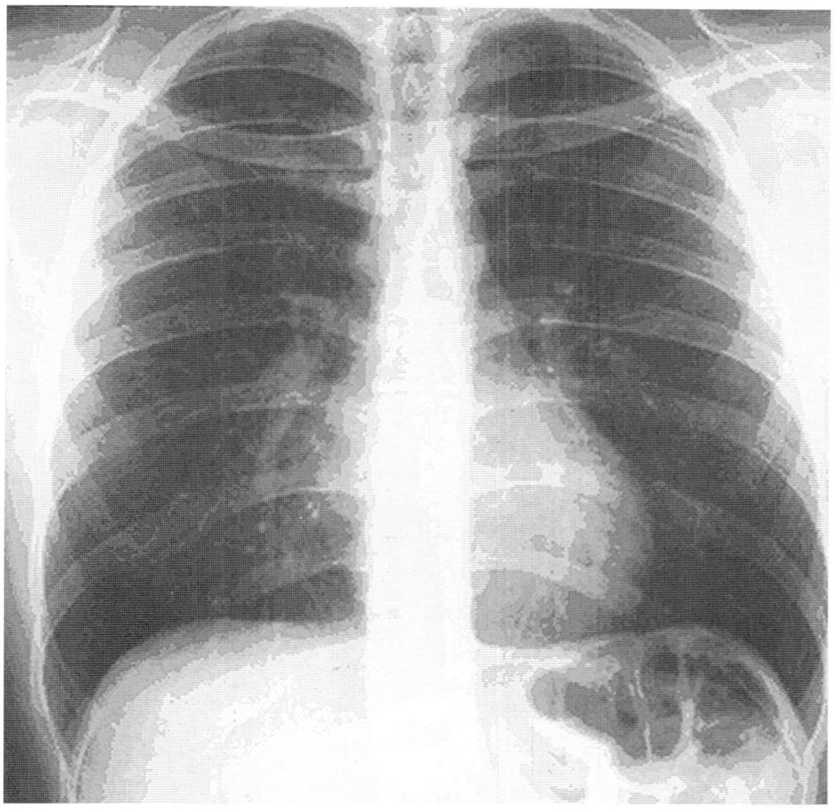

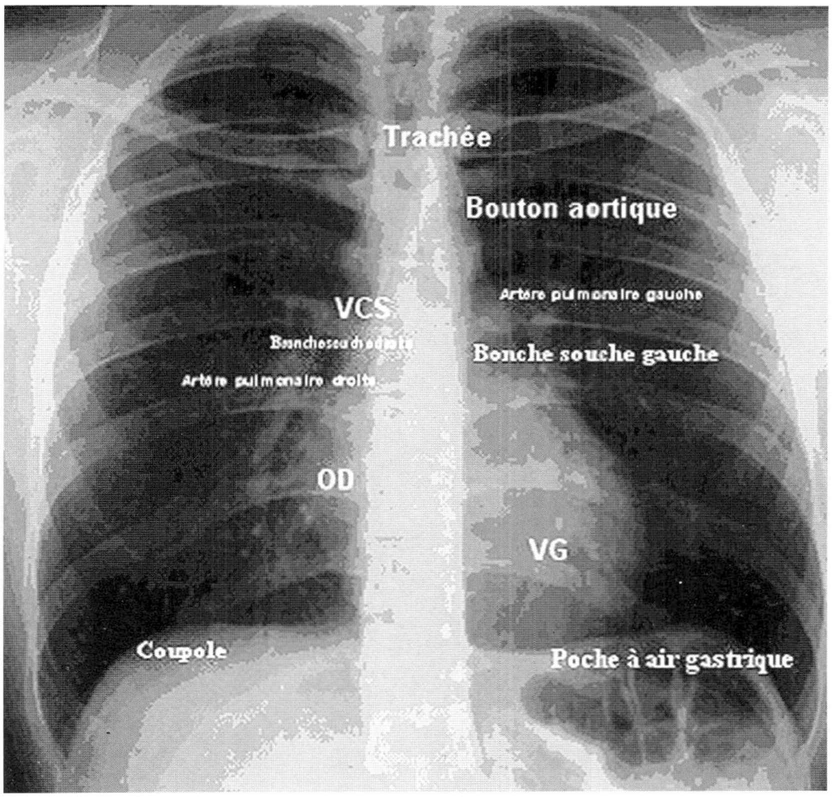

# TOMODENSITOMETRIE pulmonaire

## fenêtre médiastinale

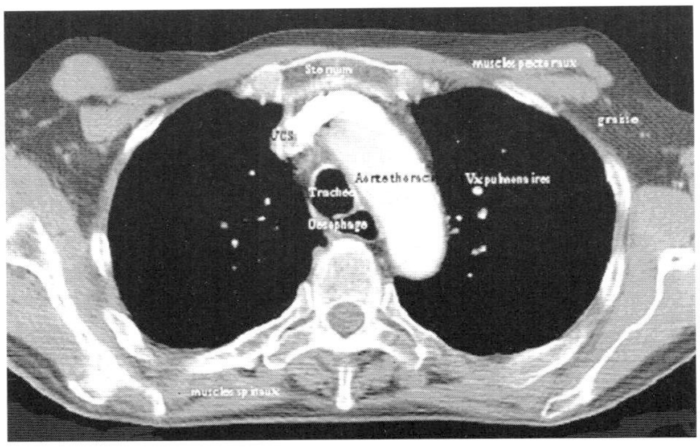


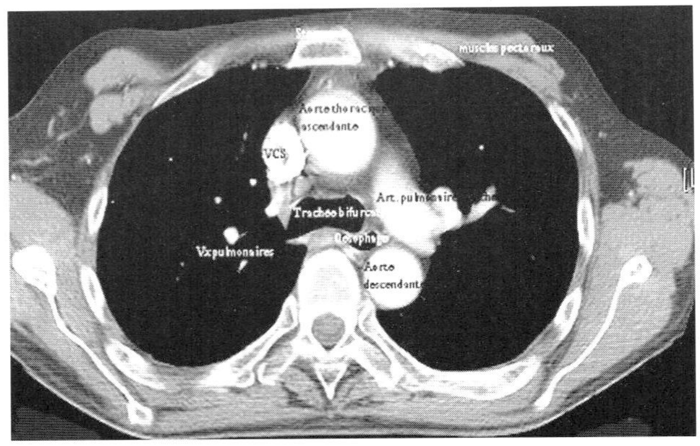


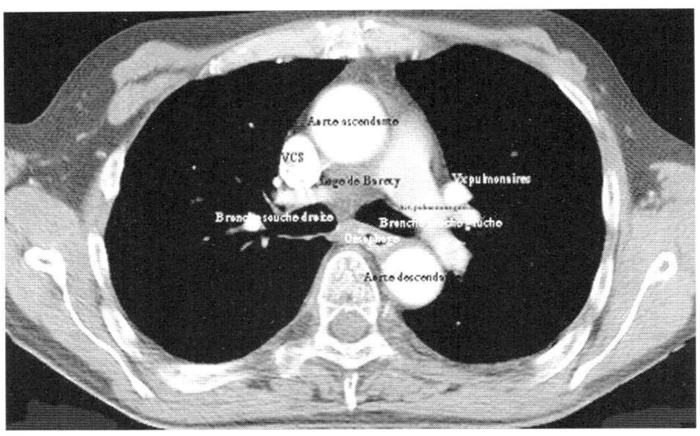


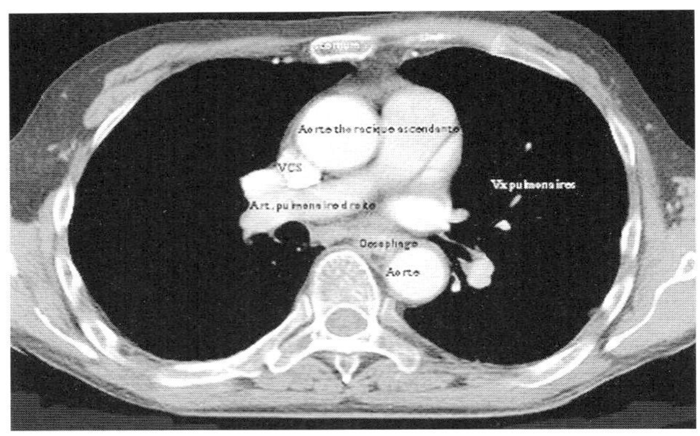


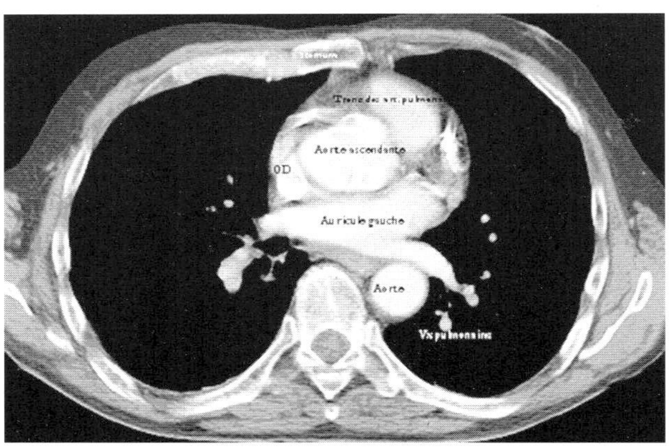


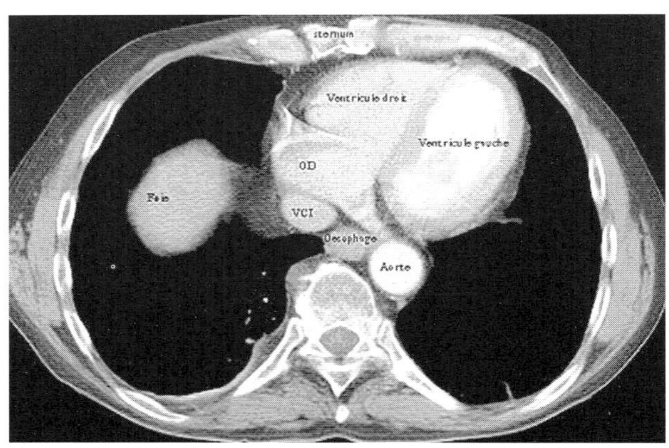


Vx : vaisseaux
OD : oreillette droite
VCI : veine cave inférieure
VCS : veine cave supérieure

# **TOMODENSITOMETRIE** pulmonaire

fenêtre parenchymateuse

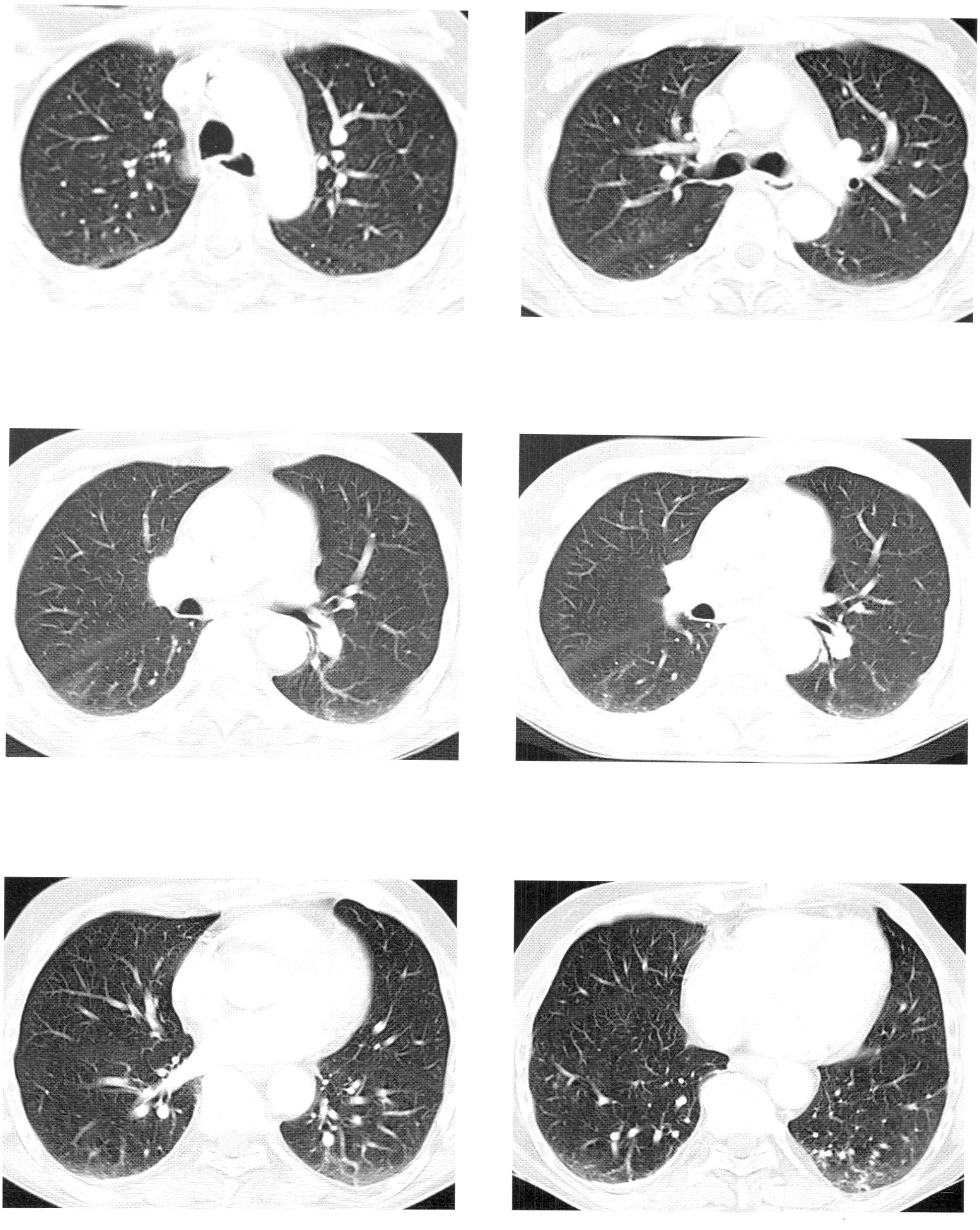

# SYNDROME alvéolaire

| > | Sémiologie | Remarques |
|---|---|---|
| **Généralités** | Syndrome alvéolaire<br>• Opacité systématisée<br>• Limites floues<br>• Confluence des lésions<br>• Bronchogramme aérique | |
| **Pneumopathie franche lobaire aiguë à pneumocoque** | Syndrome alvéolaire<br>• Epanchement pleural fréquent | • Fièvre élevée<br>• Excavation rare |
| **Pneumopathie à klebsiella pneumoniae** | Syndrome alvéolaire<br>• Atteinte lobaire inférieure<br>• Bombement scissural<br>• Excavation secondaire<br>• Epanchement pleural fréquent | |
| **Légionellose** | Syndrome alvéolaire<br>• Extension rapide et bilatéralisation<br>• Epanchement pleural dans 50% des cas | • Rechercher des signes extra-pulmonaires (digestif, neurologique etc…) |
| **Pneumopathie à staphylocoque** | Syndrome alvéolaire<br>• Atteinte pluri-lobaire<br>• Formation d'abcès multiples<br>• Epanchement pleural très fréquent | |

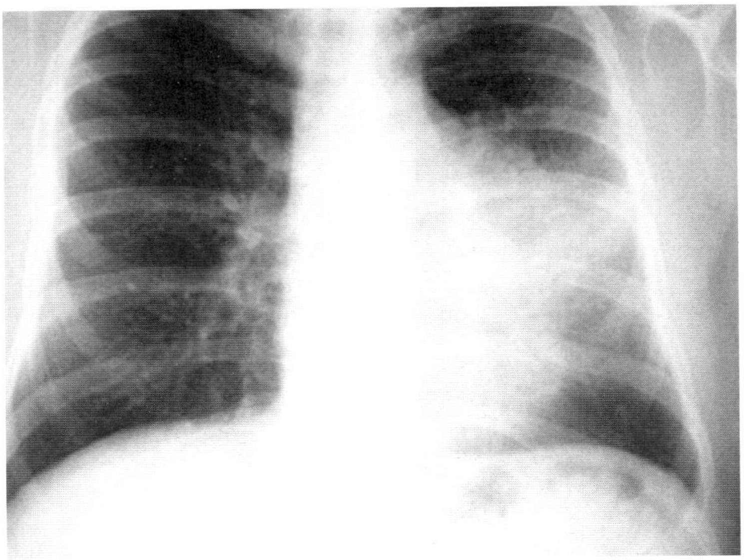

Radiographie pulmonaire de face : pneumopathie dans la région lingulaire gauche

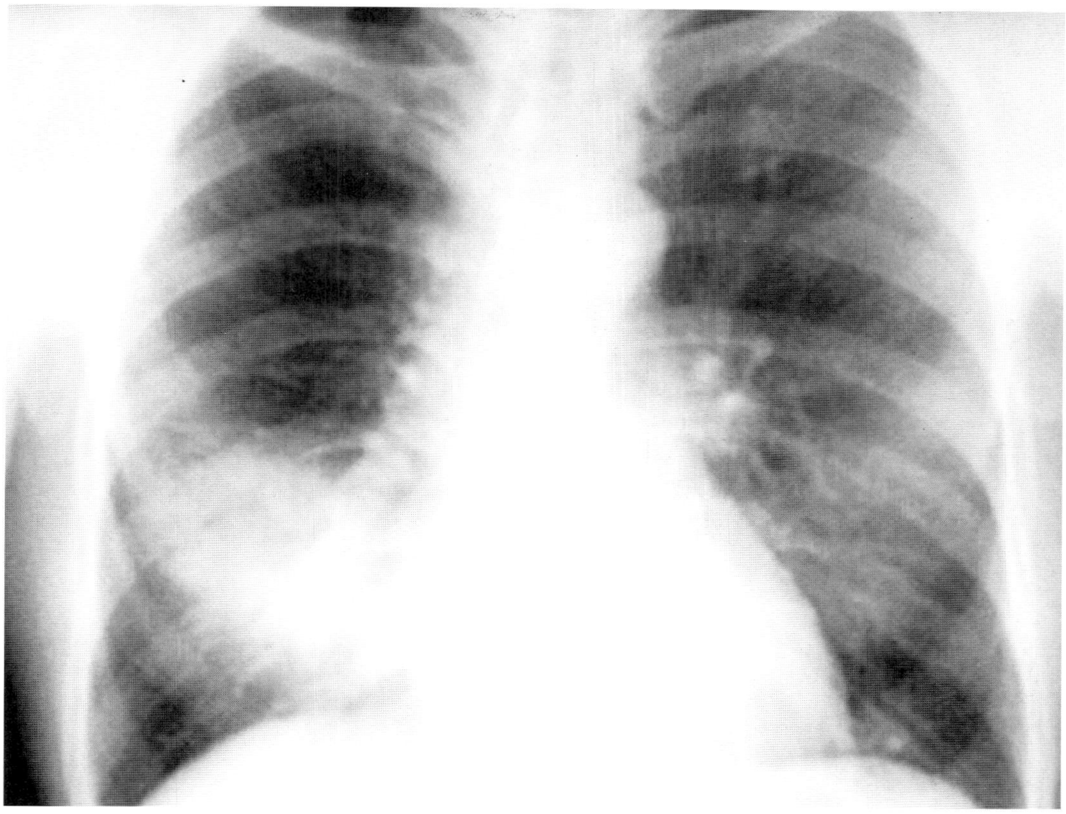

Radiographie du thorax de face et profil : opacité à contours flous de la base droite du poumon. Un bronchogramme est visible. Pneumopathie à pneumocoque

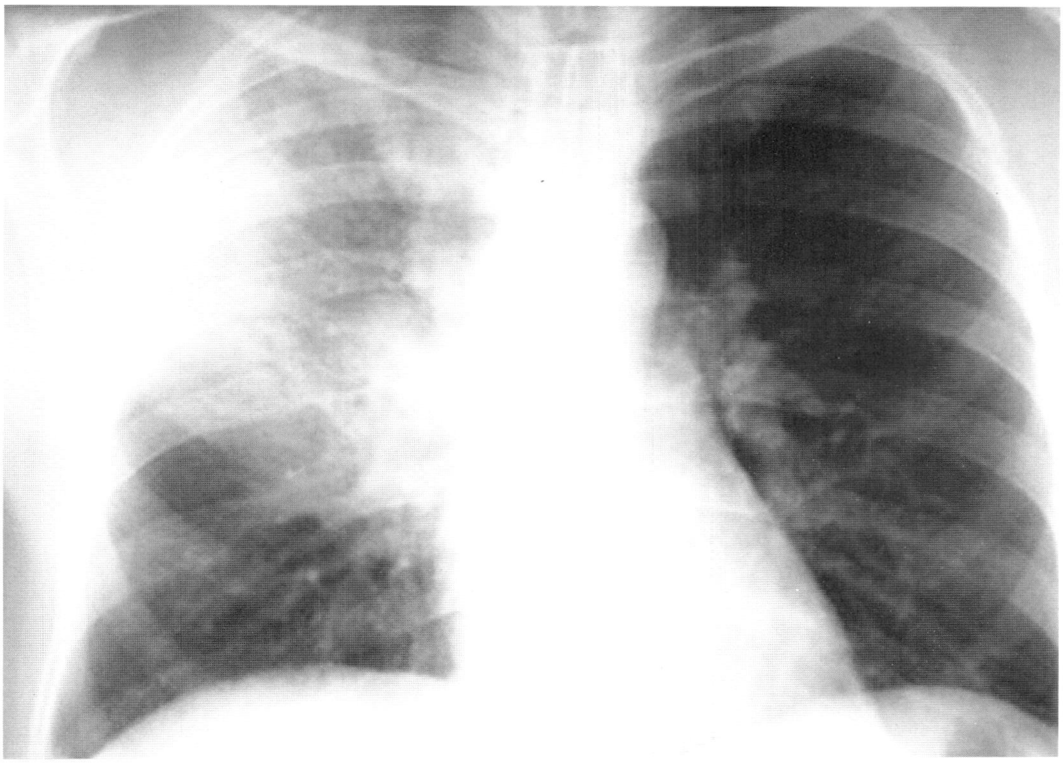

Exemple de syndrome alvéolaire du lobe supérieur droit. Foyer à pneumocoques

# SYNDROME alvéolaire

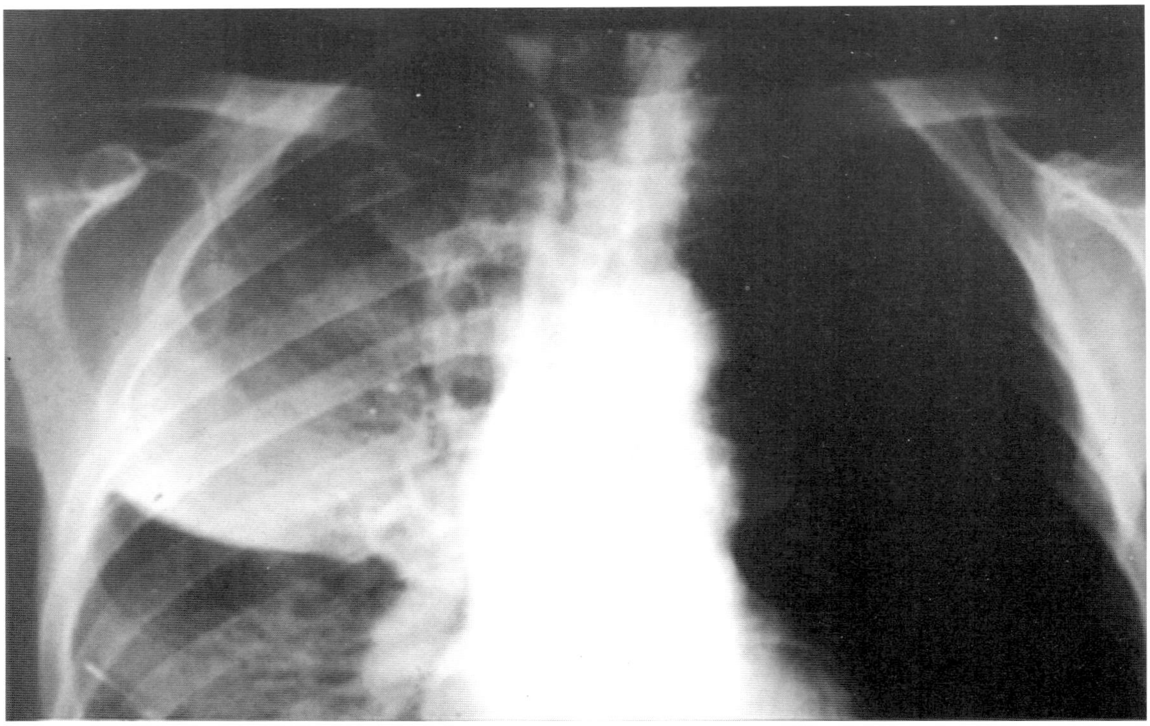

Opacité alvéolaire du lobe supérieur droit avec bombement scissural. Le patient est mis sous antibiothérapie

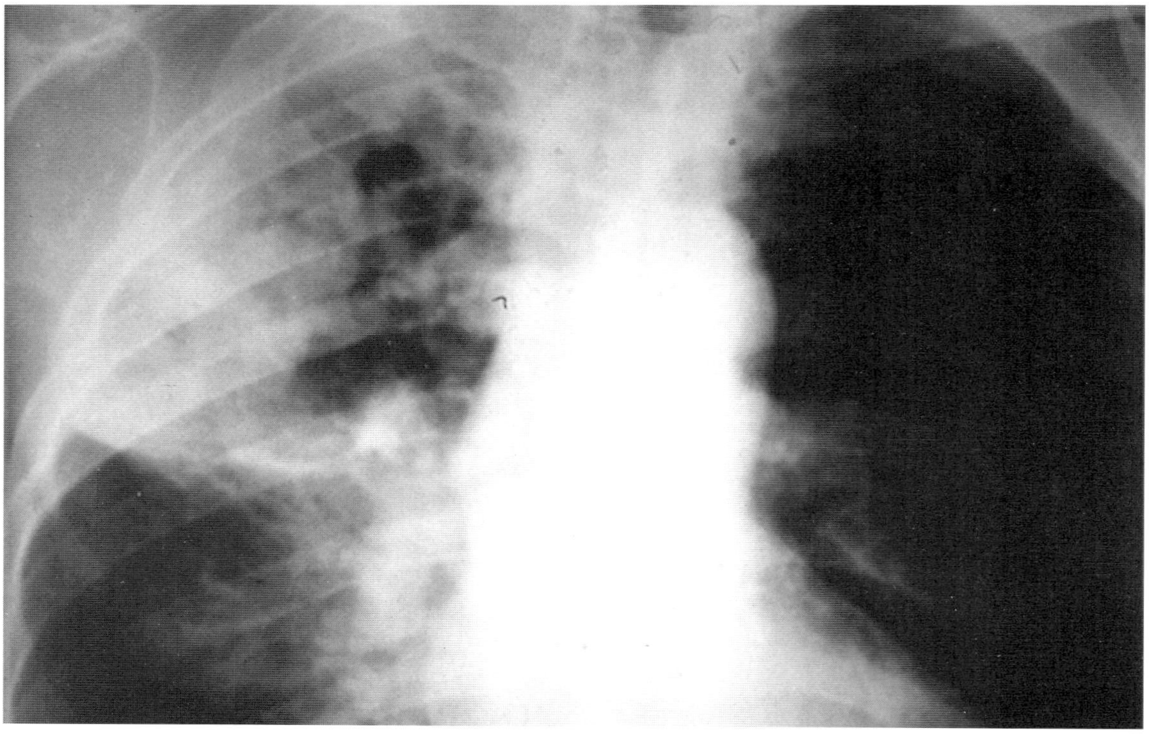

Sept jours plus tard, le foyer s'est étendu avec apparition d'une excavation pulmonaire. Il s'agissait d'une pneumopathie à klebsielle

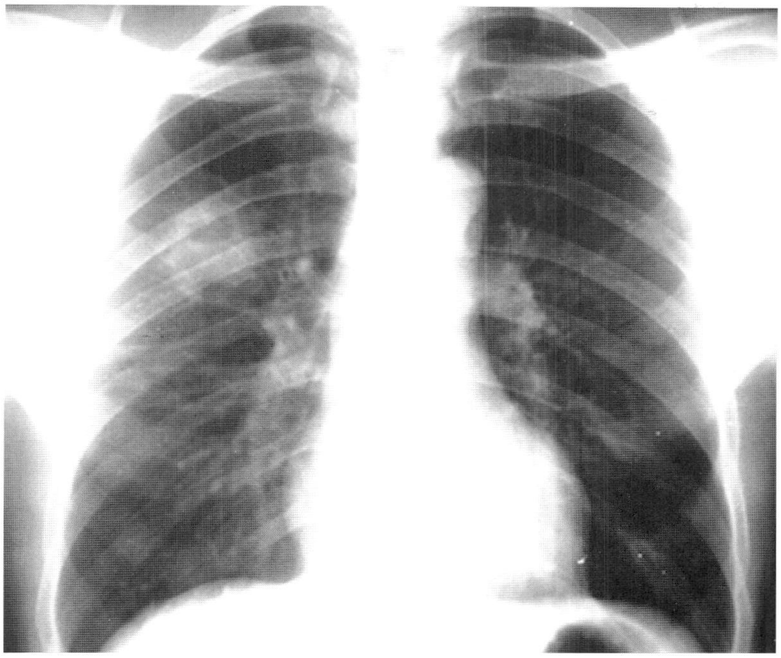

La radiographie pulmonaire objective une opacité excavée avec niveau hydro-aérique situé dans le lobe supérieur droit

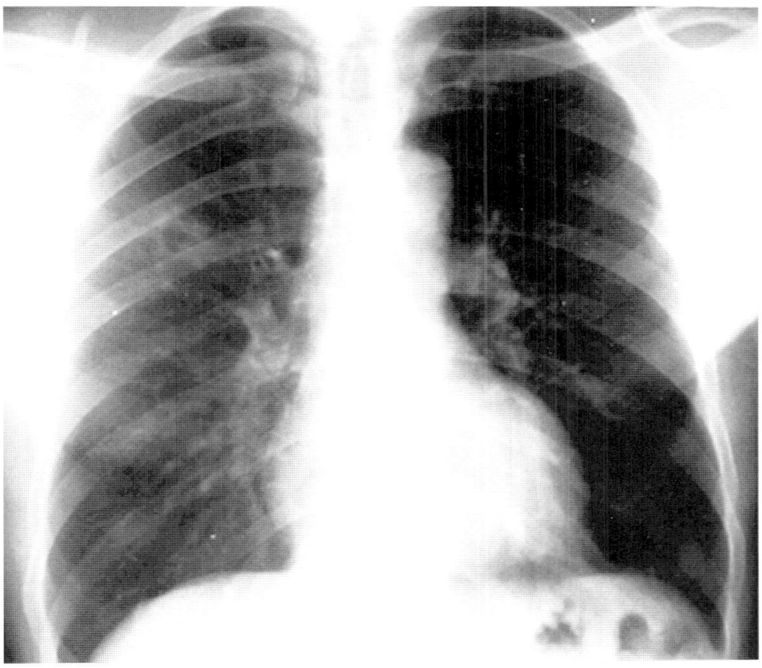

Un contrôle réalisé plus tard après traitement montre une quasi-disparition de l'opacité

**SEMIOLOGIE D'UN ABCES INTRA-PARENCHYMATEUX**

- Au début opacité dense, homogène, arrondie de volume variable aux contours flous
- Au début de la fistulisation bornchique, apparition d'une bulle gazeuse au sommet
- Après la vomique, apparition de l'image en « niveau hydro-aérique »

# TUBERCULOSE

| > | Sémiologie | Remarques |
|---|---|---|
| **Primo-infection** | • Aspect normal<br>• Adénopathies médiastinales (hilaires, latéro-trachéales notamment à droite)<br>• Chancre d'inoculation<br>• Epanchement pleural minime ou de moyenne abondance<br>• Pneumopathie (rarement) | • Les adénopathies sont bilatérales dans 15% des cas<br>• Une excavation doit être rechercher en cas de pneumopathie |
| **Tuberculose** | • Miliaire<br>• Nodules<br>• Caverne | • La caverne est une image excavée à paroi épaisse<br>• Siège : lobe moyen ou bases pulmonaires |
| **Séquelles** | • Pachypleurite<br>• Lésion fibreuse rétractile<br>• Adénopathies médiastinales calcifiées | • La pachypleurite associe des épaississements et des calcifications pleuraux |

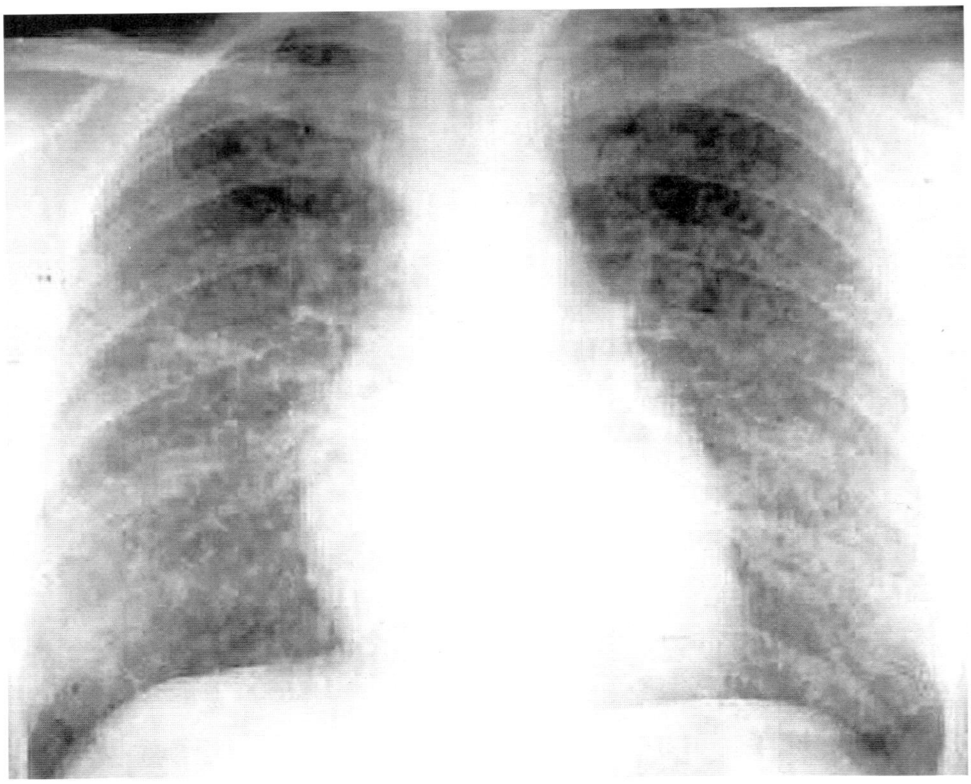

Aspect de miliaire tuberculeuse

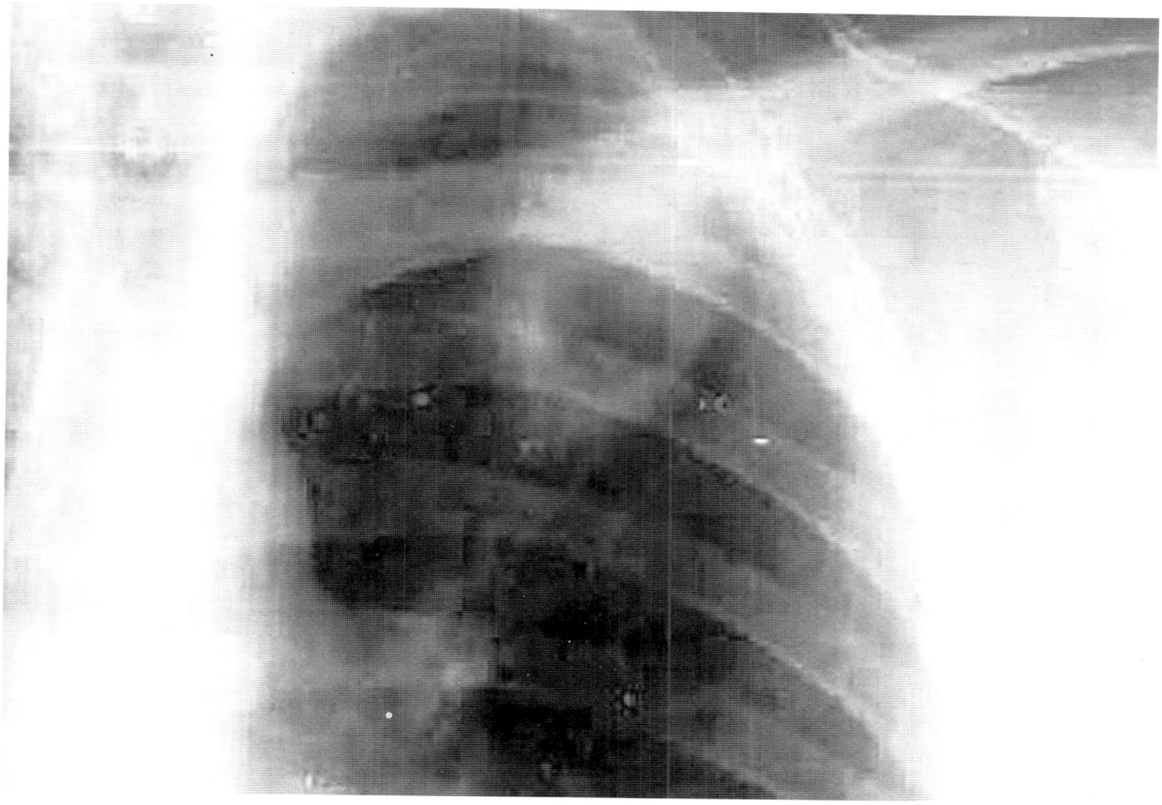

Radiographie du thorax de face : caverne tuberculeuse apical gauche

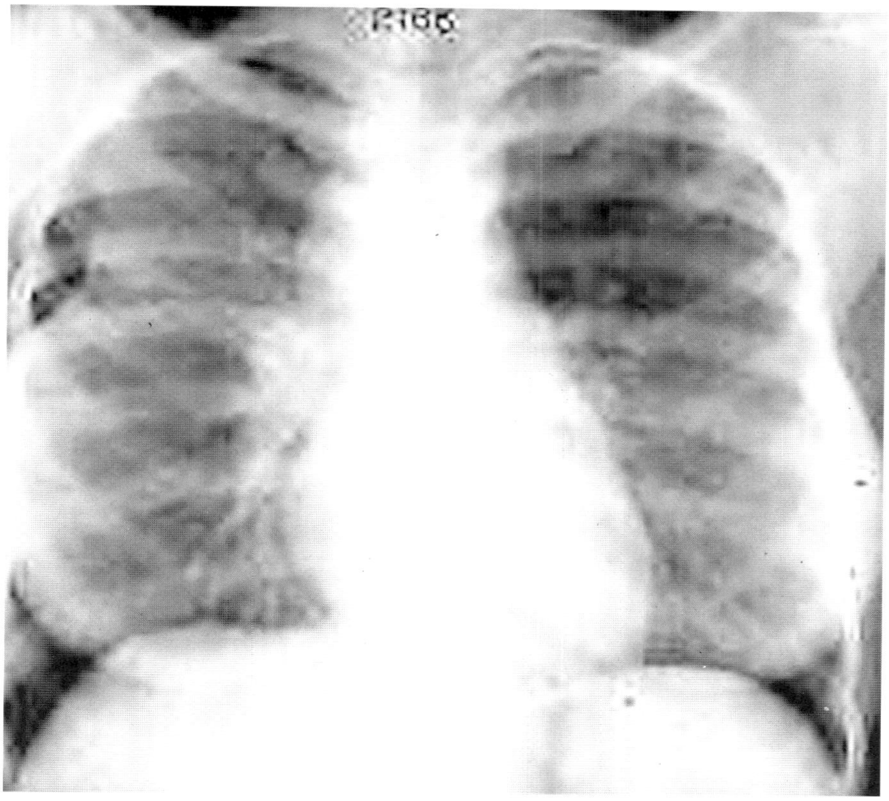

Infirmière de 30 ans. Bilan. La radiographie du thorax objective un élargissement latéro-trachéal droit. Adénopathies. Primo-infection tuberculeuse

# EMBOLIE pulmonaire

| > | Sémiologie | Remarques |
| --- | --- | --- |
| **Radiographie standard** | • Aspect normal<br>• Hyperclarté localisée ou diffuse<br>• Ascension d'une coupole diaphragmatique<br>• Turgescence d'un hile<br>• Infarctus pulmonaire | • Infarctus pulmonaire : opacité triangulaire périphérique de siège lobaire inférieur apparaissant 24 heures après le début des signes |
| **Angioscanner pulmonaire** | • Recherche d'un thombus dans un gros tronc artériel ou d'une branche de division | • Examen non invasif<br>• Les atteintes périphériques sont mal vues |
| **Scintigraphie pulmonaire** | • Recherche de zones d'hypofixation dans la scintigraphie de perfusion | • Une scintigraphie de perfusion normale élimine le diagnostic<br>• Examen non contributif en cas d'insuffisance respiratoire ou cardiaque |
| **Angiographie pulmonaire** | • Amputation artérielle unique ou multiple | • Moins réalisée désormais<br>• Réalisée en cas de doute diagnostic |

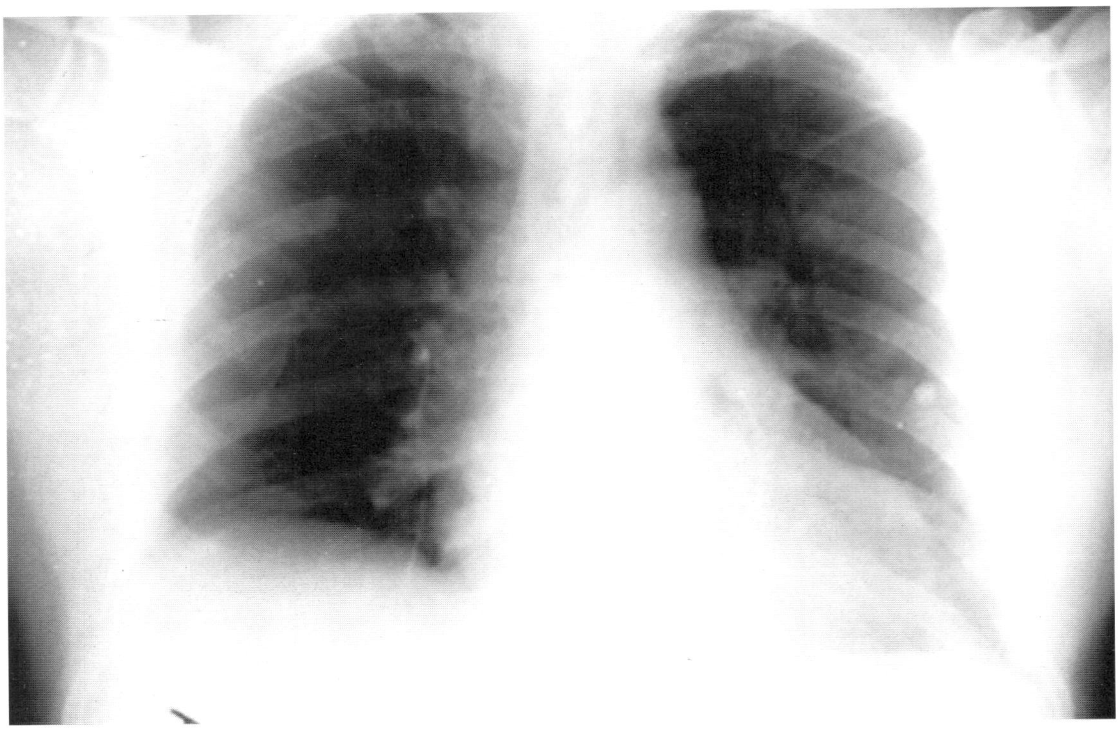

Ascension de la coupole diaphragmatique droite dans un contexte d'embolie pulmonaire

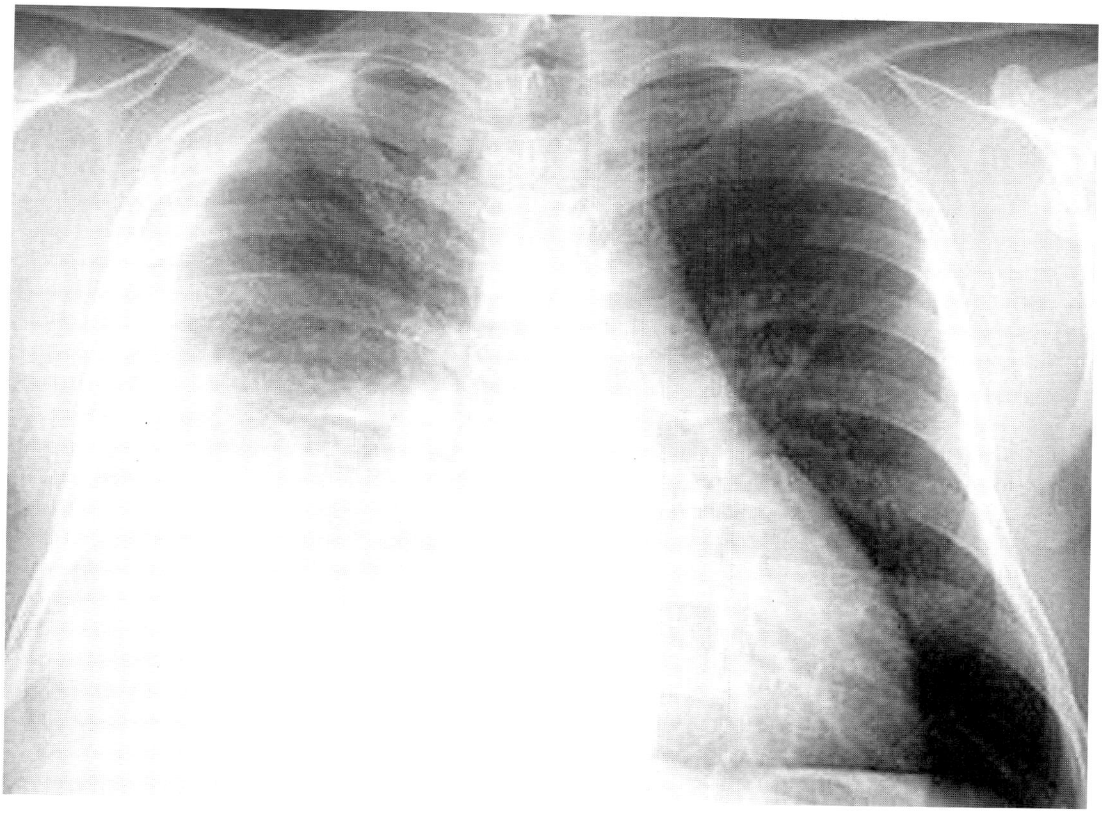

Contexte d'embolie pulmonaire. Epanchement pleural droit de moyenne abondance

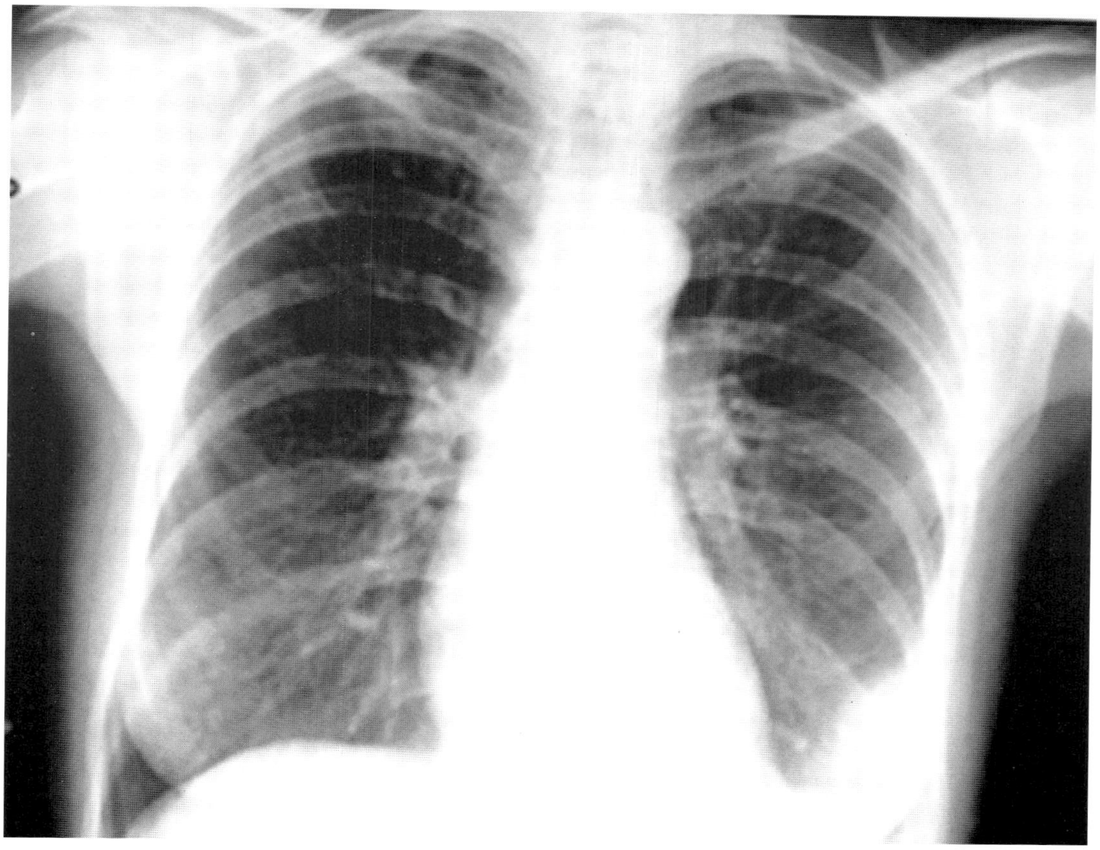

Embolie pulmonaire. Présence d'une opacité basale gauche triangulaire. Infarctus pulmonaire

# EMBOLIE pulmonaire

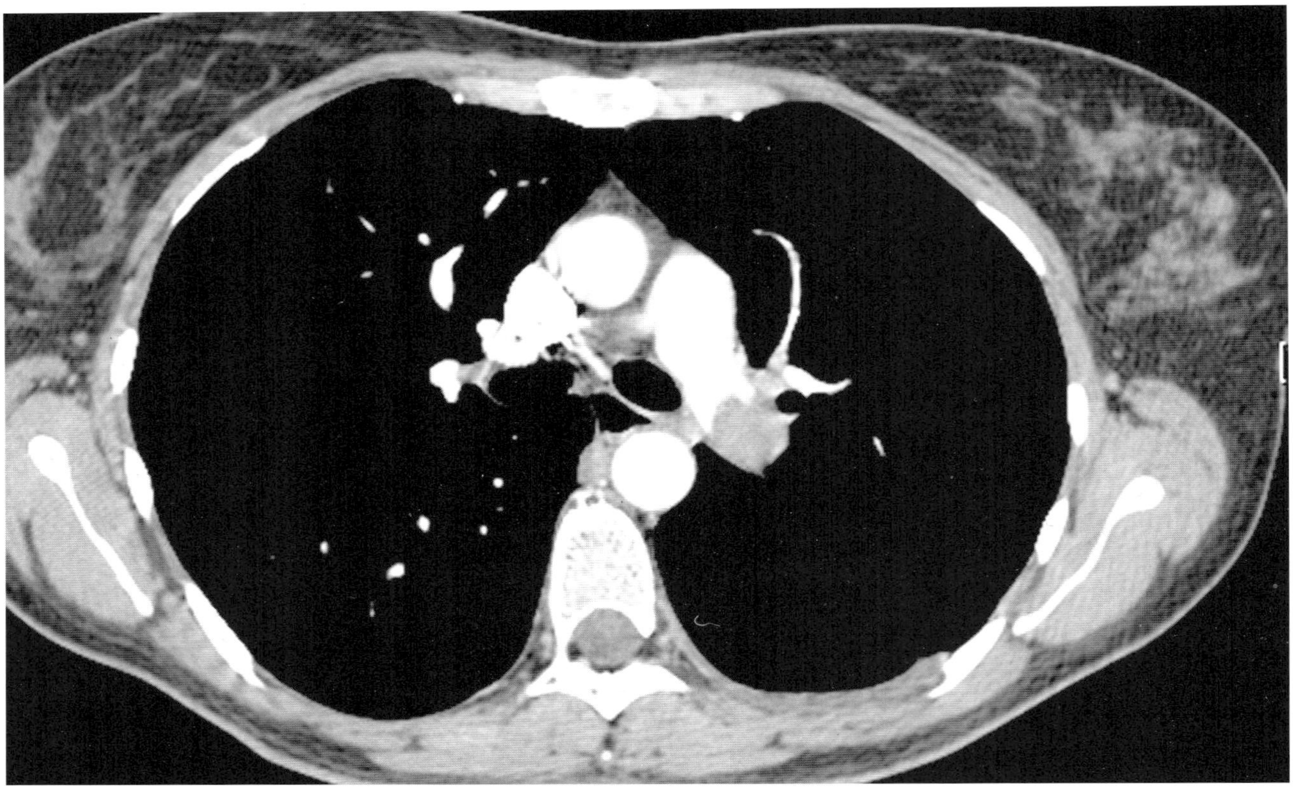

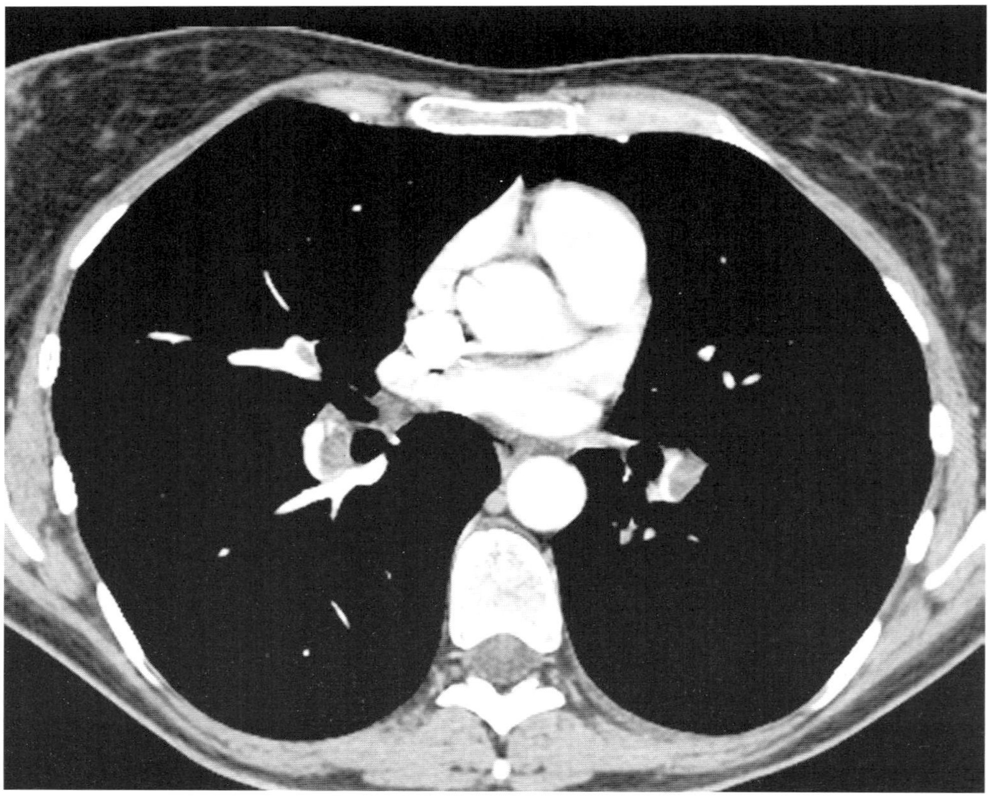

Angioscanner thoracique objectivant des embols multiples bilatéraux. Noter la présence d'un thrombus dans le tronc de l'artère pulmonaire gauche

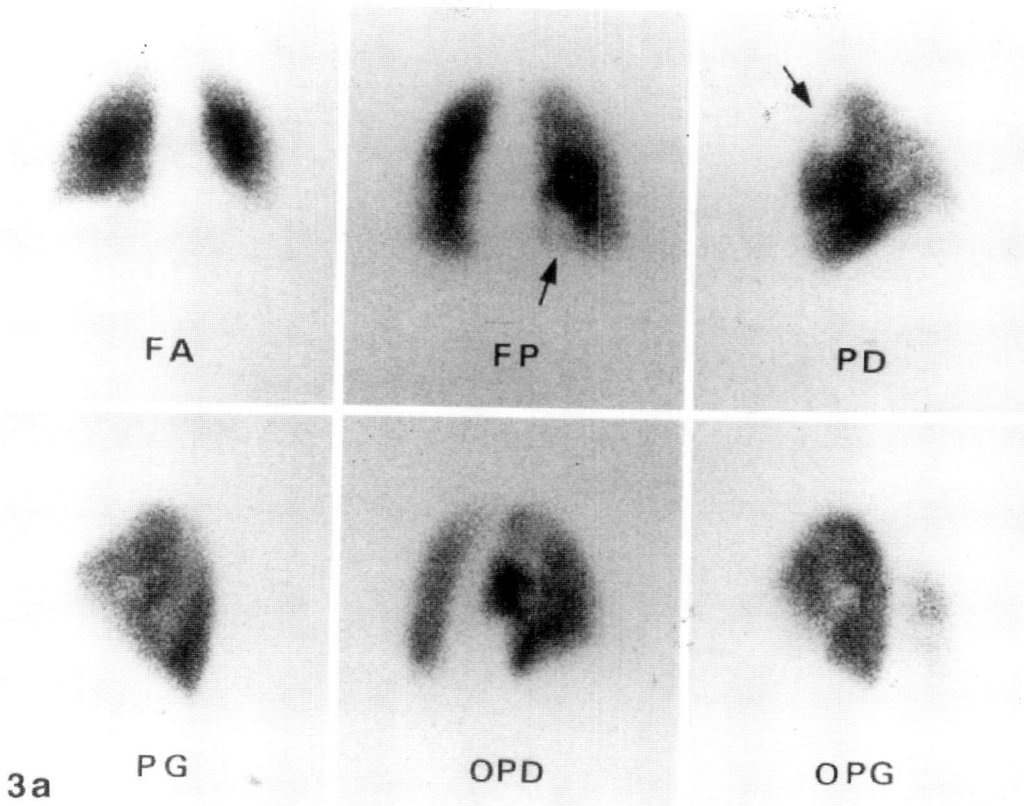


Scintigraphie pulmonaire de face (cliché en perfusion) : défect lobaire inférieur gauche.Embolie pulmonaire

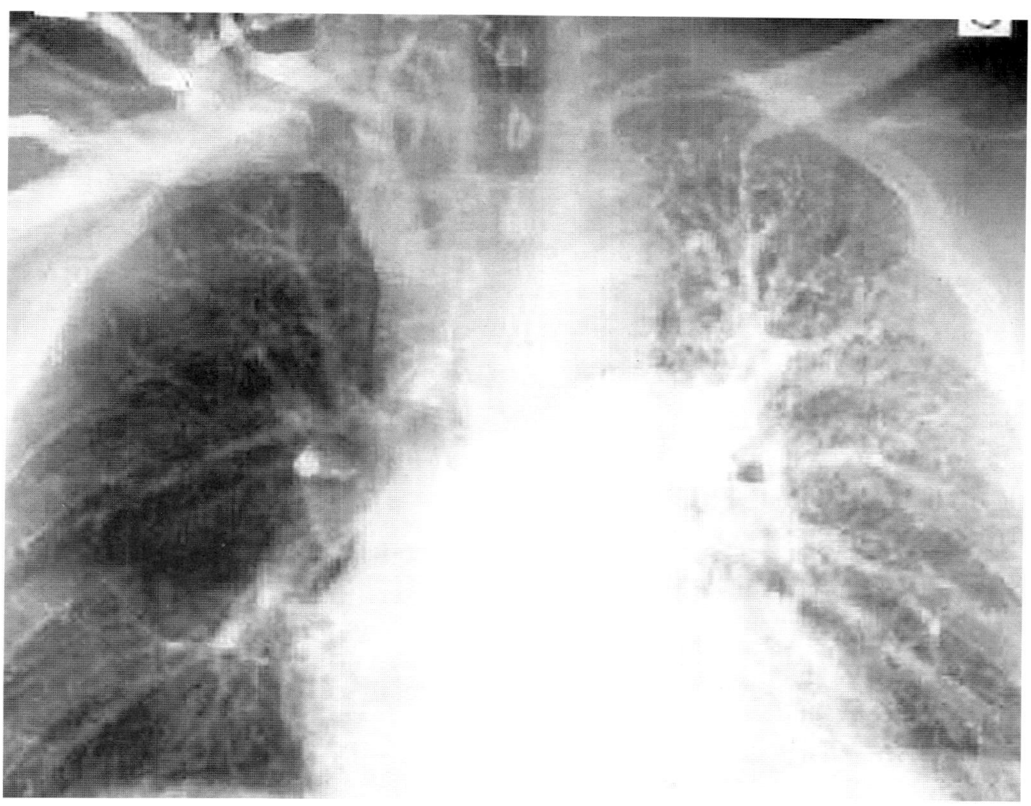

Artériographie (cliché de face) : hypoperfusion du champ pulmonaire droit en raison d'embols multiples

# **THROMBOSE** veineuse profonde

| | Sémiologie | Remarques |
|---|---|---|
| **Signes échographiques** | • Incompressibilité de la veine<br>• Douleur au passage de la sonde<br>• Absence de flux en mode doppler continu<br>• Augmentation du calibre de la veine<br>• Visualisation du thrombus | • Il faut essayer d'évaluer l'étendu de la thrombose veineuse<br>• Rechercher une thrombose veineuse profonde dans le bilan d'une embolie pulmonaire |

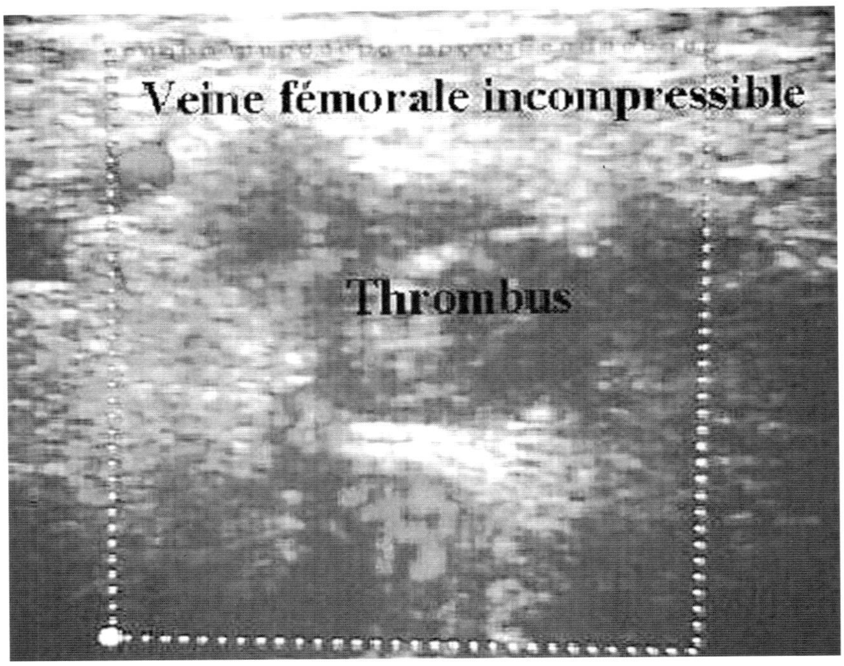


Exemple de thrombose
de la veine fémorale profonde

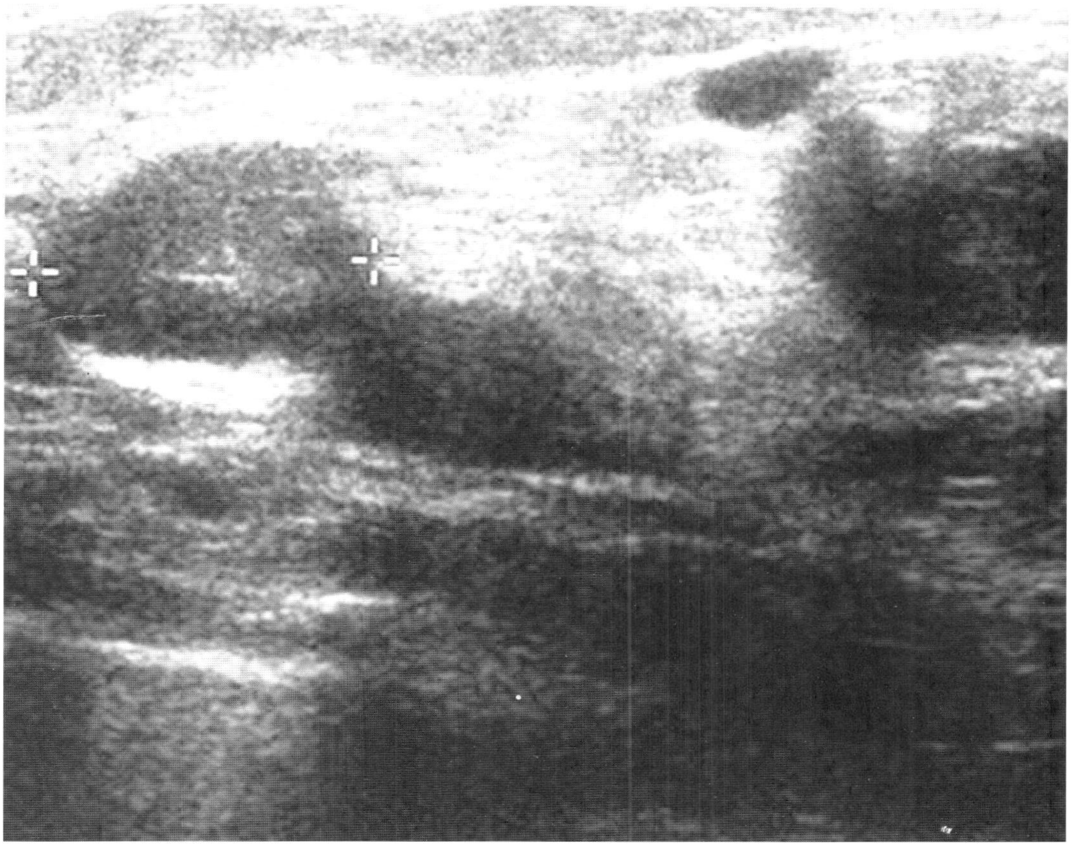

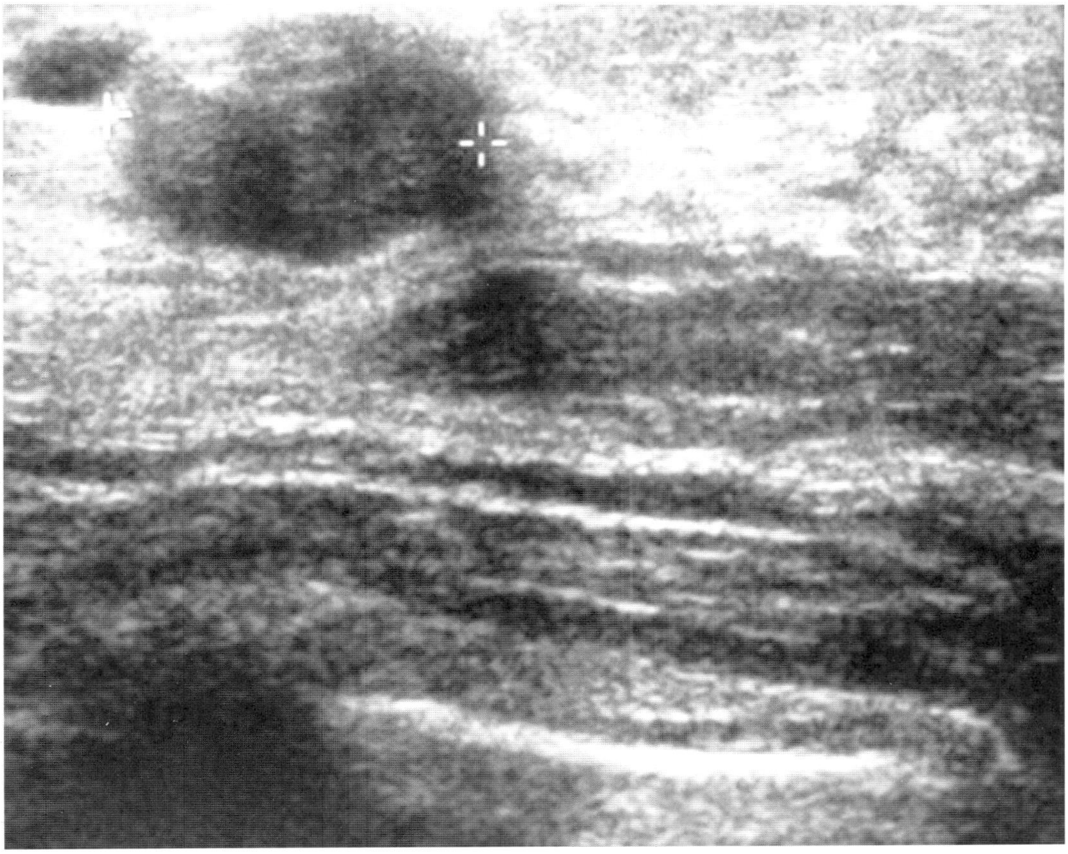

Echographie doppler veineux objectivant un thrombus de la veine fémorale avec incompressibilité au passage de la sonde

# PNEUMOTHORAX

| Sémiologie | Remarques |
|---|---|
| • Hyperclarté<br>• Sans image vasculaire<br>• Liseré dense périphérique correspondant à la plèvre viscérale<br>• Recherche de signes compressifs : abaissement du diaphragme, déplacement controlatéral du médiastin, rétraction hilaire du poumon<br>• Intérêt du cliché en expiration forcée lorsqu'il existe un doute sur le cliché en inspiration | |

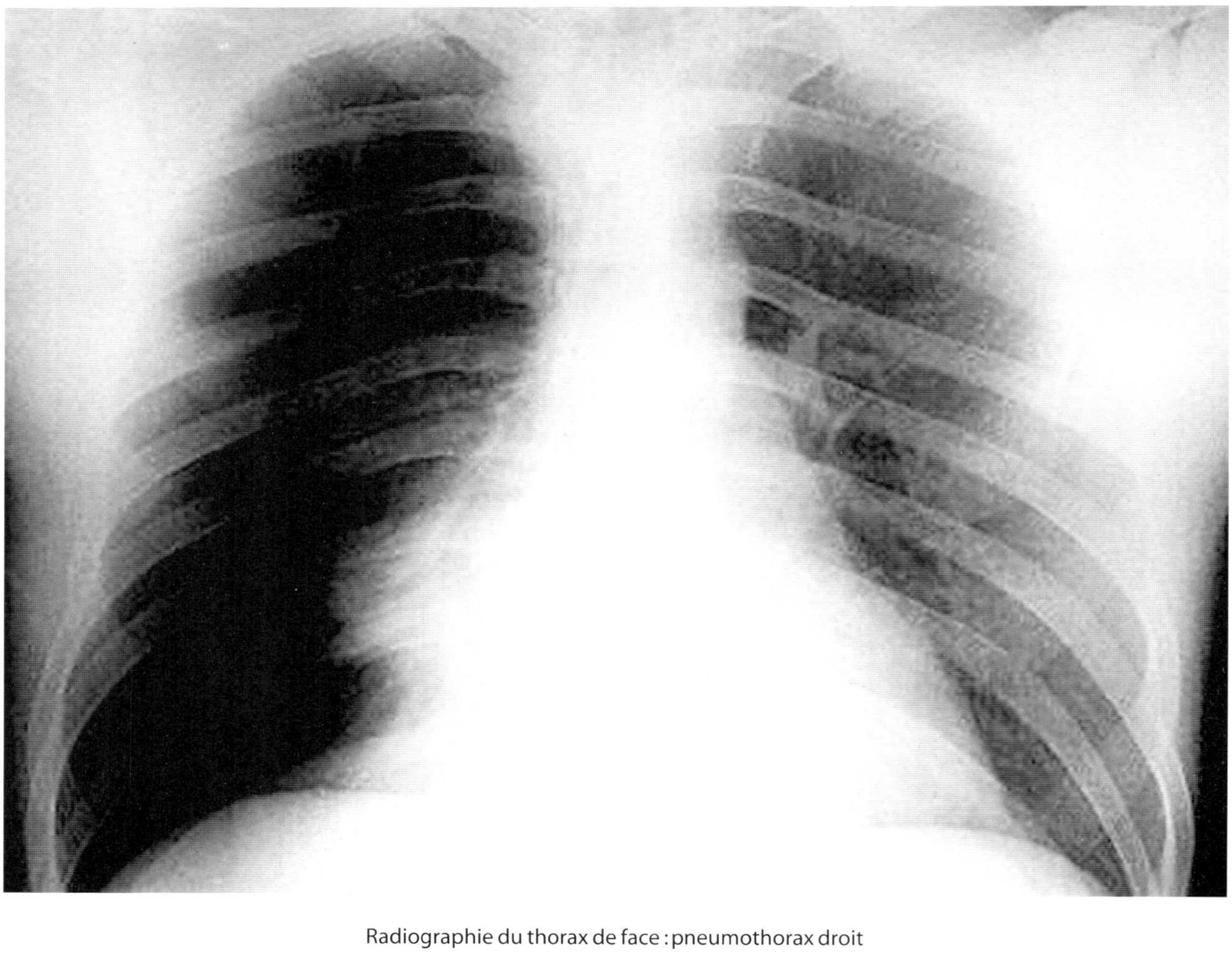

Radiographie du thorax de face : pneumothorax droit

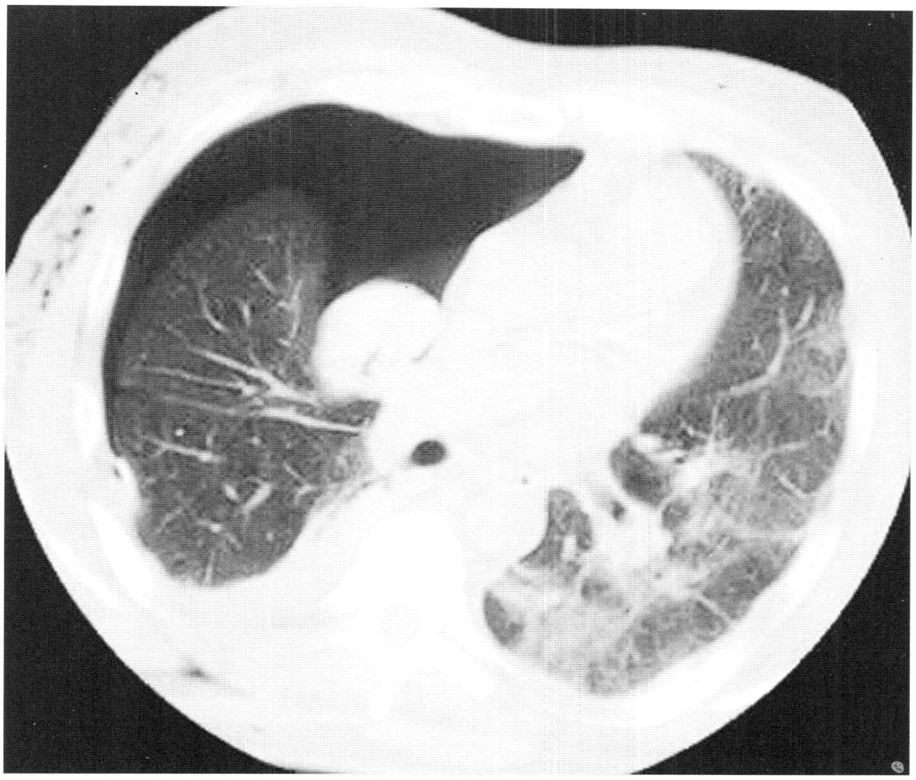

Dans un contexte post-traumatique, on retrouve un pneumothorax droit. A noter une contusion hémorragique du champ pulmonaire gauche. Un épanchement et un emphysème sous-cutané à droite sont visibles

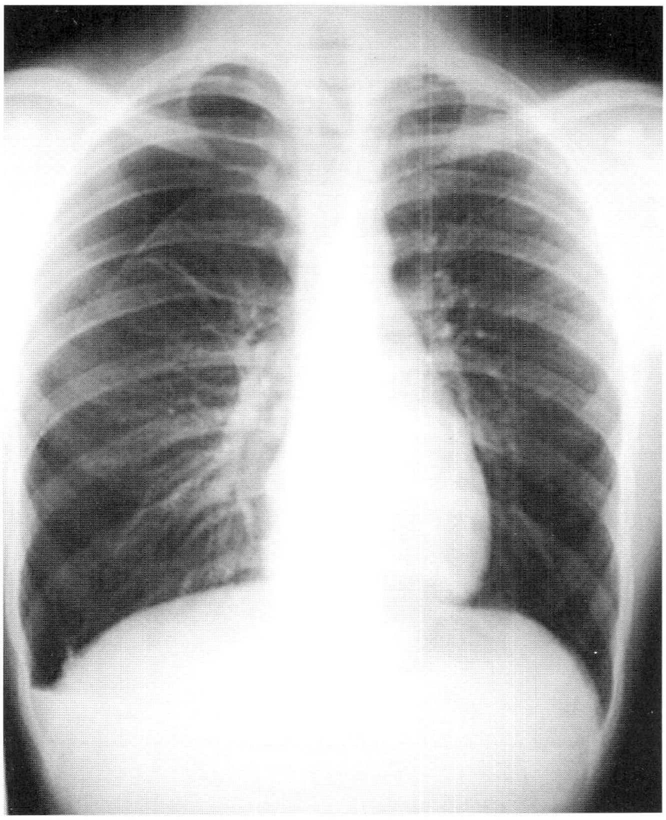

Pneumothorax droit minime

# HEMOPTYSIE : cancer du poumon

| > | Sémiologie | Remarques |
| --- | --- | --- |
| **Généralités** | - Opacité parahilaire (centrale) vue dans les cancers épidermoïdes et à petites cellules<br>- Opacité périphérique intra-parenchymateuse vue dans les adénocarcinomes<br>- Taille de l'opacité variable<br>- Elargissement du médiastin lié à la présence d'adénopathies | - Le cancer bronchiolo-alvéolaire est une forme d'adénocarcinome |
| **Cancer épidermoïde** | - Opacité parahilaire<br>- Epanchement pleural parfois | |
| **Cancer à petites cellules** | - Opacités parahilaires<br>- élargissement du médiastin en rapport avec des adénopathies (cancer très lymphophile) | Risque métastatique important notamment cérébral ou osseux |
| **Adénocarcinome** | - Opacité intra-parenchymateuse unique ou multiple de taille variable<br>- Un bronchogramme aérique peut être vu en cas de bronchiolo-alvéolaire | |

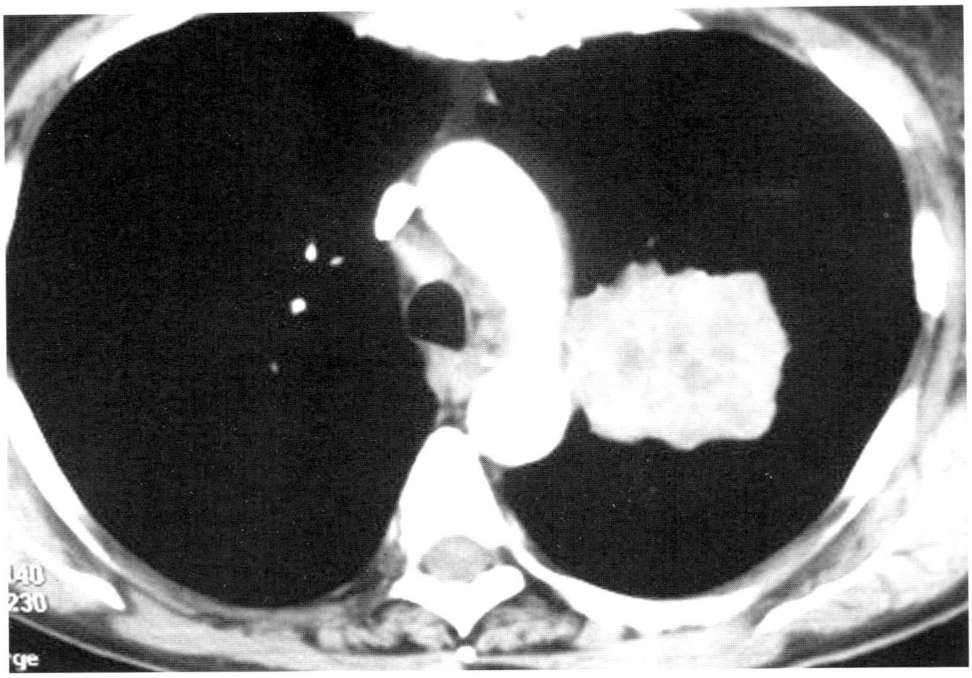

TDM du thorax avec injection : masse tumorale apicale gauche au contact de la partie horizontale de l'aorte thoracique. Cancer épidermoïde du poumon

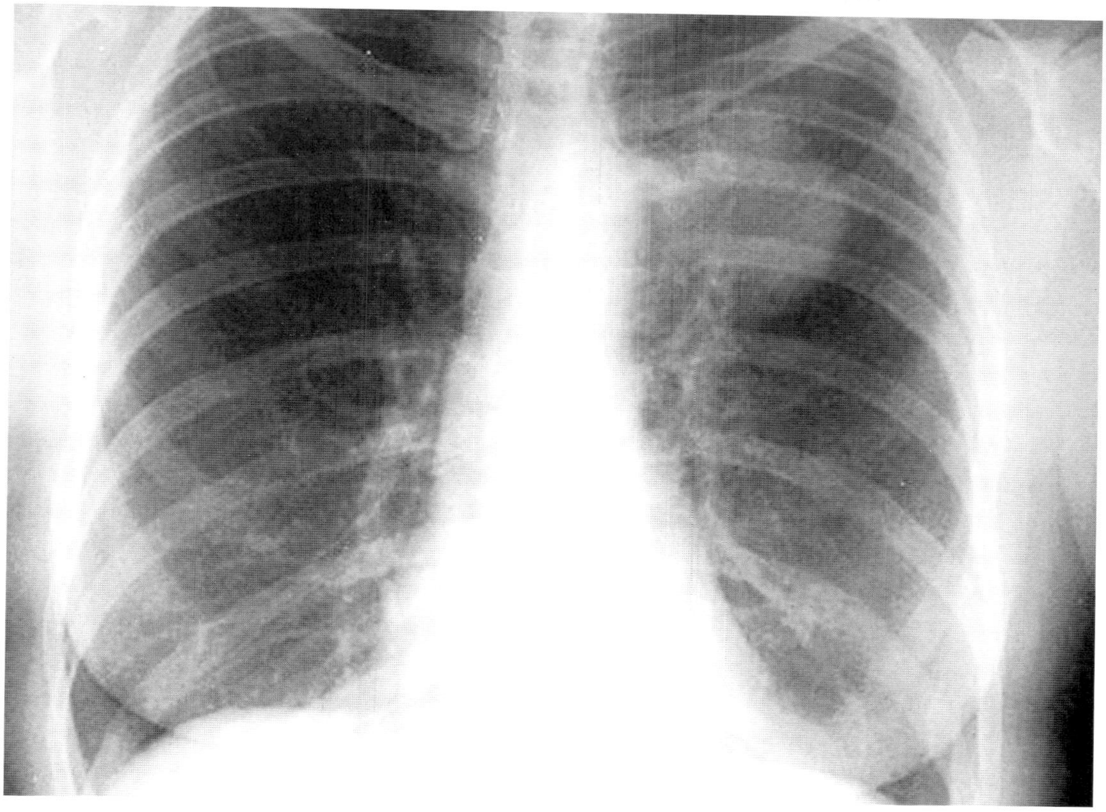

Cliché de thorax de face : opacité apicale gauche mesurant plus de 3 cm dans son plus grand axe. Cancer épidermoïde du poumon

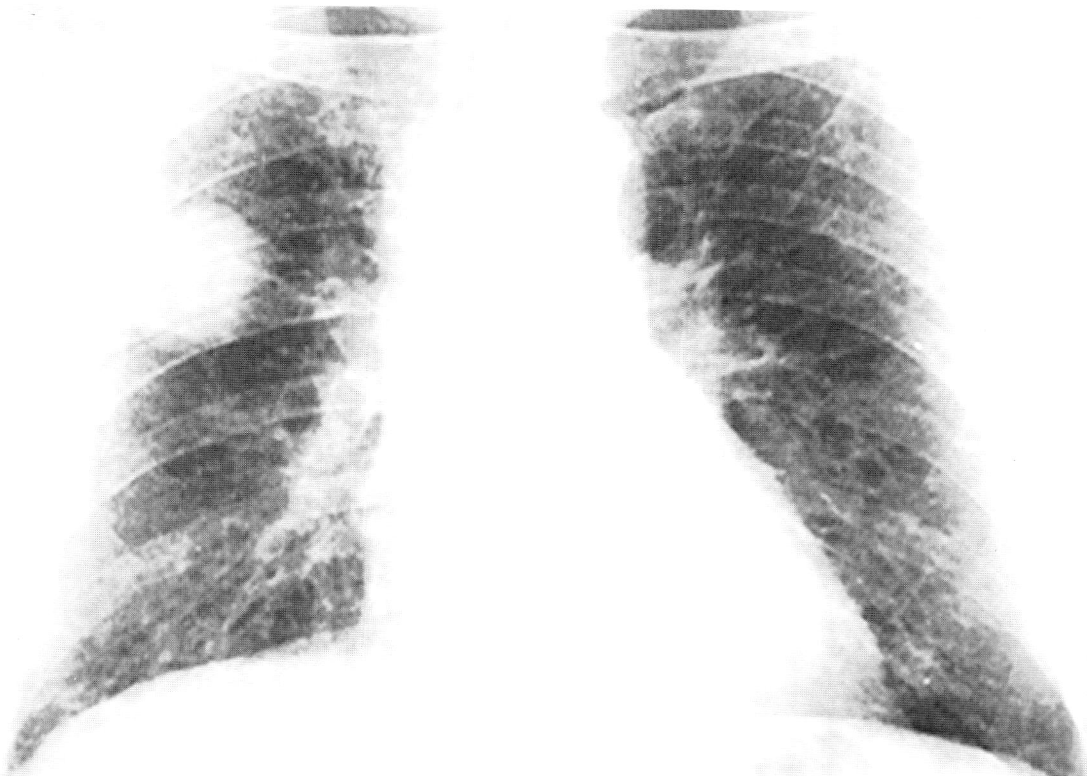

Cliché de thorax de face : opacité apicale droite périphérique aux contours irréguliers. Adénocarcinome bronchique primitif

# SYNDROME cave supérieure

| > | |
|---|---|
| **Généralités** | **Définition :**<br>• Obstruction partielle ou complète de la veine cave supérieure<br><br>**Etiologies :**<br>• Lymphome<br>• Cancer du poumon (à petites cellules)<br>rarement les lésions bénignes (volumineux goître thyroïdien) |
| **Sémiologie radiologique** | • Standard : élargissement de la silhouette cardiomédiastinale<br>• Tomodensitométrie thoracique avec injection : permet de retrouver la masse, compression ou refoulement de la veine cave supérieure, dilatation du système veineux profond, dilatation ensuite des veines cervico-brachiales médiastinales et pariétales |

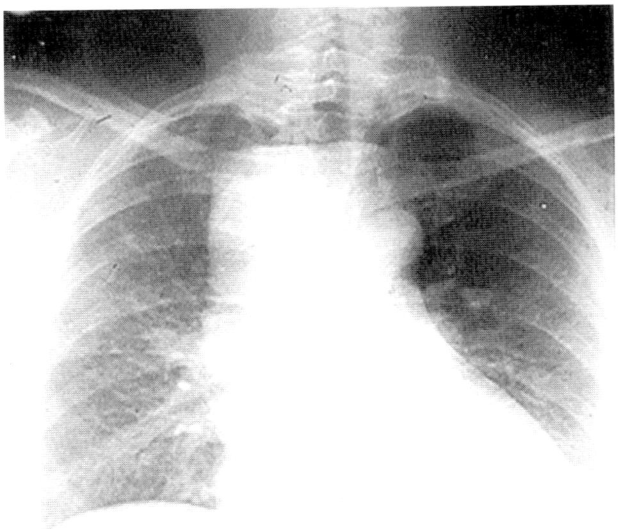

Radiographie du thorax de face : élargissement asymétrique du médiastin chez un patient ayant cliniquement un syndrome cave supérieur. Lymphome malin

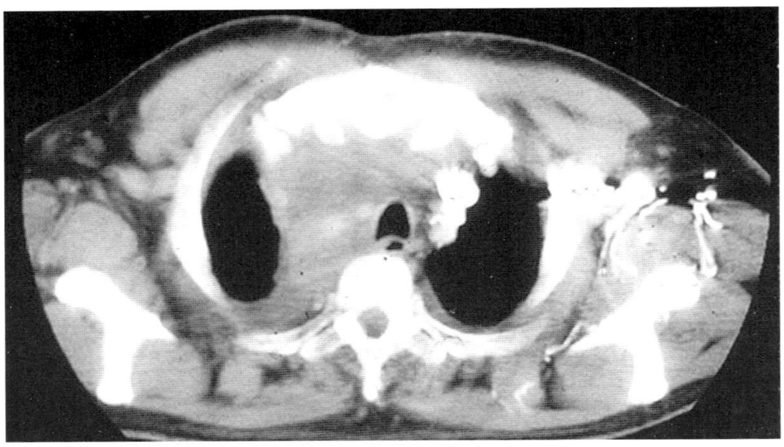

Syndrome cave supérieur. Cancer anaplasique à petite cellule. Masse médiastinale comprimant la veine supérieure non visible ici

# EPANCHEMENT PLEURAL

| > | Sémiologie | Remarques |
|---|---|---|
| **Généralités** | • Opacité de tonalité hydrique, dense et homogène<br>• Sans image vasculaire<br>• Isolée ou associée | |
| **Epanchement pleural de petite abondance** | • Emoussement d'un cul de sac pleural | • Parfois, l'épanchement est vu sur le cliché de profil car invisible sur la face |
| **Epanchement de moyenne abondance** | • Opacité à limite supérieure concave | |
| **Epanchement de grande abondance** | • Hémithorax opaque<br>• Rechercher un retentissement médiastinal : refoulement controlatéral du médiastin | |
| **Autres** | • Pleurésie enkystée<br>• Pleurésie diaphragmatique<br>• Epanchement intra-scissural | |

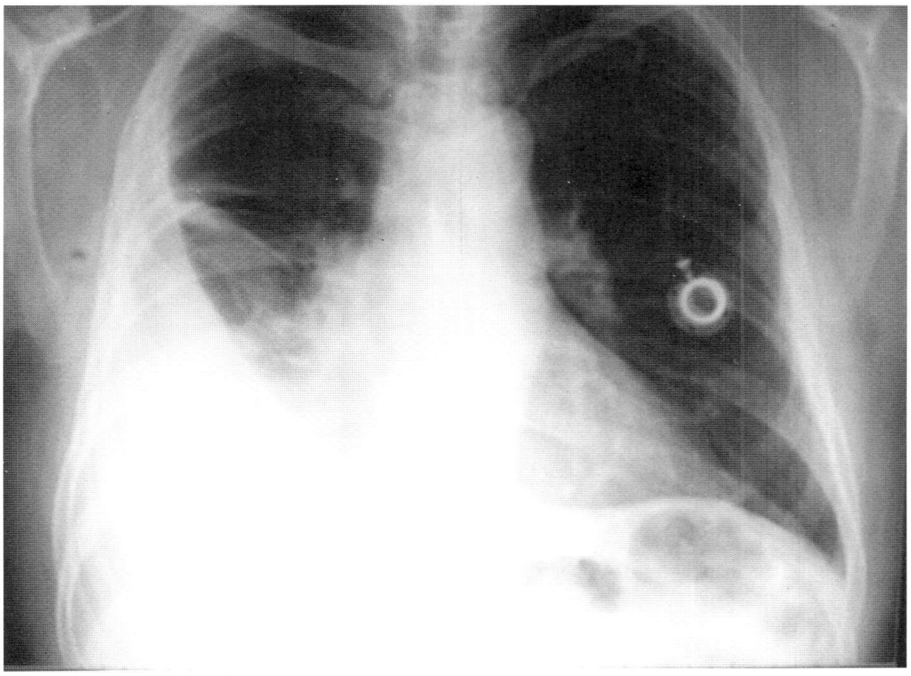

Epanchement pleural droit de moyenne abondance

# EPANCHEMENT PLEURAL

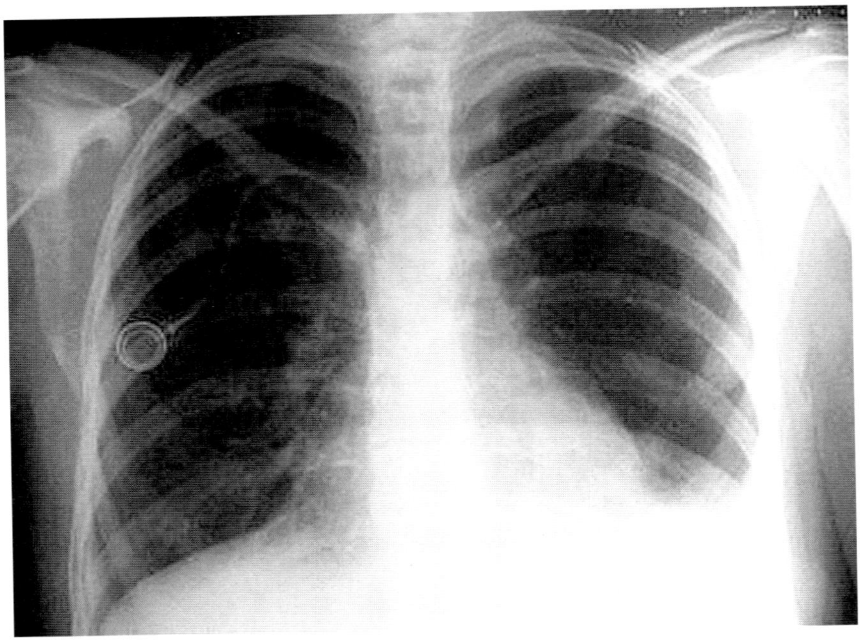

Epanchement pleural gauche de petite abondance

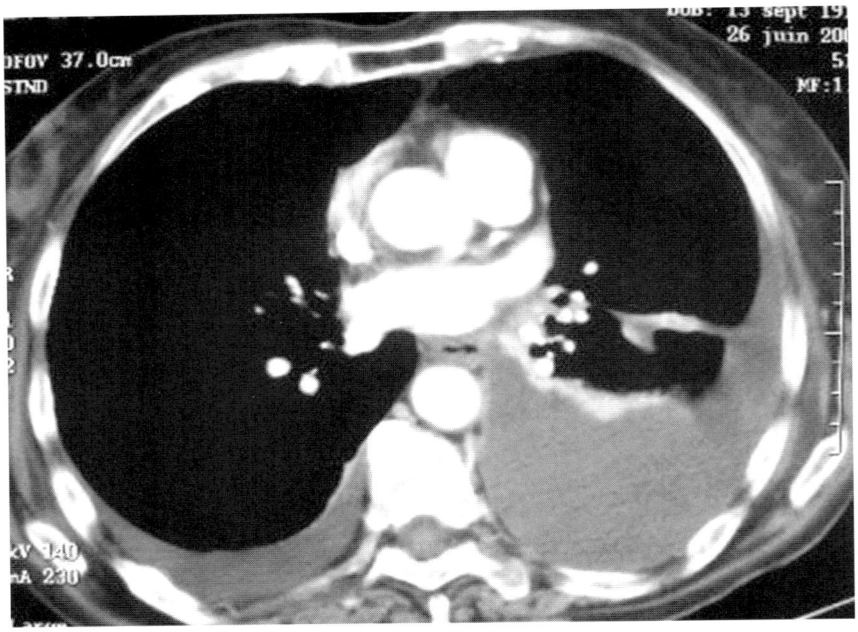


TDM thoracique avec injection : épanchement pleural bilatéral avec collapsus passif du parenchyme sous-jacent

## CAS PARTICULIER DE L'HEMOTHORAX

- Définition : épanchement pleural hémorragique
- Etiologies : traumatisme, lésion médiastinale, lésion pariétale, plaie pulmonaire, atteinte des artères mammaire interne ou intercostale, patient sous anti-coagulant, rupture d'un anévrisme de l'aorte ou une embolie pulmonaire
- Sur le scanner, l'épanchement peut être hétérogène en raison de la présence de caillots avec des densités différentes. Cet examen permet de faire un inventaire des lésions associées (contusion ou hématome pulmonaire).

# ŒDEME AIGU du poumon

| > | Sémiologie | Remarques |
|---|---|---|
| **Stade initial** | • Cliché normal au début<br>- Redistribution vasculaire vers les sommets | |
| **Stade interstitiel** | • Lignes de Kerley essentiellement dans les bases pulmonaires | • Les lignes de Kerley sont de 4 types. Le plus classique est le type B siégeant dans les bases. |
| **Stade alvéolaire** | • Opacités floconneuses alvéolaires bilatérales avec aspect « en aile de papillon » | |
| **Autres** | • Rechercher une cardiopathie associée (cardiomégalie)<br>• L'épanchement pleural est classique | |

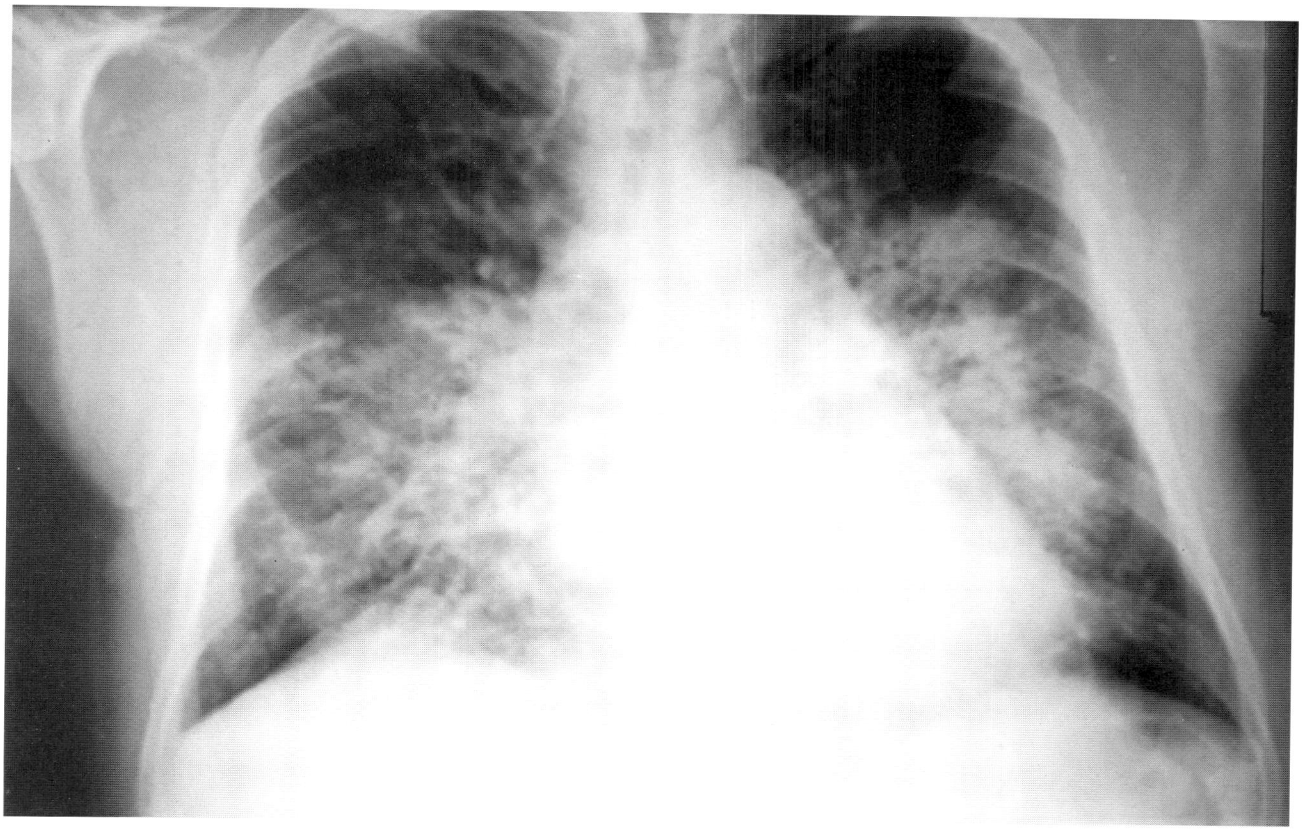

Œdème aigu du poumon : opacités multiples péri-hilaires réalisant l'aspect « en aile de papillon »

# ŒDEME AIGU du poumon

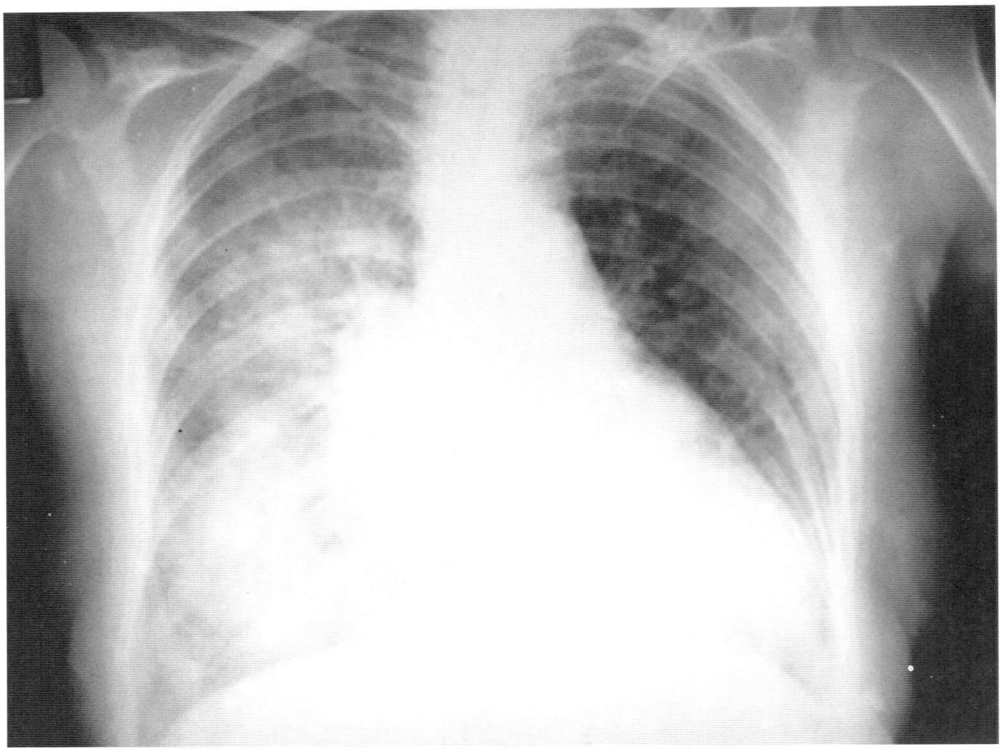

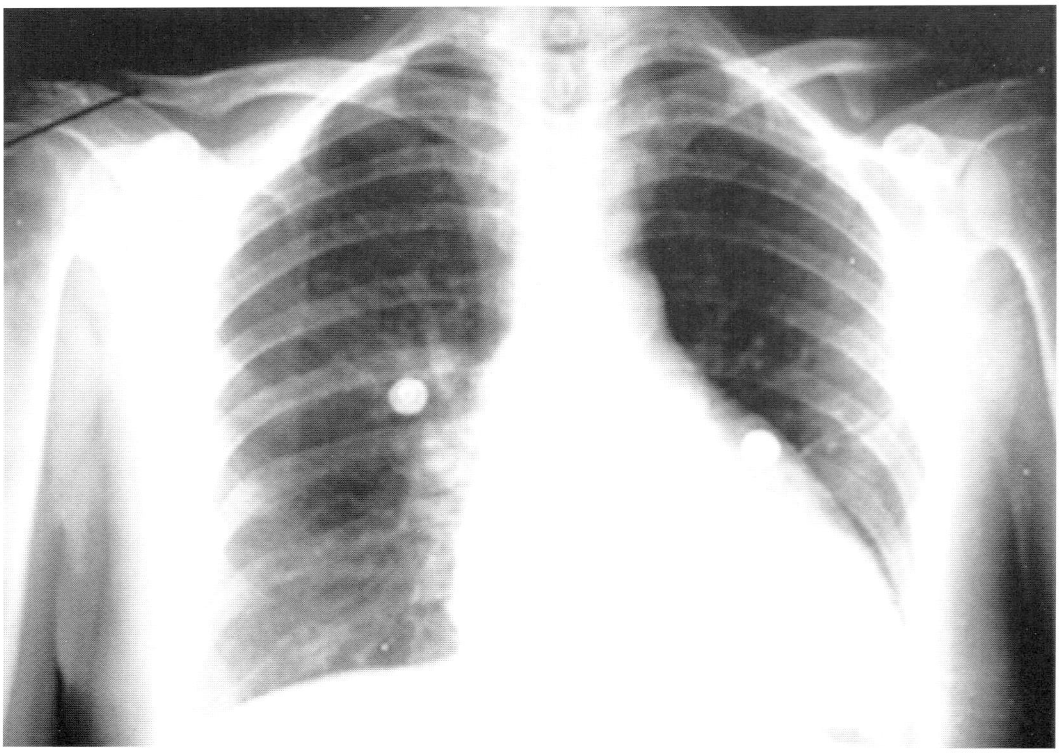

Œdème aigu du poumon avec présence d'opacités alvéolaires essentiellement périhilaire droite. Le cliché du bas est réalisé après traitement et montre une disparition des anomalies

# EPANCHEMENT péricardique

| | Sémiologie |
|---|---|
| **Radiographie standard** | • Cliché normal<br>• Elargissement de la silhouette cardio-médiastinale<br>• Effacement des contours du cœur<br>• Aspect « en carafe » sur le cliché de face |
| **Tomodensitométrie** | • Visualisation d'un épanchement d'abondance variable |

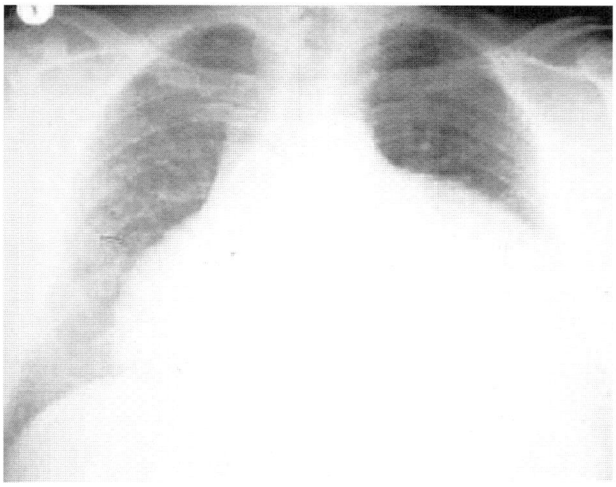

Radiographie du thorax de face : élargissement de la silhouette cardiaque. Epanchement péricardique

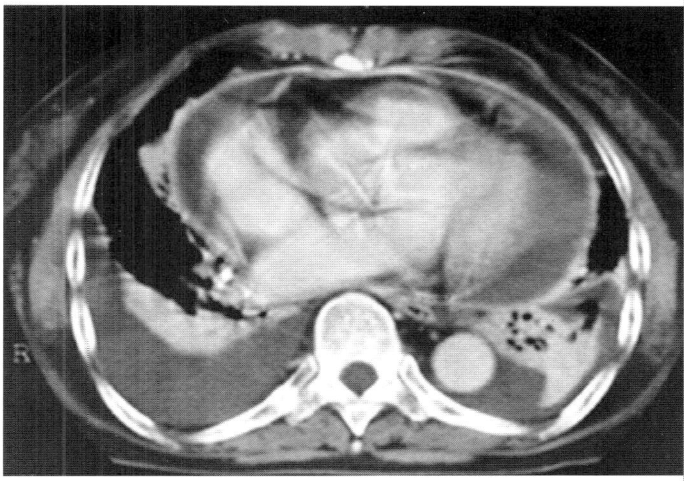

TDM thoracique avec IV : contexte de douleur thoraciques. Présence d'un volumineux épanchement péricardique. Noter la présence d'un épanchement pleural bilatéral associé

# ASTHME

| | Sémiologie |
|---|---|
| **Généralités** | • Image thoracique normale classiquement<br>• Parfois distension thoracique<br>• En cas d'asthme chronique, outre la distension on retrouve un épaississement des bronches |

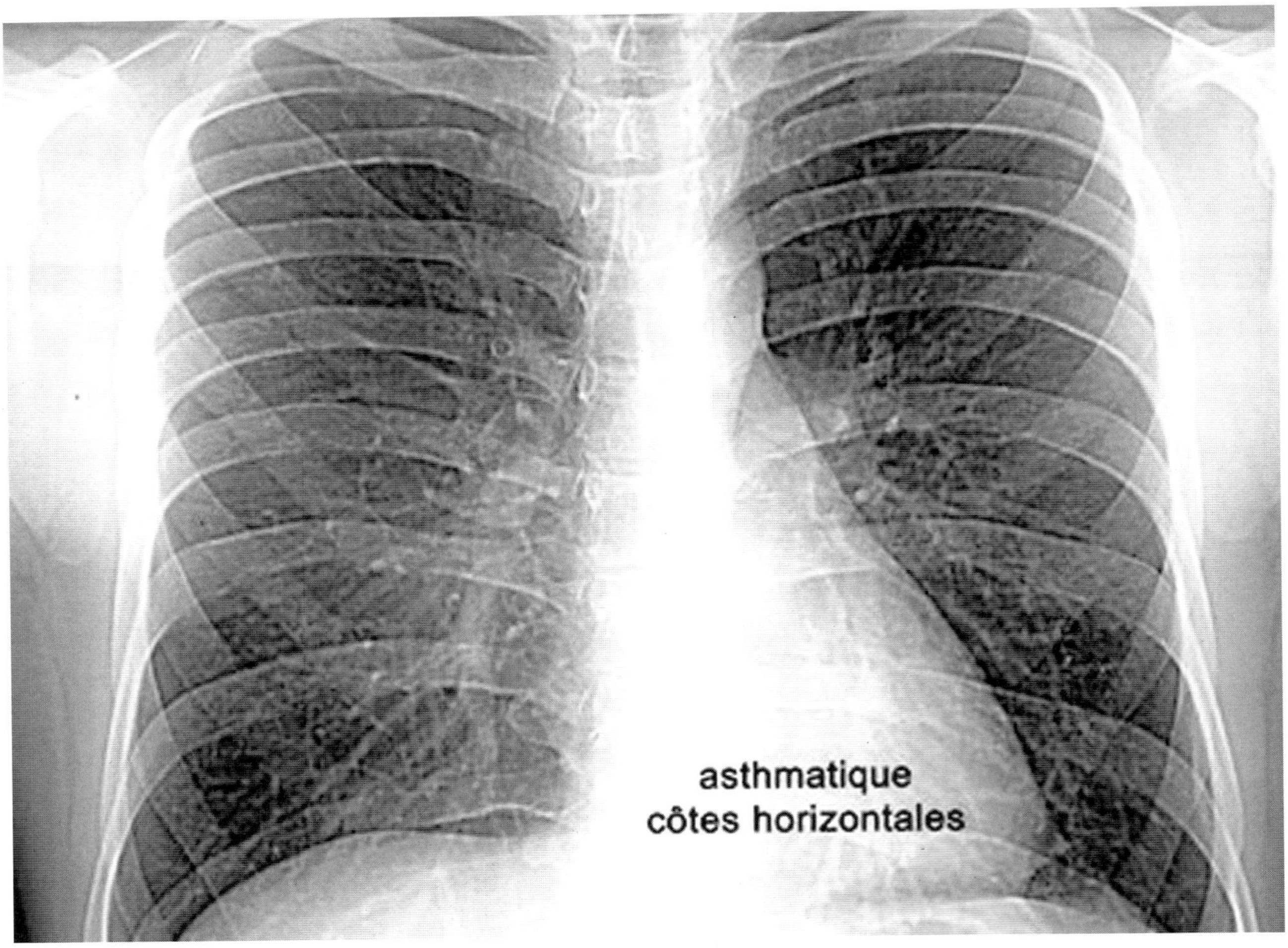


Présence d'une distension thoracique chez un patient asthmatique

# DISSECTION de l'aorte

| > | Sémiologie | Remarques |
|---|---|---|
| **Echocardiographie** | - de réalisation rapide<br>- permet le diagnostic positif<br>- retrouve le faux chenal<br>- modification du flux en doppler | - ne permet d'étudier l'extension de la dissection aux troncs supra-aortiques et à l'aorte abdominale |
| **Radiographie du thorax** | - normal<br>- élargissement de l'aorte | - parfois, l'épanchement est vu sur le cliché de profil car invisible sur la face |
| **Tomodensitométrie** | - élargissement du calibre de l'aorte<br>- vrai et faux chenal<br>- « flap » intimal | - recherche de complications : anévrisme<br>- permet d'étudier l'extension à l'aorte abdominale |
| **IRM** | - élargissement du calibre de l'aorte<br>- vrai et faux chenal<br>- « flap » intimal | - coupe axiale en séquence pondérée T2 |
| **Classification de Stanford** | - type A : début sur l'aorte ascendante<br>- type B : début après l'artère sous-clavière gauche avec possibilité d'extension ante or rétrograde | |

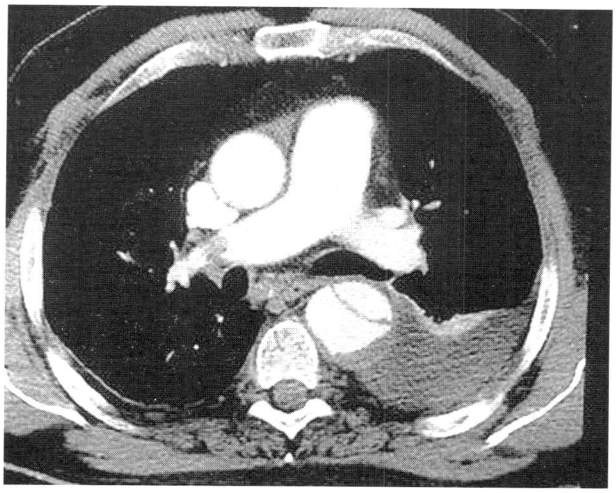

Angioscanner thoracique montrant une dissection de l'aorte thoracique descendante et présence d'un thrombus dans le tronc de l'artère pulmonaire droite dans le cadre d'une embolie pulmonaire

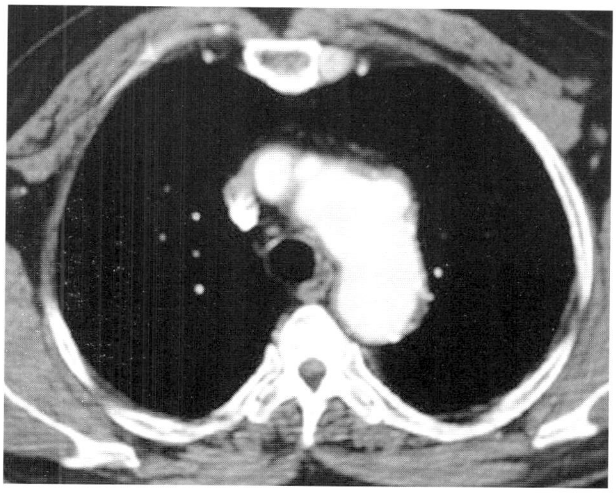

Angioscanner thoracique objectivant un anévrisme de la portion horizontale de l'aorte dans un contexte de dissection de l'aorte

# DISSECTION de l'aorte

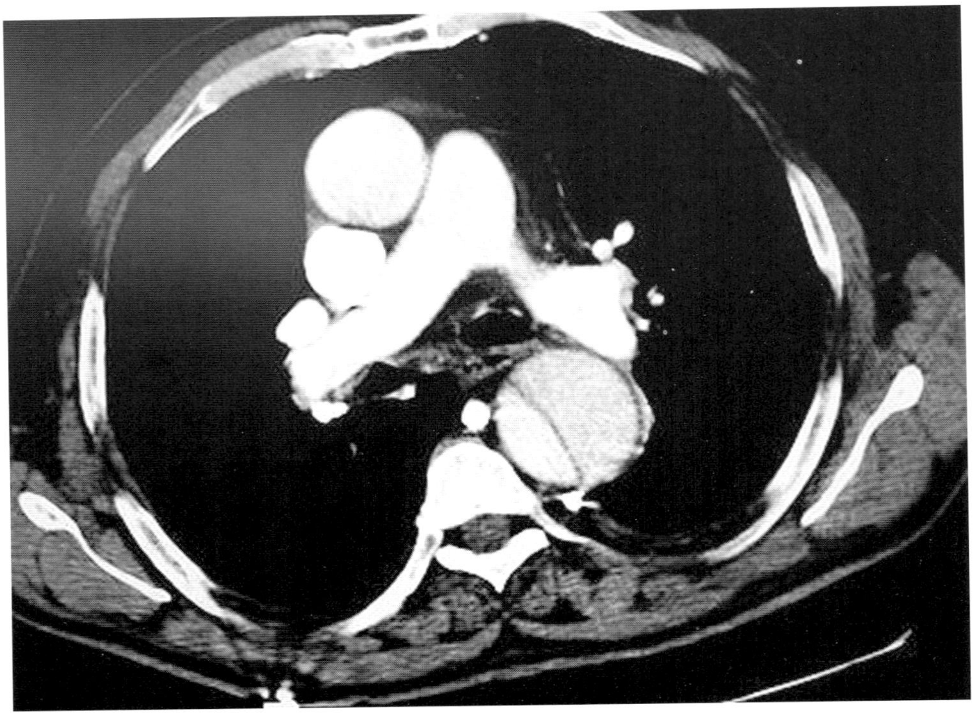

Angioscanner thoracique : dissection de l'aorte thoracique descendante : « flap intimal », augmentation du calibre de l'aorte, présence d'un vrai et d'un faux chenal

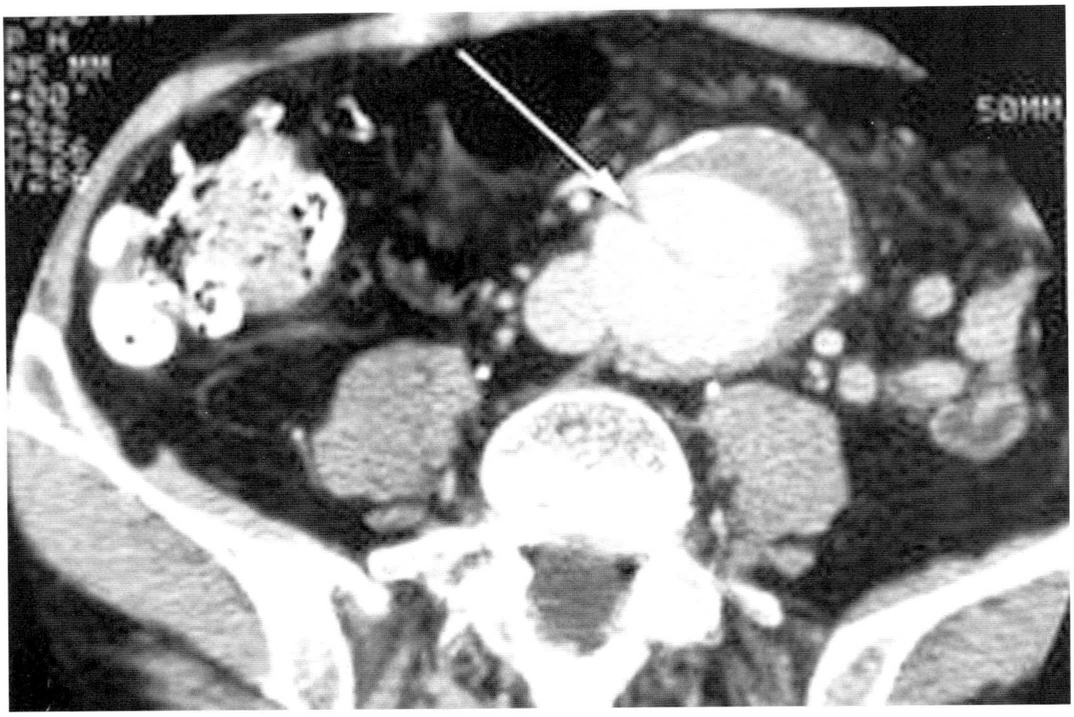


Angioscanner : dissection de l'aorte thoracique descendante : « flap intimal », augmentation du calibre de l'aorte, présence d'un vrai et d'un faux chenal

# urgences et **ABDOMEN RADIOANATOMIE**

**Que rechercher ?**

- aspect normal

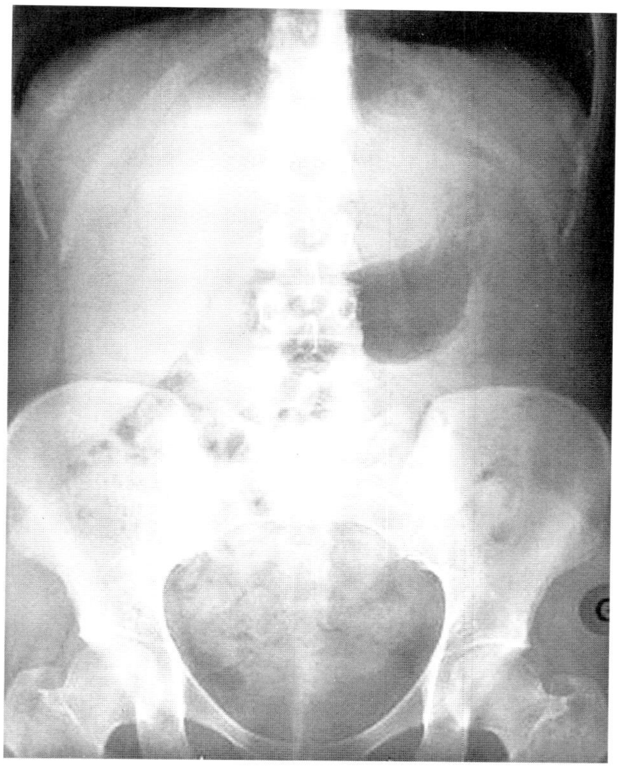

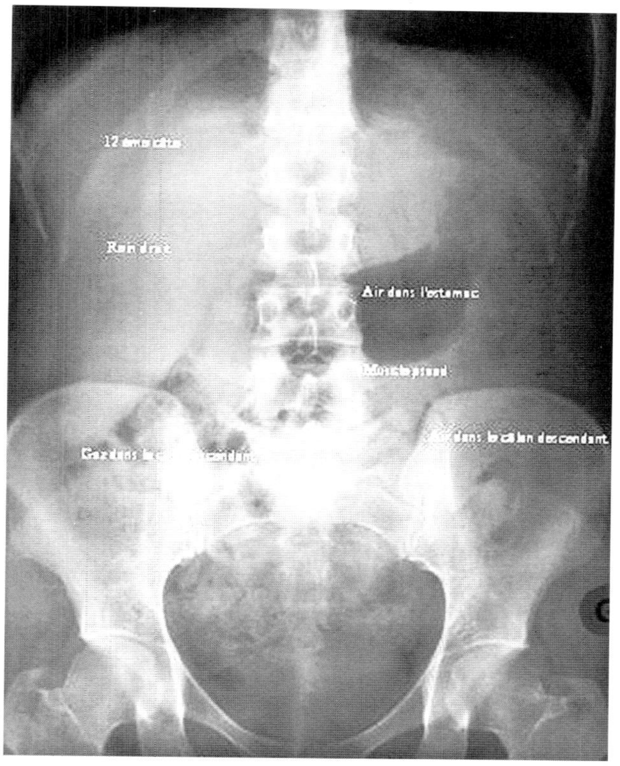


- présence de niveaux hydro-aériques

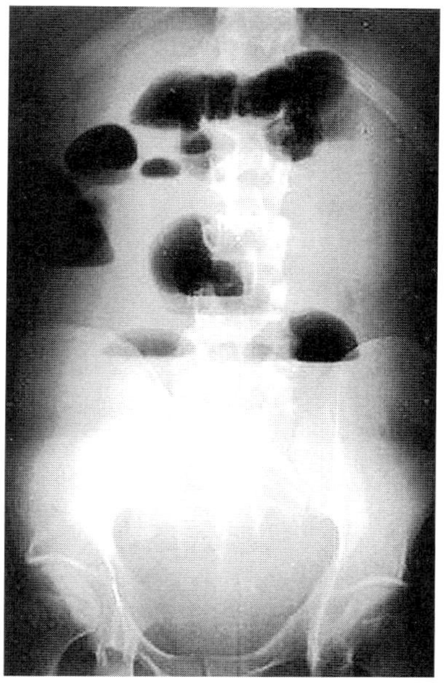

Niveaux coliques (plus haut que large et périphériques) et grêliques (plus larges que haut et centraux)

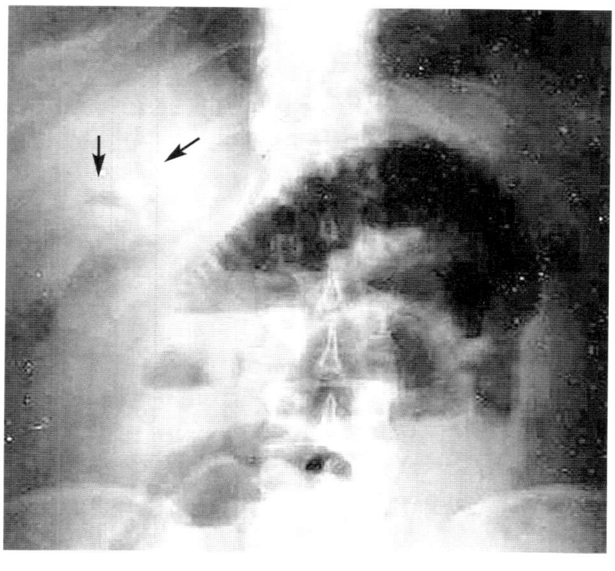

Niveaux grêliques et présence d'une aréobilie (cf flèches)

# urgences et **ABDOMEN RADIOANATOMIE**

Présence d'un pneumopéritoine

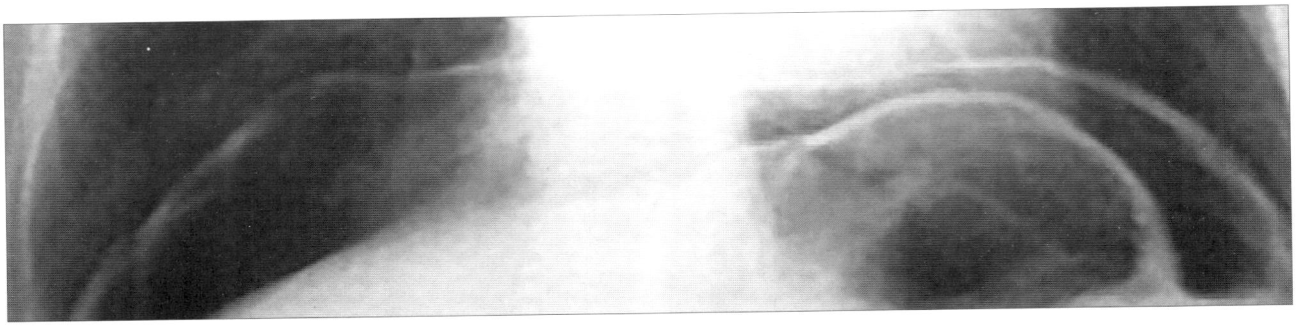

Exemple de pneumopéritoine (croissants sous-gazeux bilatéraux)

Recherche d'une calcification

| > | Sémiologie | Remarques |
|---|---|---|
| **Hypochondre droit** | • Calculs vésiculaires<br>• Tumeurs hépatiques<br>• Métastases d'un cancer du côlon<br>• Kyste hydatique | |
| **Aires rénales** | • Calcul<br>• Néphrocalcinose<br>• Tumeurs rénales (chez l'enfant)<br>• Surrénales | |
| **Hypochondre gauche** | • Splénique<br>• Vasculaire | |
| **Prévertébrales** | • Pancréatite chronique | |
| **Vasculaire** | • Trajet de l'aorte<br>• Artères iliaques | |
| **Paravertébrale** | • Calcul urétéral<br>• Neuroblastome chez l'enfant<br>• Ganglion calcifié | • Calcifications multiples étagées de petite taille dans le neuroblastome |
| **Pelvis** | • Fibrome calcifié<br>• Calcul<br>• Kyste dermoïde<br>• Stercolithe appendiculaire<br>• Calcifications des vésicules séminales<br>• Bilharziose urinaire<br>• Calcifications prostatiques<br>• Phlébolite | |

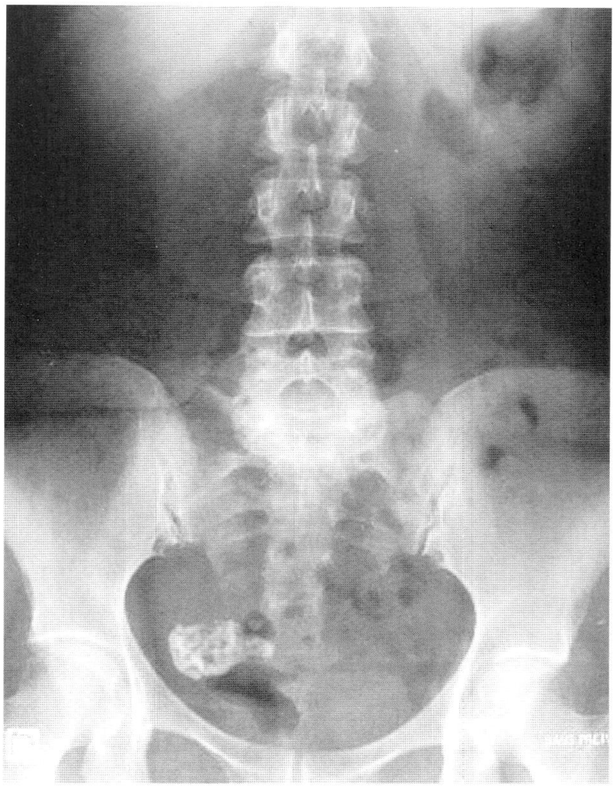

Calcification d'un kyste dermoïde dans un contexte de douleurs pelviennes chez une jeune femme

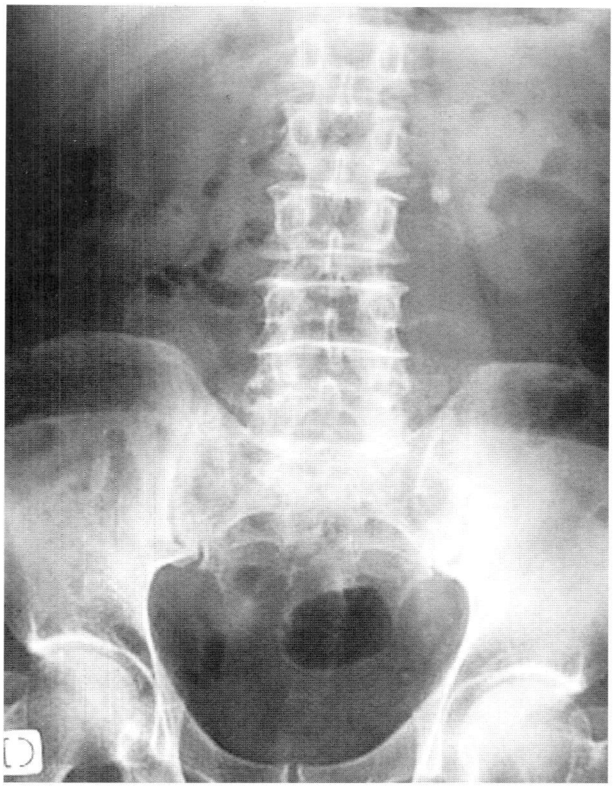

Calcification de l'aire rénale gauche dans un contexte de douleur aiguë du flanc gauche

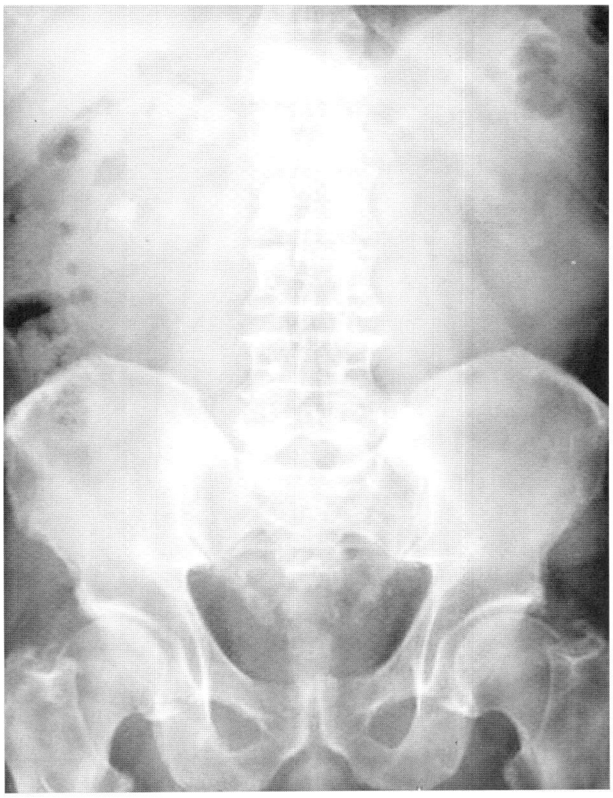

Calcification rénale multiples. Calcul dans un contexte de colique néphrétique droite

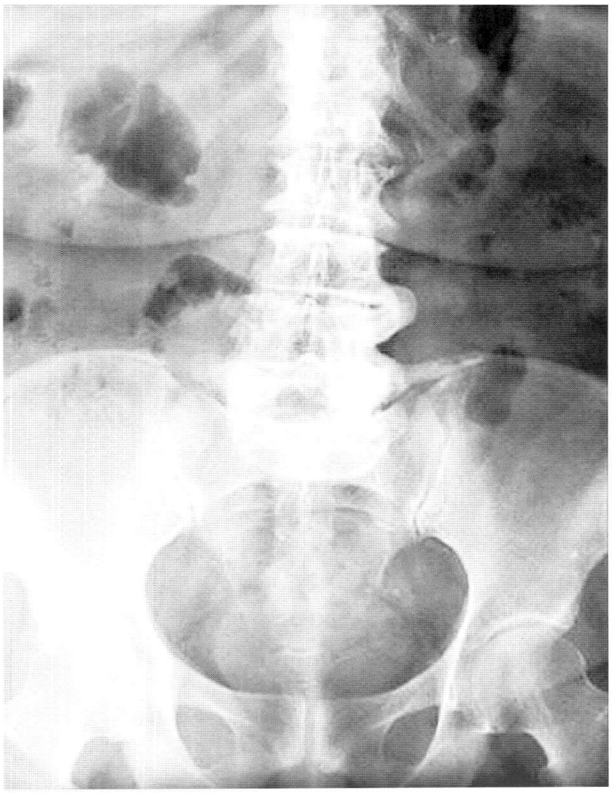

Calcifications de l'hypochondre droit. Calculs vésiculaires dans un contexte de douleurs fébriles

# COUPES TDM abdominales normales

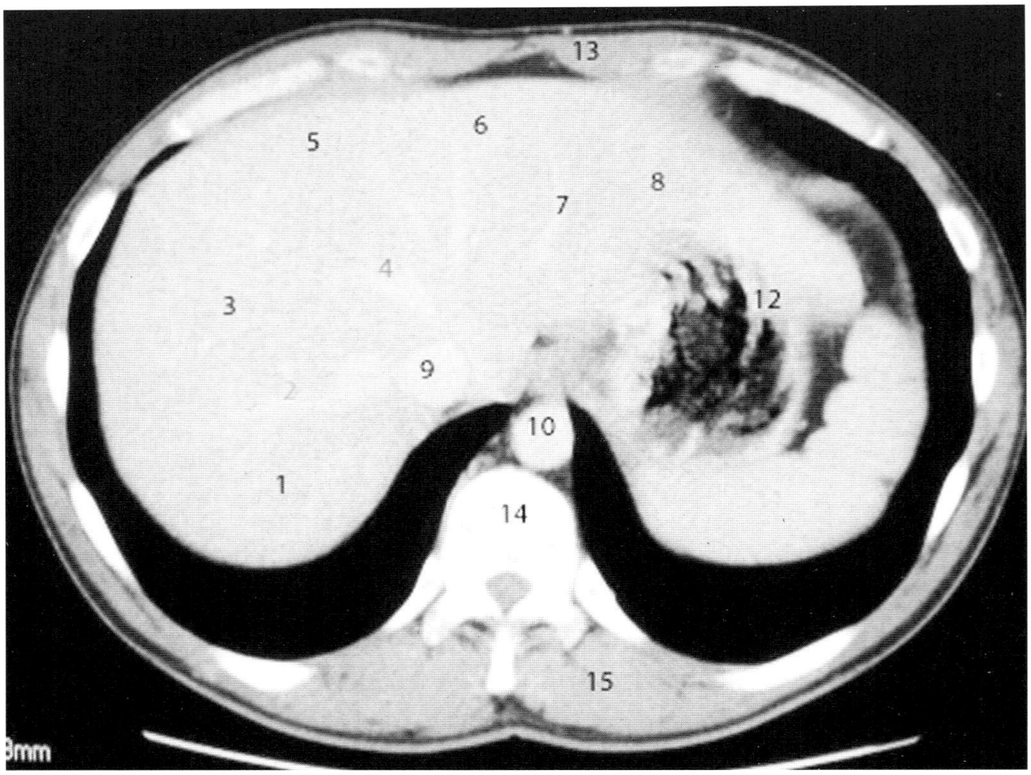


**1** Segment VII
**2** Veine sus-hépatique (VSH) droite
**3** Segment VIII
**4** VSH médiane
**5** Segment IV
**6** VSH médiane
**7** VSH gauche
**8** Segment III
**9** Veine cave inférieure (VCI)
**10** Aorte
**11** Rate
**12** Estomac
**13** Muscle grand droit
**14** Vertèbre
**15** Muscle paraspinal

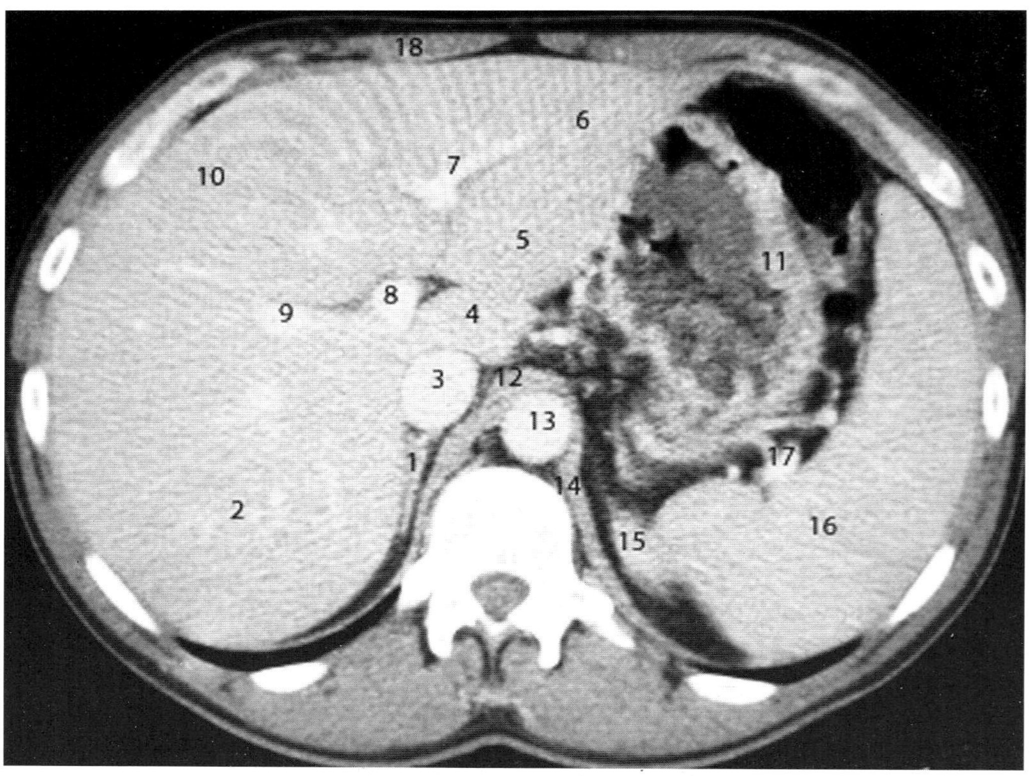


**1** Surrénale droite
**2** Segment VII
**3** VCI
**4** Segment I
**5** Segment II
**6** Segment III
**7** Branche portale gauche
**8** Bifurcation portale
**9** Branche portale droite
**10** Segment IV
**11** Estomac
**12** Pilier du diaphragme
**13** Aorte
**14** Pilier du diaphragme
**15** Surrénale gauche
**16** Rate
**17** Artère splénique
**18** Muscle grand droit

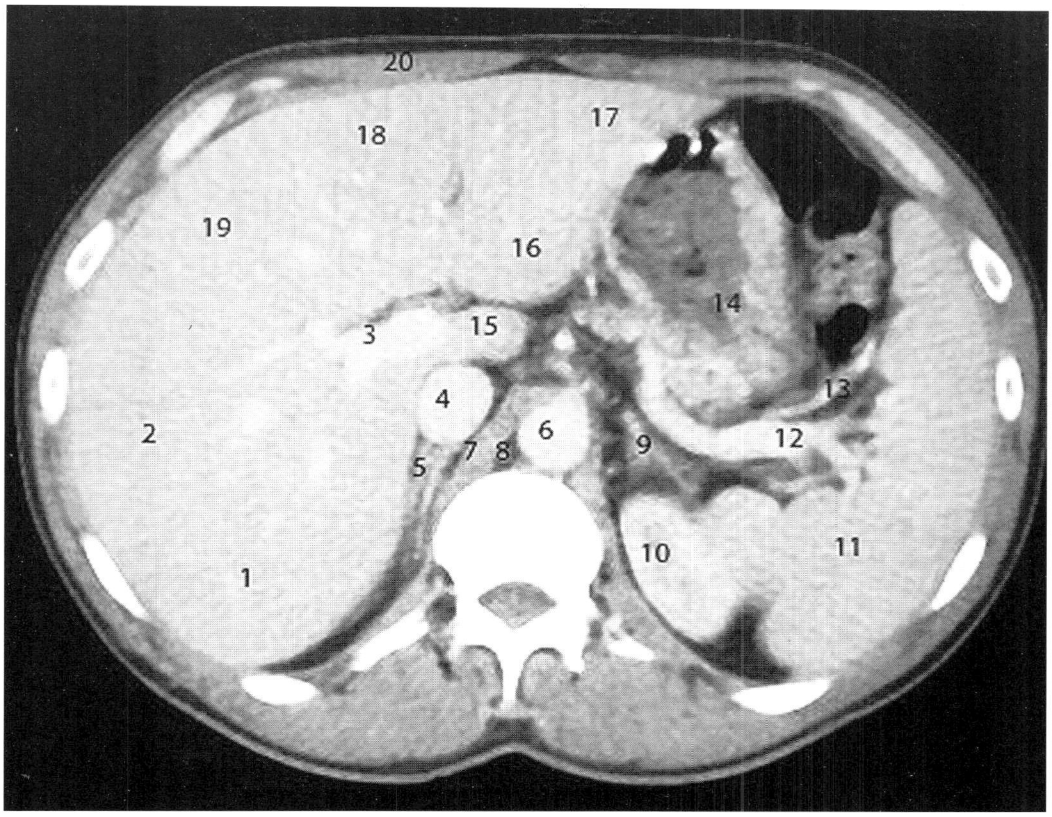

**1** Segment VI
**2** Segment VII
**3** Tronc porte
**4** VCI
**5** Surrénale droite
**6** Aorte
**7** Pilier droit du diaphragme
**8** Veine lombaire
**9** Surrénale gauche
**10** Pôle supérieur du rein gauche
**11** Rate
**12** Veine splénique
**13** Artère splénique
**14** Estomac
**15** Segment I
**16** Segment II
**17** Segment III
**18** Segment IV
**19** Segment VIII
**20** Muscle grand droit

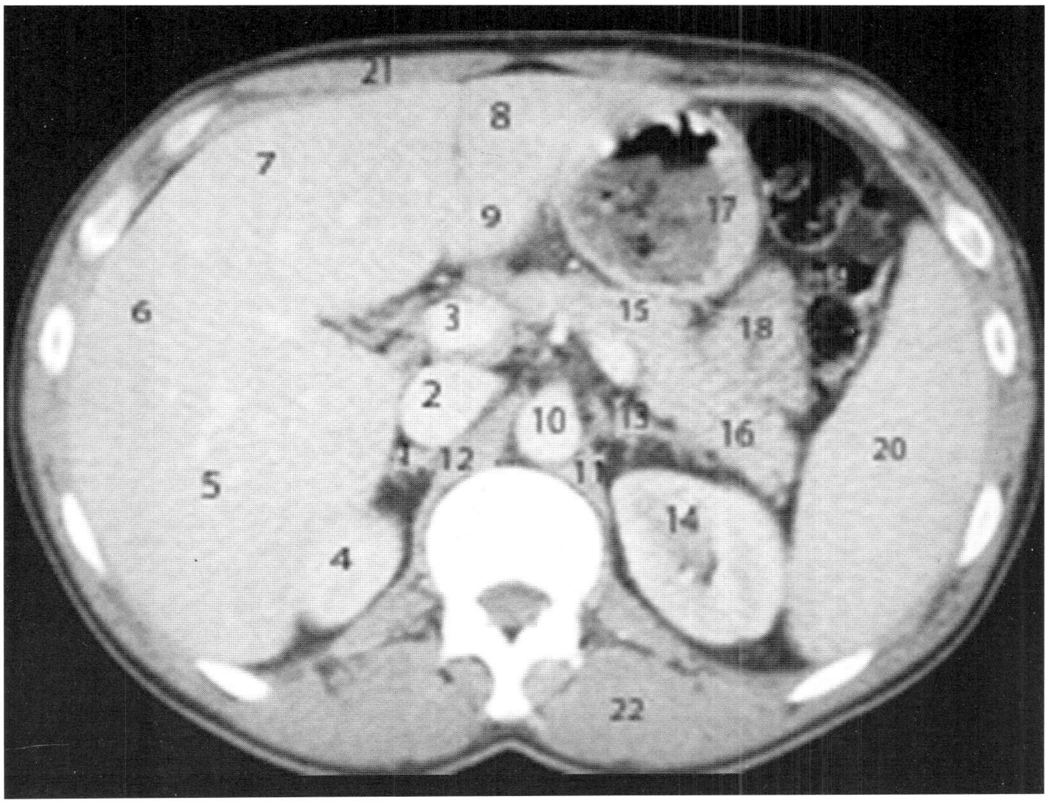

**1** Surrénale droite
**2** VCI
**3** Tronc porte
**4** Pôle supérieur du rein droit
**5** Segment V
**6** Segment VI
**7** Segment IV
**8** Segment III
**9** Segment I
**10** Aorte
**11** Pilier gauche du diaphragme
**12** Pilier droit du diaphragme
**13** Surrénale gauche
**14** Rein Gauche
**15** Corps du pancréas
**16** Queue du ` pancréas
**17** Estomac
**18** Anses digestives
**19** Côlon
**20** Rate
**21** Muscle grand droit
**22** Muscle paraspinal

# COUPES TDM abdominales normales

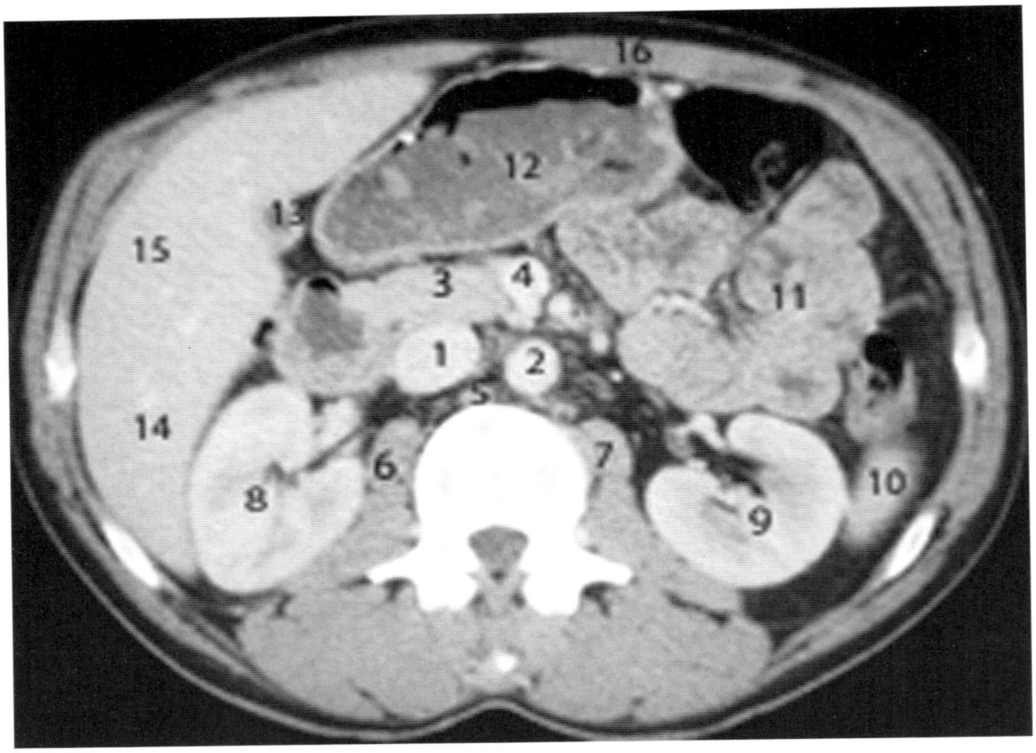


**1** VCI
**2** Aorte
**3** Pancréas
**4** Artère mésentérique supérieure
**5** Veine lombaire ascendante
**6** Pilier diaphragme droit
**7** Pilier gauche du diaphragme
**8** Rein droit
**9** Rein gauche
**10** Rate (pôle inférieur)
**11** Anses digestives
**12** Estomac (antre)
**13** Vésicule biliaire
**14** Segment VI
**15** Segment V
**16** Muscle grand droit

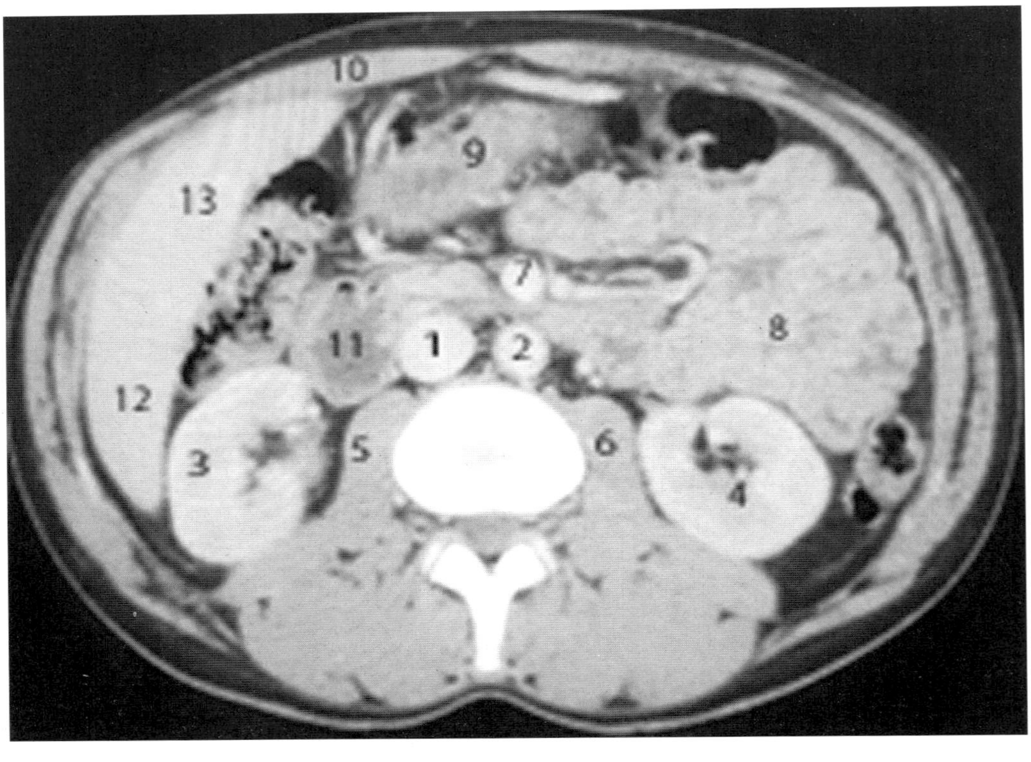


**1** VCI
**2** Aorte
**3** Rein droit
**4** Rein gauche
**5** Pilier droit du diaphragme
**6** Pilier gauche diaphragme
**7** Artère mésentérique supérieure
**8** Anses digestives
**9** Estomac
**10** Muscle grand droit
**11** Duodénum
**12** Segment VI
**13** Segment V
**14** Segment V
**15** Segment VI
**16** Muscle grand droit

# SEGMENTATION hépatique

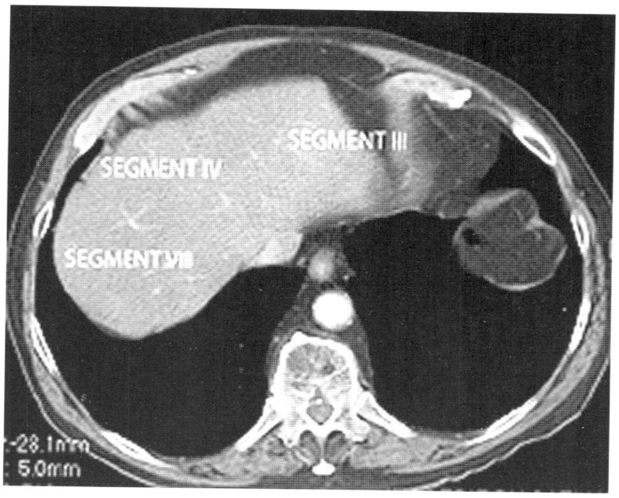


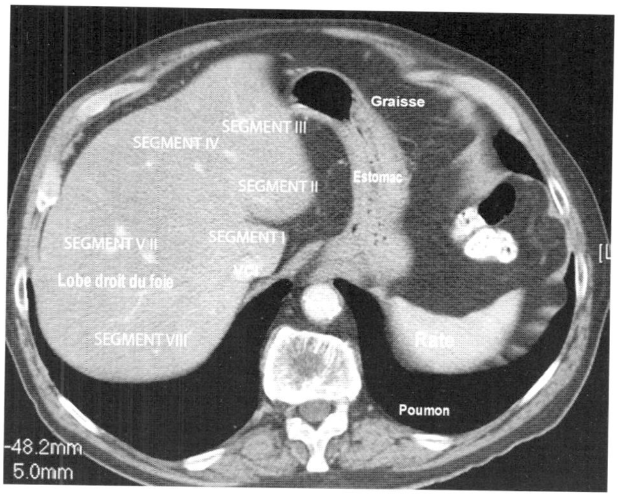


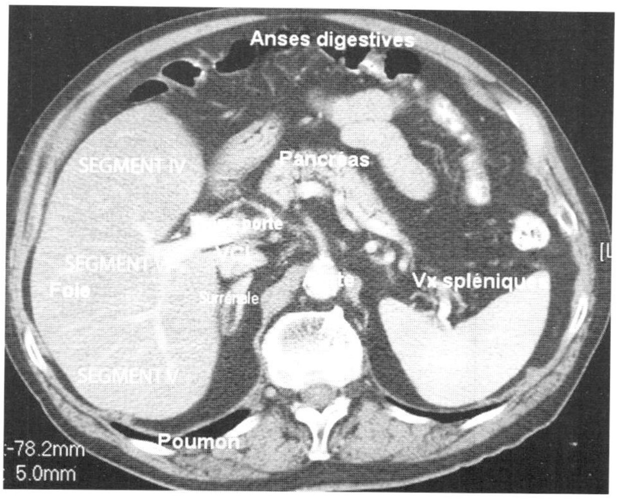


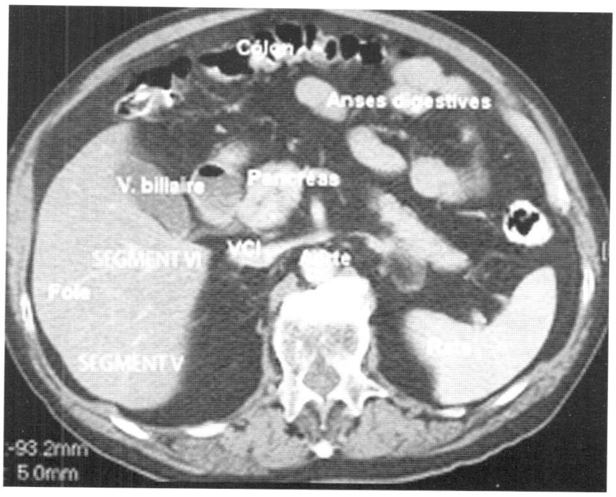


| > | Segmentation hépatique |
|---|---|
| **Lobe gauche du foie** | Segment I Lobe caudée<br>Segment II segment latéral, partie crâniale<br>Segment III segment latéral, partie caudale<br>Segment IV lobe quadrate |
| **Lobe droit du foie** | Segment V segment antérieur, partie caudale<br>Segment VI segment postérieur, partie caudale<br>Segment VII segment postérieur, partie crâniale<br>Segment VIII segment antérieur, partie crâniale |

# TOMODENSITOMETRIE pelvienne normale

chez l'homme

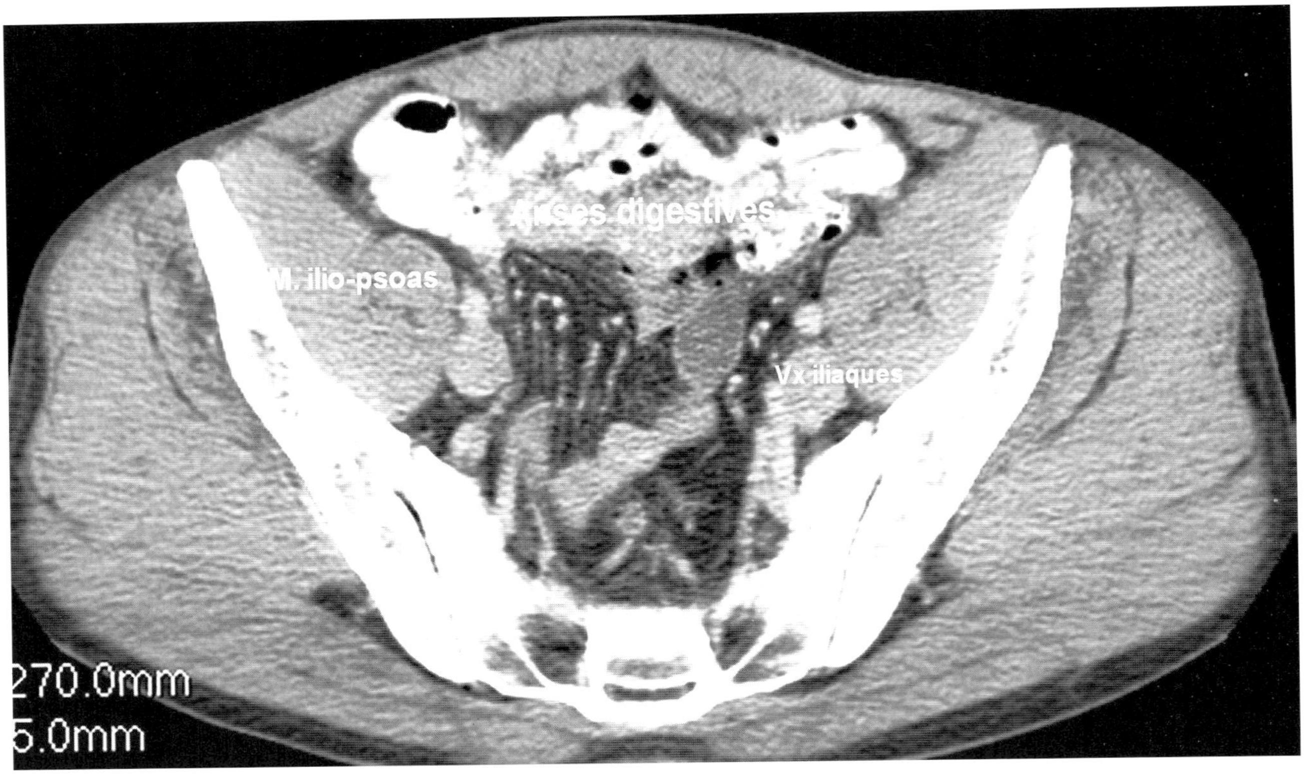


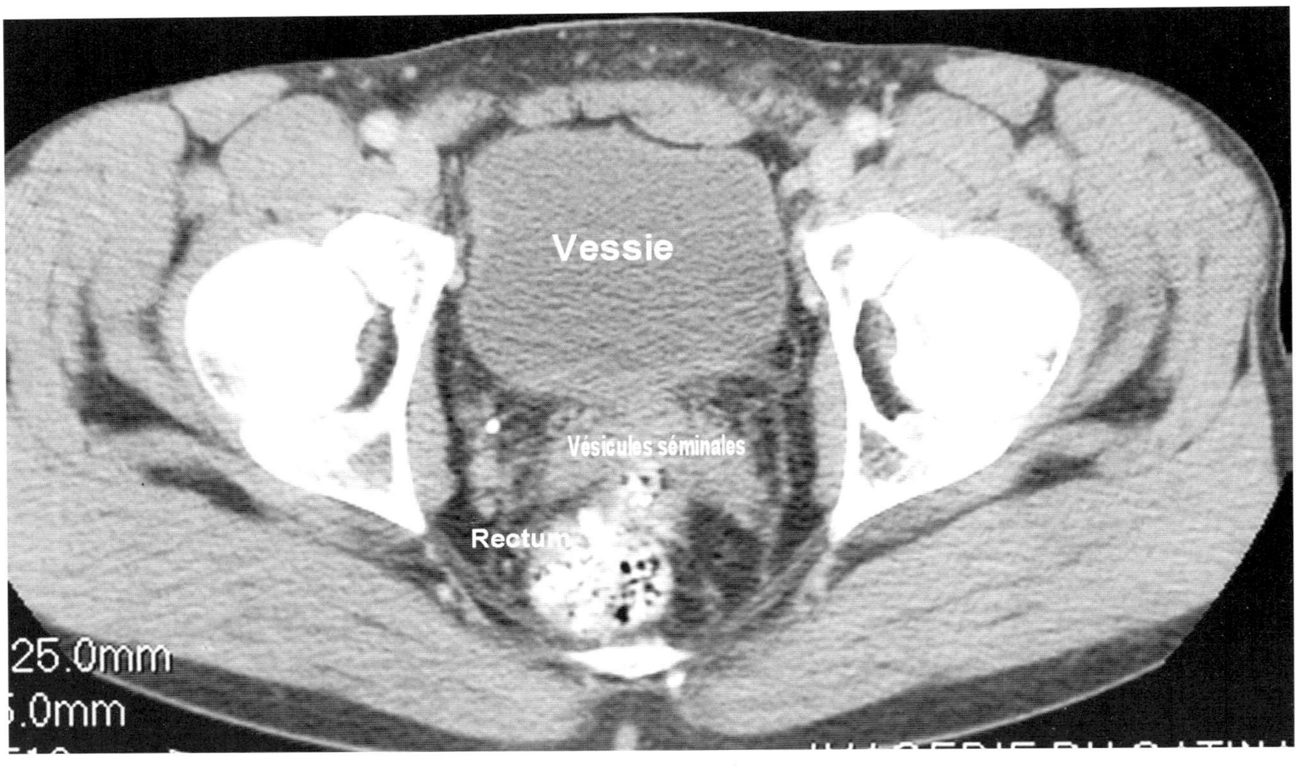

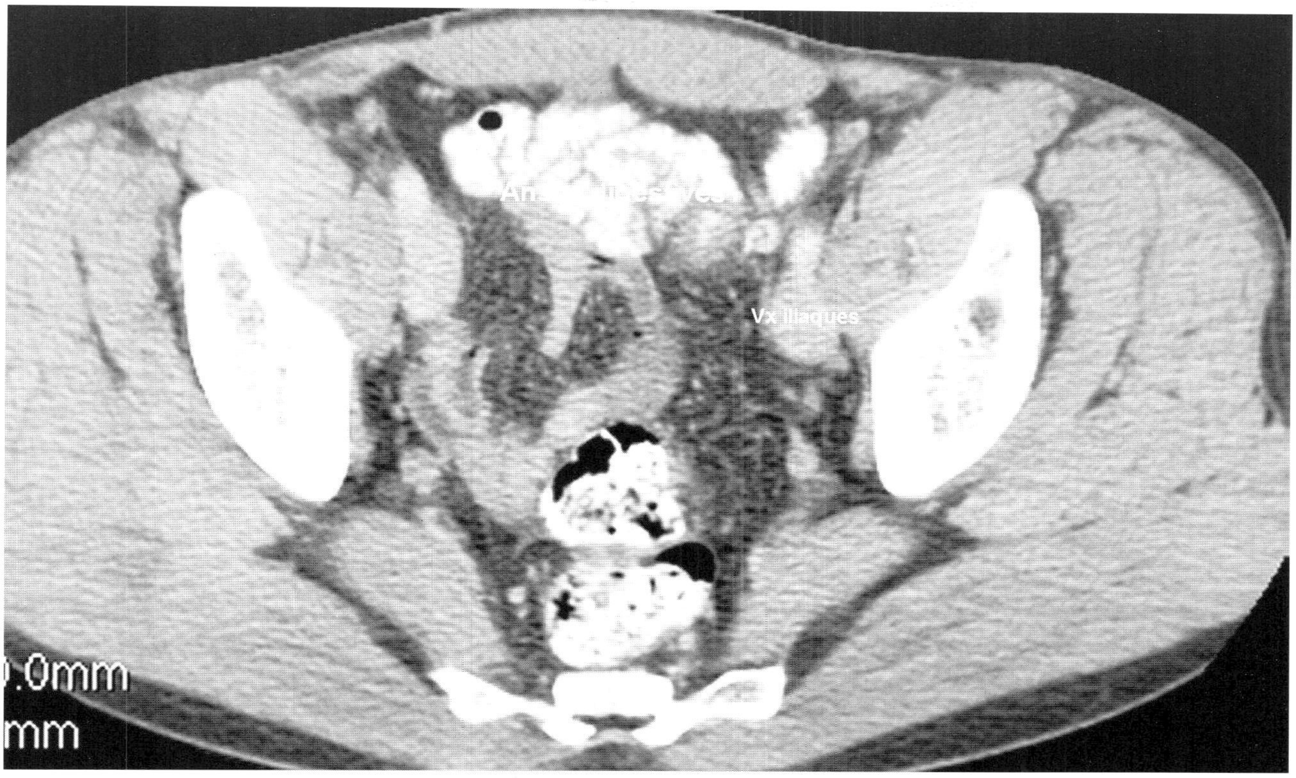


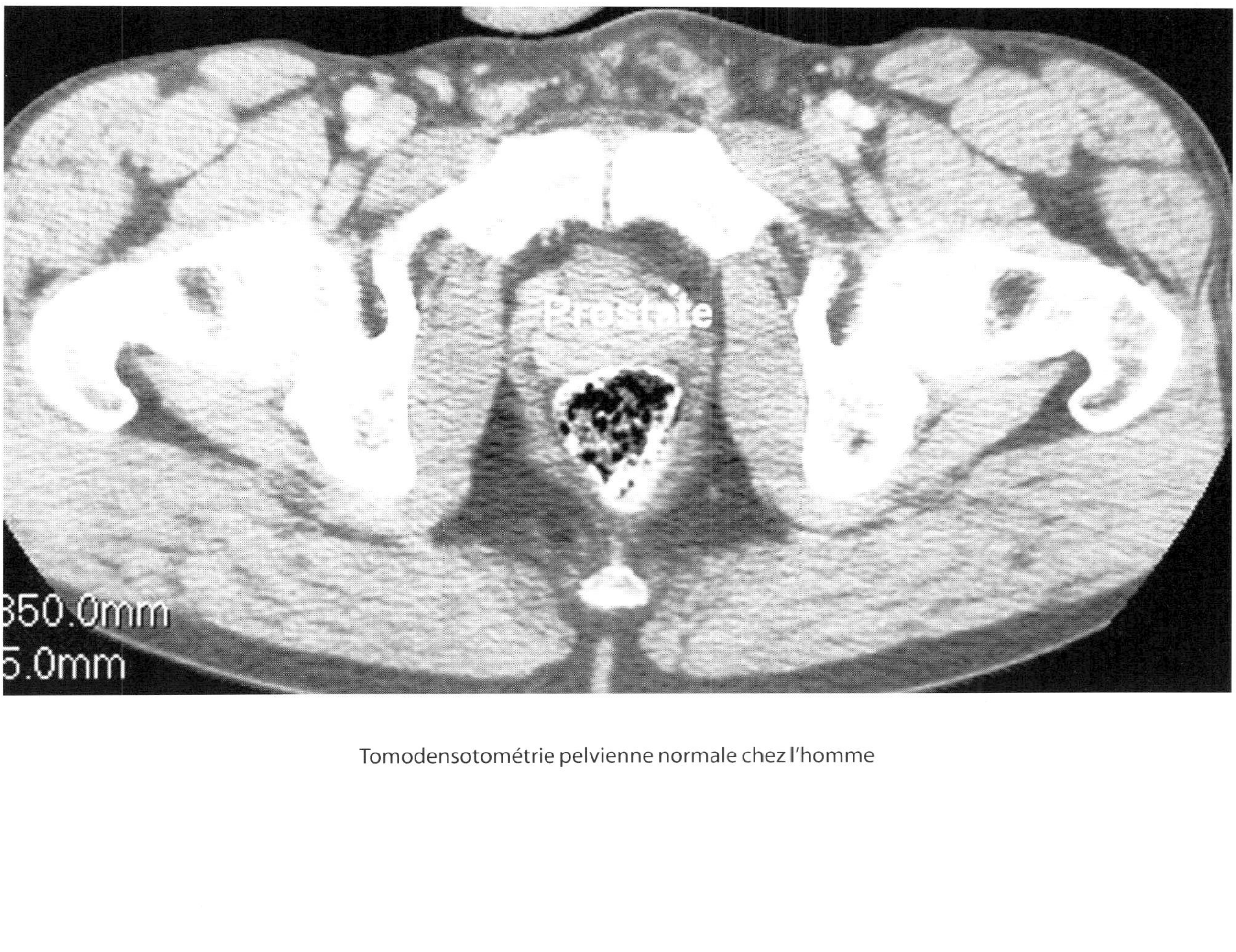


Tomodensotométrie pelvienne normale chez l'homme

# **TOMODENSITOMETRIE** pelvienne normale
chez la femme

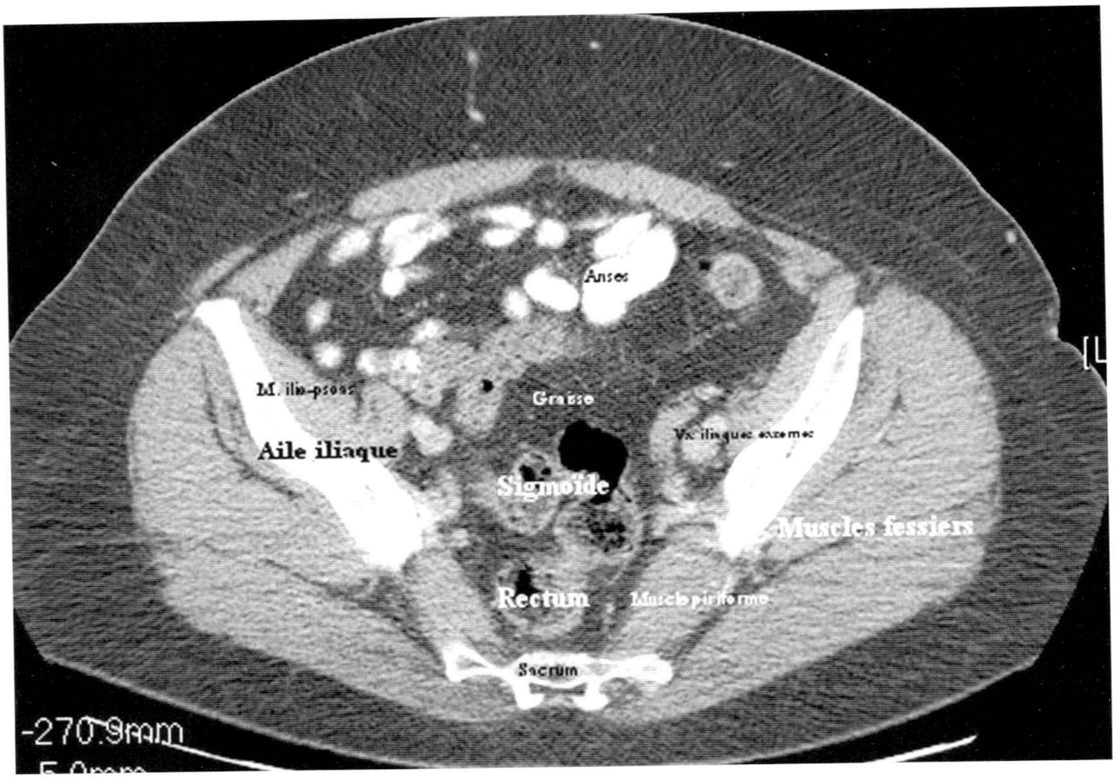


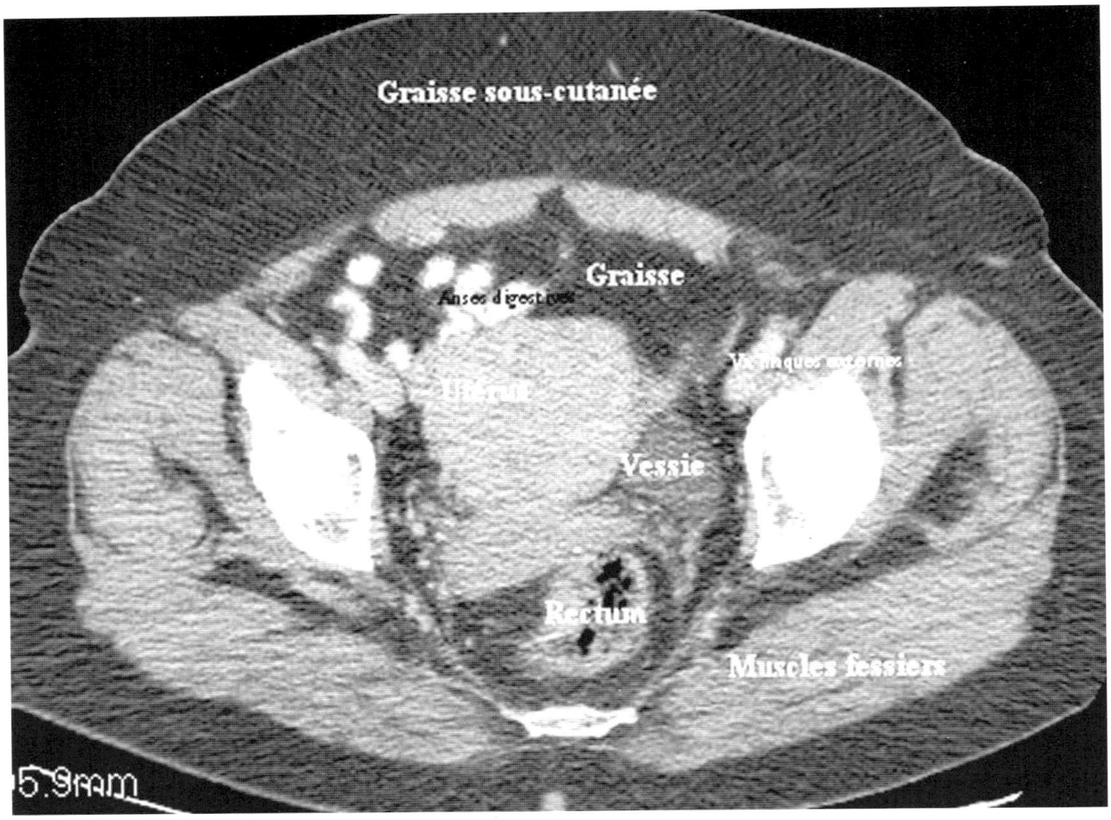


excercices
gammes diagnostiques
rhumatologie
orthopédie
pédiatrie
abdomen & pelvis
thorax
neurologie

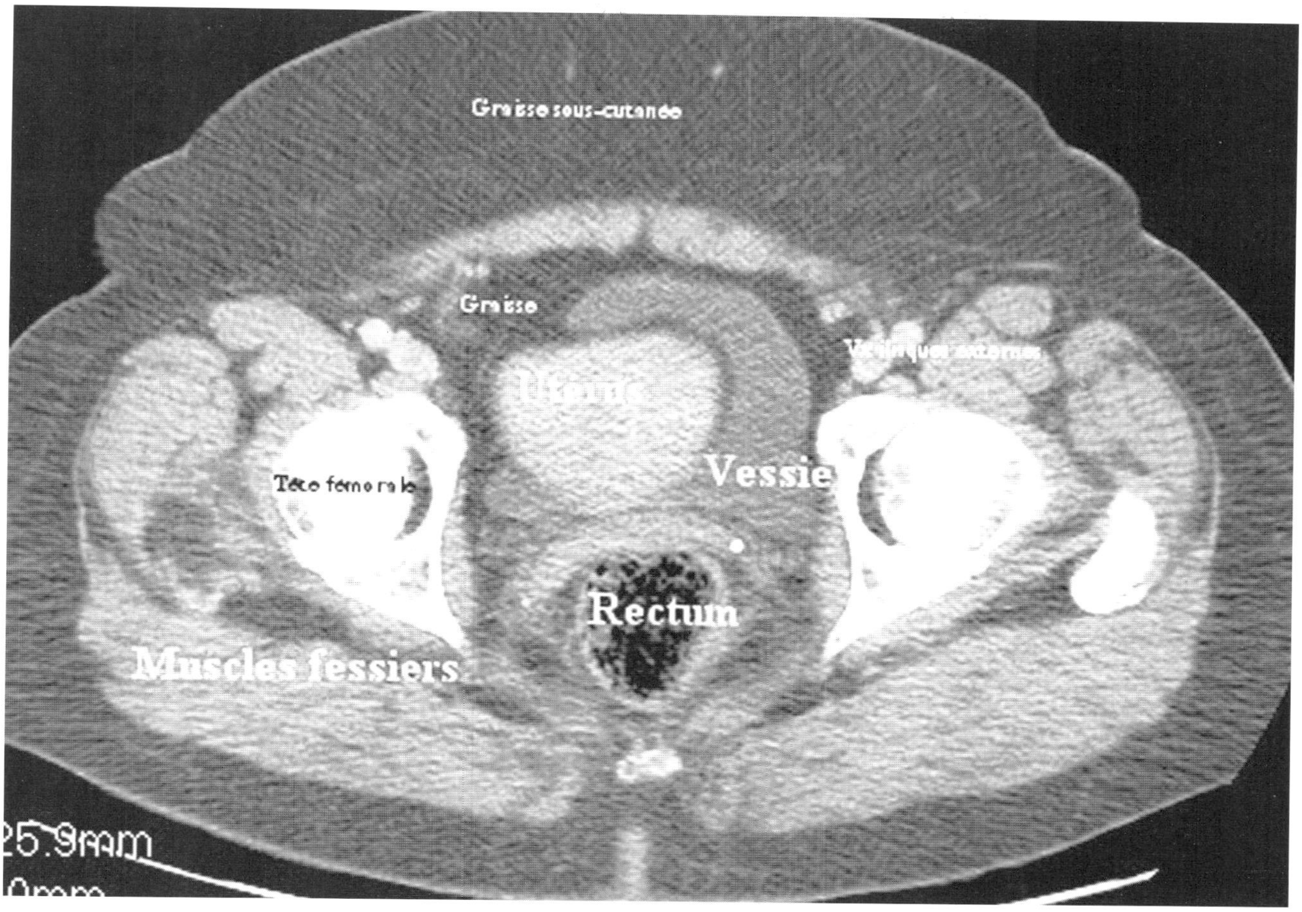
Graisse sous-cutanée
Graisse
Vessie
Rectum
Muscles fessiers
25.9mm

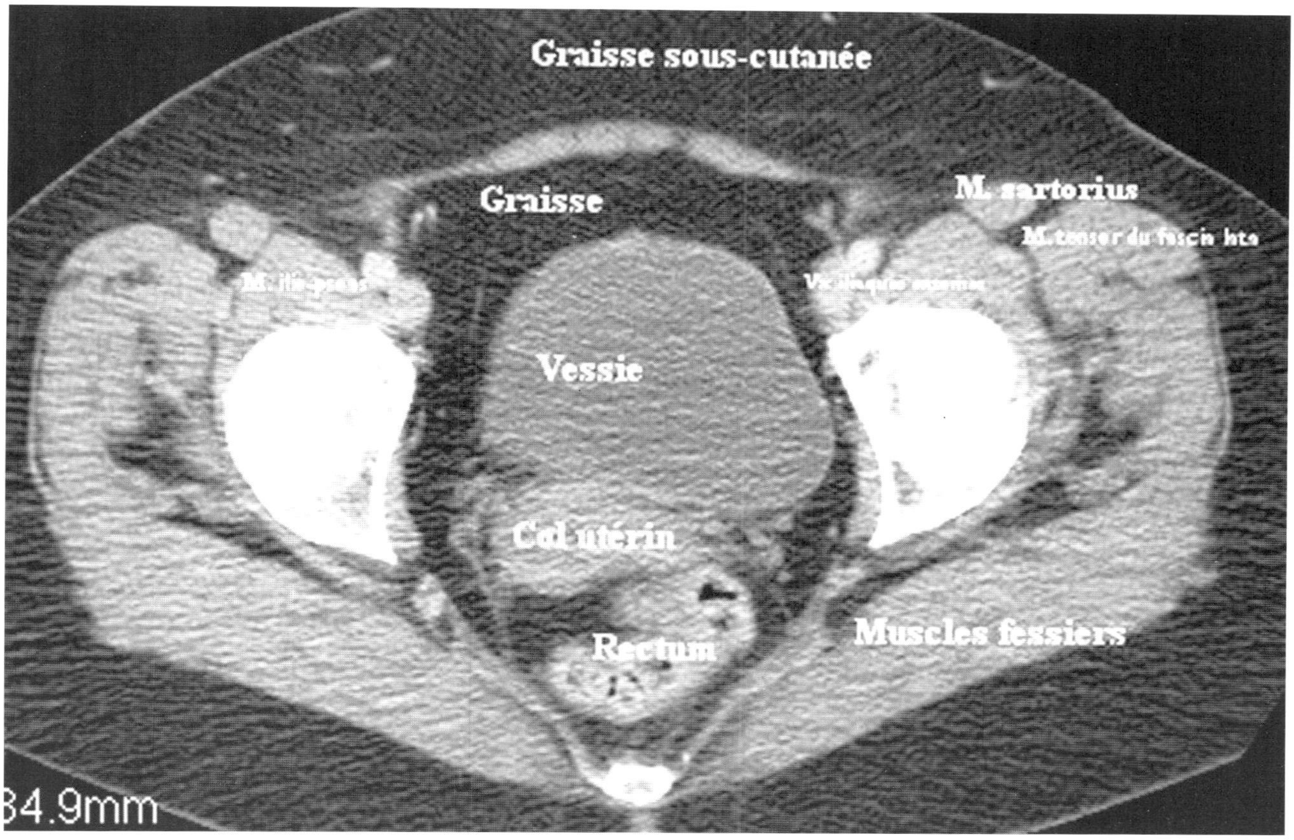
Graisse sous-cutanée
Graisse
M. sartorius
Vessie
Col utérin
Rectum
Muscles fessiers
34.9mm

# OCCLUSIONS

| Types d'occlusion | |
|---|---|
| **Occlusion fonctionnelle** | - distension aérique diffuse (aérogrêlie, aérocolie)<br>- peu de niveaux hydroaériques<br>- présence d'air dans le recto-sigmoïde |
| **Occlusion organique** | - niveaux hydro-aériques nombreux<br>- peu ou pas d'air dans le recto-sigmoïde |

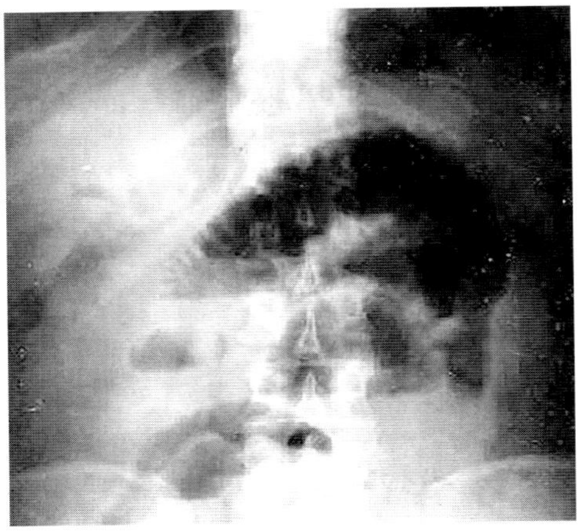

Cliché d'ASP de face en position debout : niveaux grêliques multiples, aréobilie, le calcul vésiculaire n'est pas visible. Ileus biliaire

| Types d'occlusion | |
|---|---|
| **Occlusion du grêle** | • Niveaux hydro-aériques plus larges que hauts de siège central péri-ombilical |
| **Occlusion du côlon** | • Niveaux hydro-aériques plus hauts que larges de siège périphériques<br>• Visualisation des haustrations coliques |
| **Volvulus du sigmoïde** | • Volumineux arceau gazeux central avec aspect en « U » inversé<br>• Disparition des haustrations<br>• Plus de 50% des cas dans le sigmoïde |
| **Volvulus du caecum** | • Caecum distendu se situe dans l'hypochondre gauche<br>• Présence d'une distension gazeuse latéro-vertébrale gauche<br>• Disparition du granité caecale à droite |
| **Iléus biliaire** | • Occlusion du grêle<br>• Aérobilie<br>• Calcul vésiculaire migré |
| **Occlusion sur bride** | • Fréquente<br>• La bride n'est pas décelable sur l'ASP<br>• Visualisation d'une zone de transition sur le scanner (entre l'intestin collabé et et celui dilaté) |

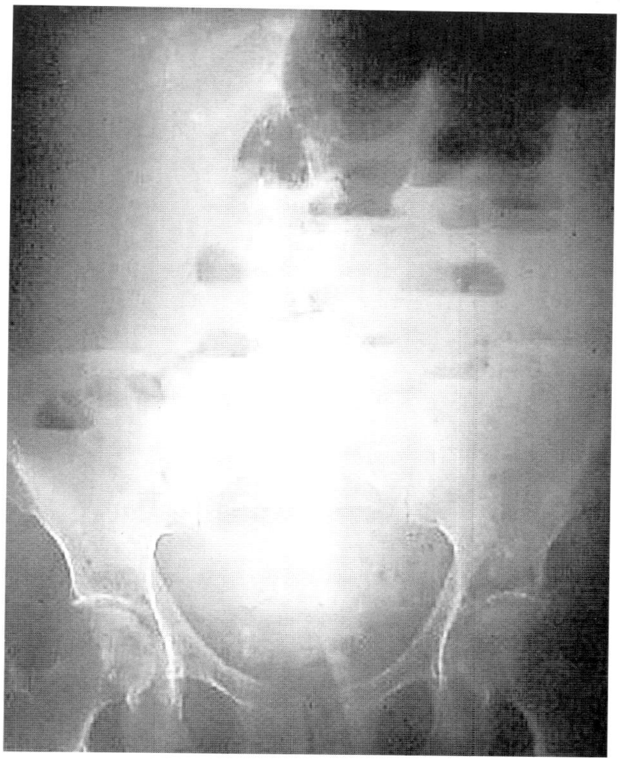

Occlusion du grêle. Niveaux hydro-aériques multiples plus larges que hauts centraux

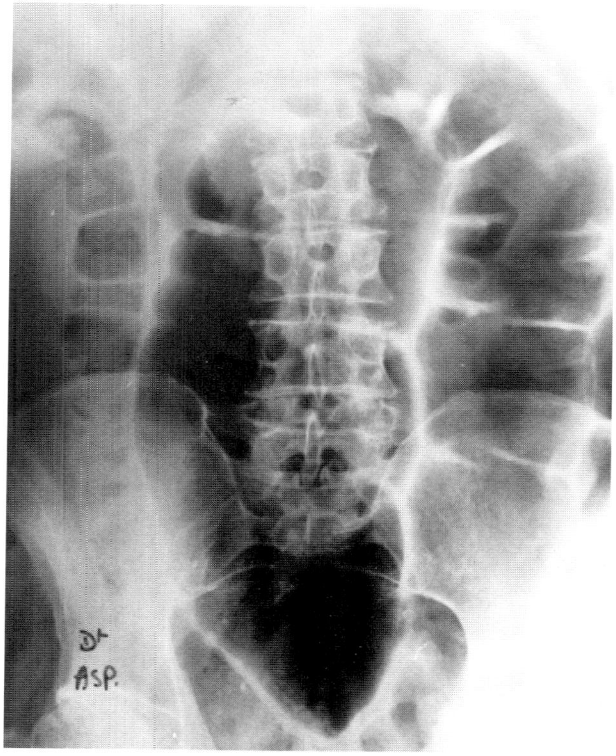

Exemple de volvulus du sigmoïde : aspect en « U » inversé

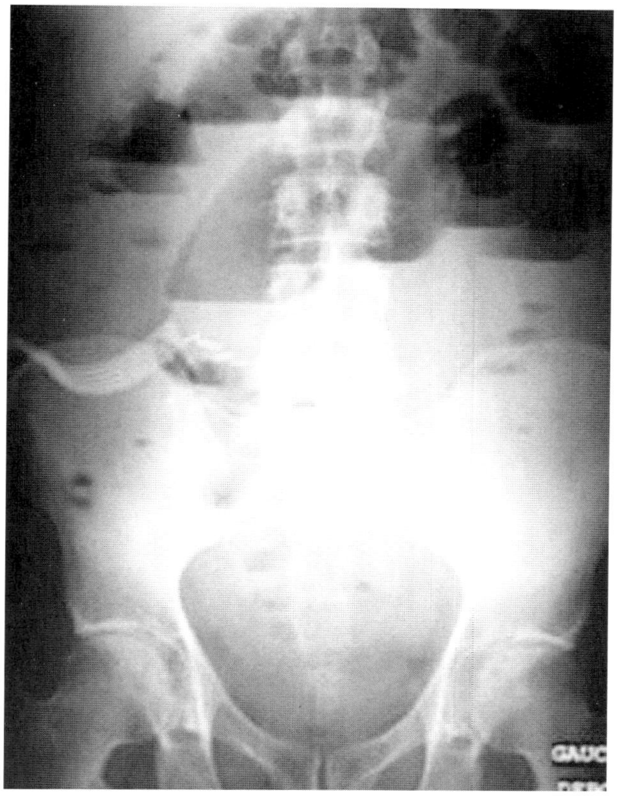

Exemple d'occlusion du grêle et du côlon dans un contexte post-opératoire. Vacuité aérique de l'ampoule rectale. Occlusion organique

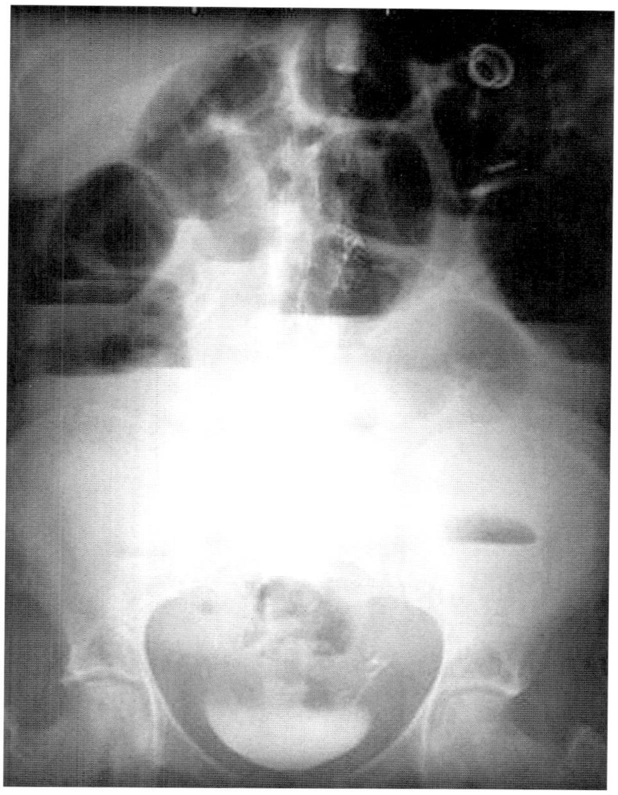

Exemple d'occlusion du côlon avec niveaux périphériques plus hauts que larges. Occlusion sur bride intestinale. *NB : Cliché au décours d'un scanner abdominal injecté (vessie opacifiée)*

# OCCLUSIONS

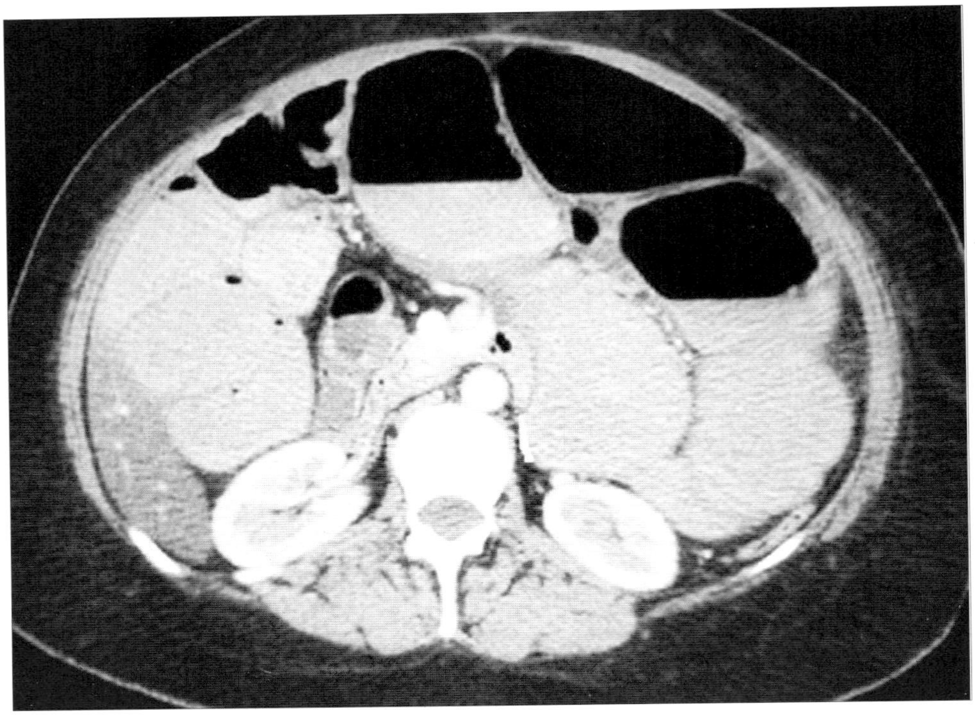

Syndrome occlusif du grêle visible ici sur une coupe tomodensitométrique abdominale réalisée avec injection

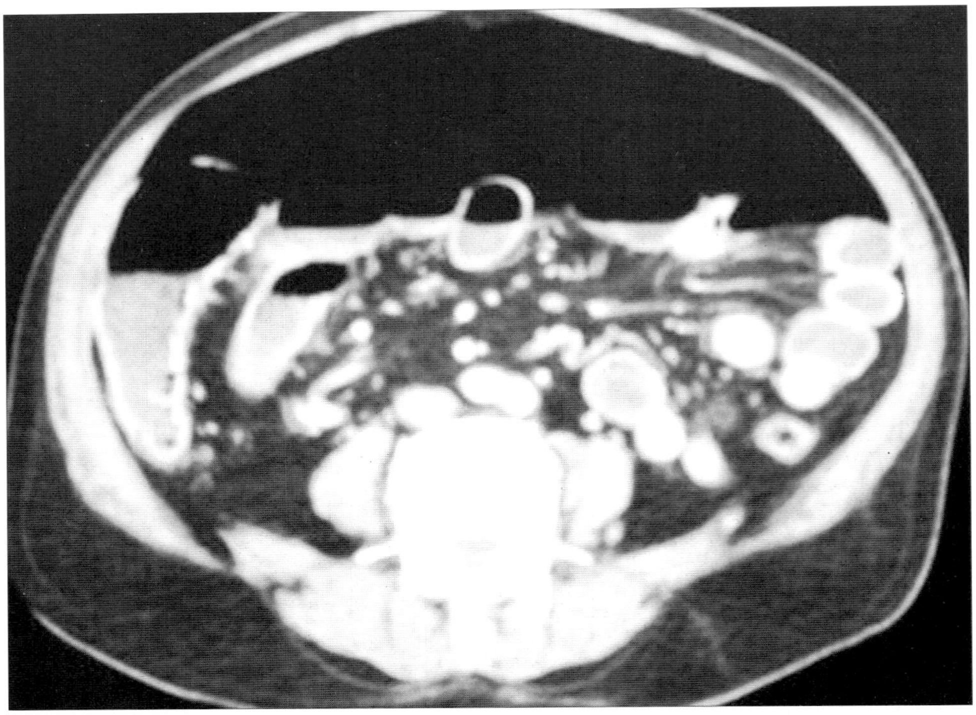

Syndrome occlusif du grêle visible ici sur une coupe tomodensitométrique abdominale. Noter la distension très importante des anses grêles. Occlusion sur bride intestinale

# ASCITE

| > | Sémiologie | Remarques |
|---|---|---|
| **Généralités** | • Présence de liquide dans la cavité péritonéale | |
| **Radiographie standard** | • Normal<br>• Grisaille diffuse de l'abdomen | |
| **TDM** | • Hypodensité de densité hydrique intra-abdominal<br>• En début d'évolution, l'épanchement se collecte dans certaines zones : espace de Morison, région sous-hépatique droite, cul de dac de Douglas | • Recherche d'une pathologie hépatique, tumorale ...<br>• Dans le cadre d'une carcinose péritonéale, présence de nodule tissulaire associé à l'épanchement<br>• Parfois cloisonnement de l'épanchemenr notamment dans les contextes tumoraux |
| **IRM** | • Hyposignal en séquence T1<br>• Hypersignal en séquence T2 | |

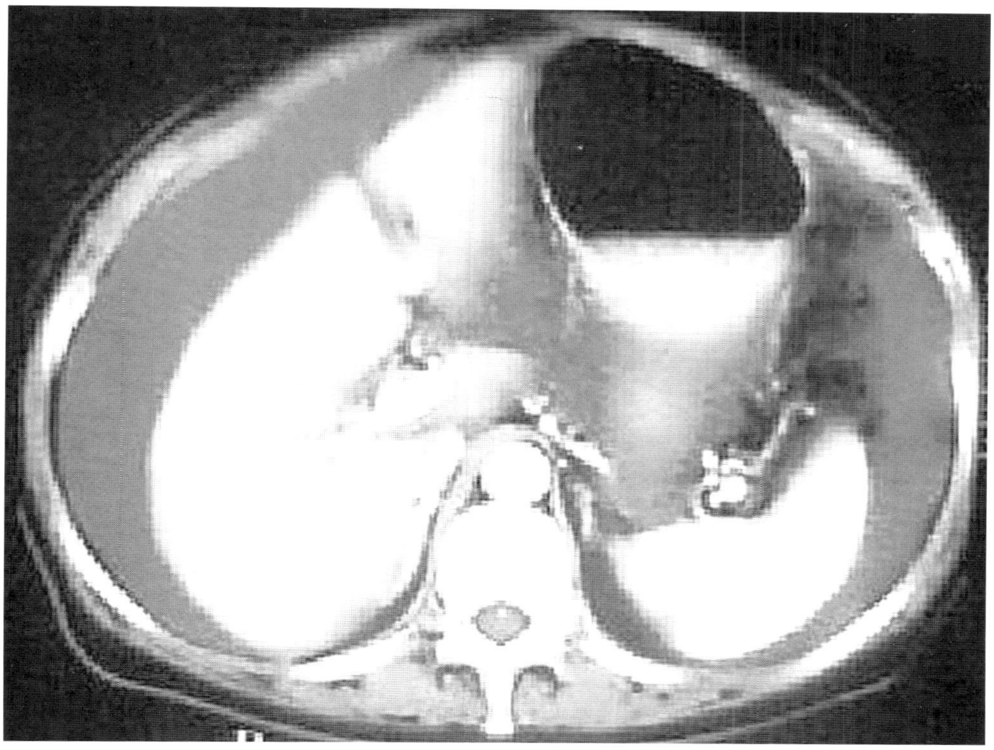

TDM de l'abdomen avec injection : épanchement d'ascite diffus

# PANCREATITE chronique

| > | Sémiologie | Remarques |
|---|---|---|
| **Radiographie standard** | • Calcifications pré et latéro-vertébrales | |
| **Echographie** | • Calcifications<br>• Atrophie de la glande<br>• Dilatation du canal de Wirsung | • Recherche de signes de pancréatite aiguë |
| **TDM** | • Atrophie locale ou diffuse de la glande<br>• Parfois hypertrophie (rarement)<br>• Dilatation du canal de Wirsung<br>• Recherche de kystes péri ou intra-pancréatiques<br>• Epaississement du fascia péri-pancréatique<br>• Après injection, aspect hétérogène | • Risque de thrombose de la veine splénique<br>• Splénomégalie<br>• Recherche de zone de fibrose |
| **IRM** | • Séquence T1 : hyposignal<br>• Recherche de kystes en séquence T2<br>• Dilatation du canal de Wirsung<br>• Réhaussement variable (les zones de fibrose ne se réhaussent pas) | • Recherche d'une obstruction vasculaire |

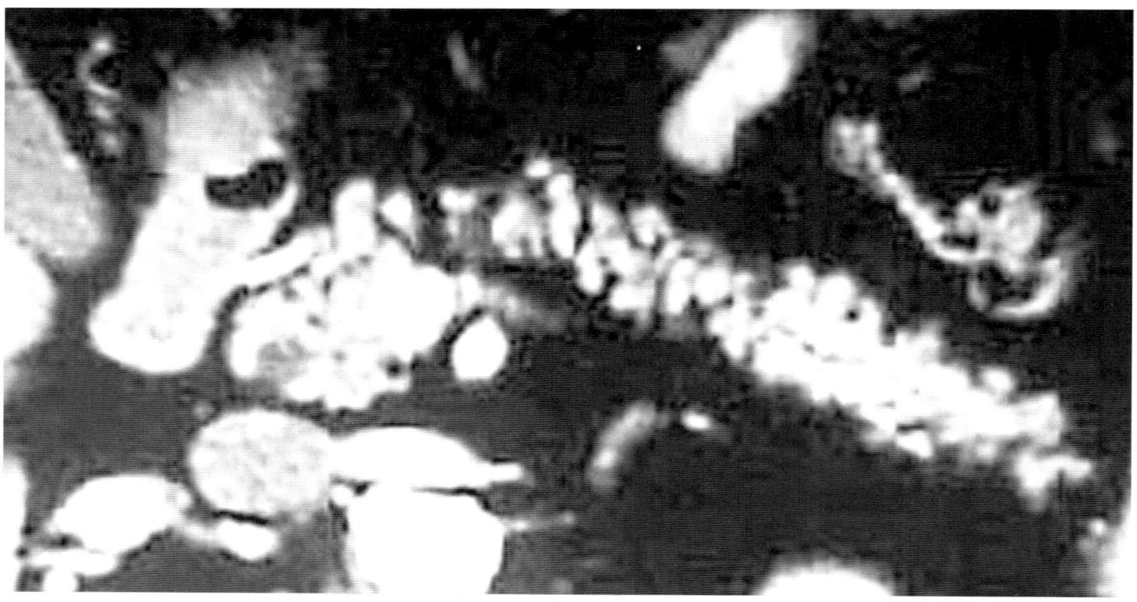

TDM avec injection centrée sur le pancréas : atrophie globale de la glande, calcifications multiples

# PANCREATITE aiguë

| > | Sémiologie | Remarques |
|---|---|---|
| Echographie | • Hypertrophie de la glande pancréatique localisée ou diffuse<br>• Recherche de coulée | • Examen de première intention complété par un scanner pancréatique |
| TDM | • Hypertrophie localisée ou diffuse de la glande<br>• Contours flous de la glande<br>• Epaississement de la graisse péripancréatique<br>• Coulées<br>• Recherche de pseudo-kyste ou de zones hémorragiques<br>• Après injection l'aspect est hétérogène. | • Alcoolisme et lithiase (à rechercher systématiquement) constituent les premières causes<br>• Complications d'un faux-kyste du pancréas : compression d'un organe adjacent, risque de rupture péritonéal avec ascite ou péritonite, surinfection, hémorragie, atteinte d'un vaisseau adjacent |
| IRM | • Hyposignal en séquence T1<br>• Hypertrophie du pancréas<br>• Recherche de coulées, pseudo-kyste... | • L'IRM n'est pas réalisée en routine dans le bilan d'une pancréatite aiguë |

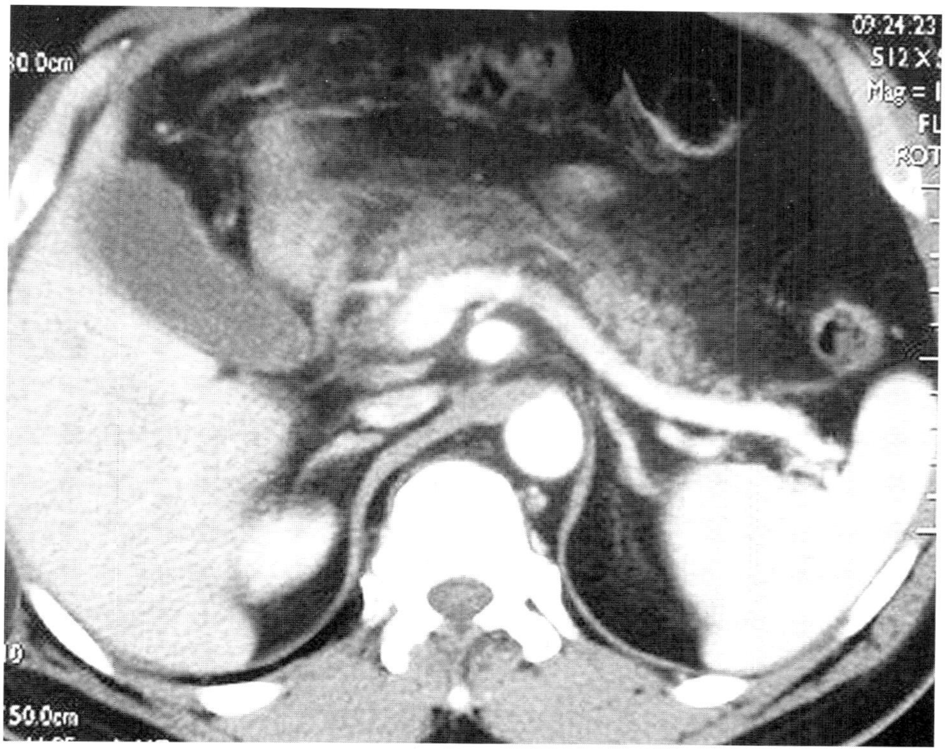


TDM pancréatique avec injection : hypertrophie de la glande pancréatique et infiltration de la graisse péripancréatique

# PANCREATITE aiguë

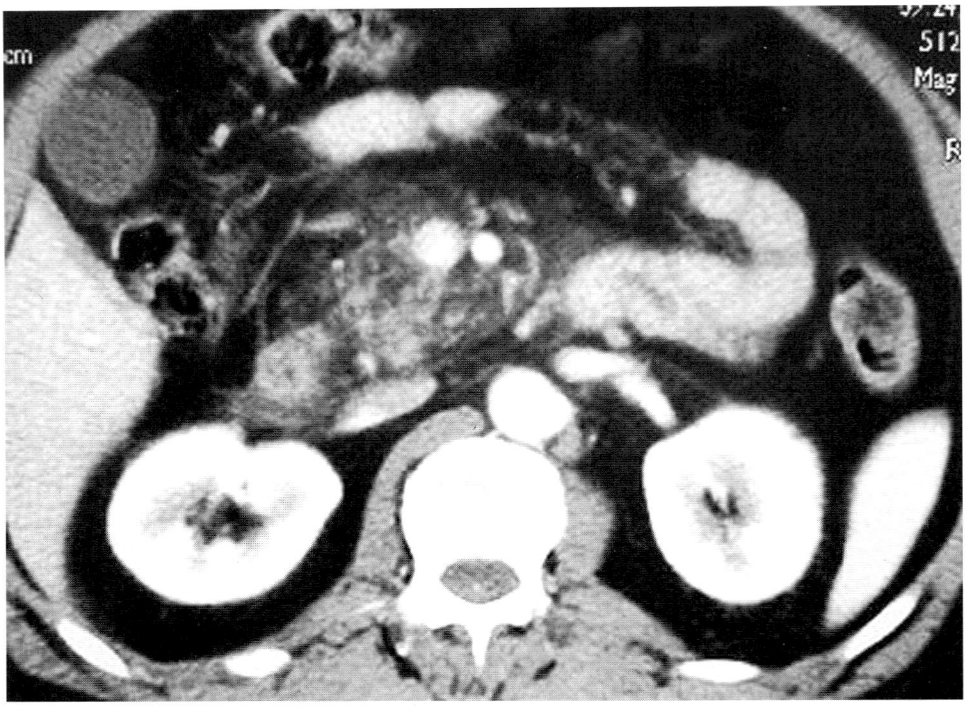


TDM abdominale avec injection : hypertrophie de la tête du pancréas avec contours flou

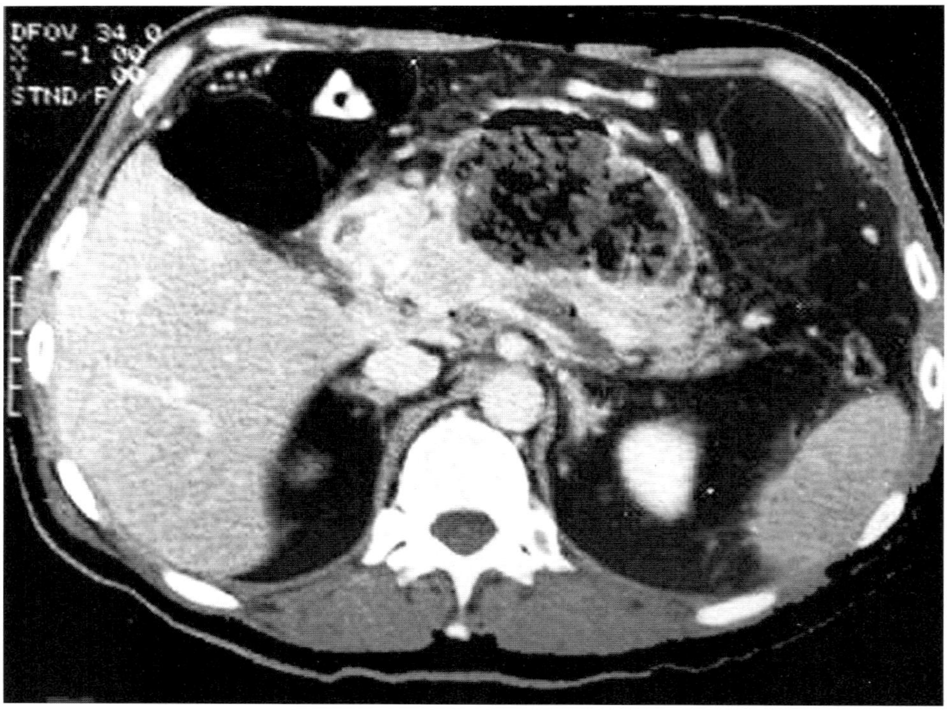


Pancréatite aiguë : hypertrophie du pancréas et contours flous de celui-ci. Présence d'un abcès pancréatique au contact

| | |
|---|---|
| **Classification tomodensitometrique** | **Grade A :** aspect normal du pancréas<br>**Grade B :** élargissement local ou diffus du pancréas<br>**Grade C :** anomalies pancréatiques et inflammation péripancréatique<br>**Grade D :** une coulée péripancréatique<br>**Grade E :** plus de deux coulées et/ou image gazeuse dans ou adjacent du pancréas |

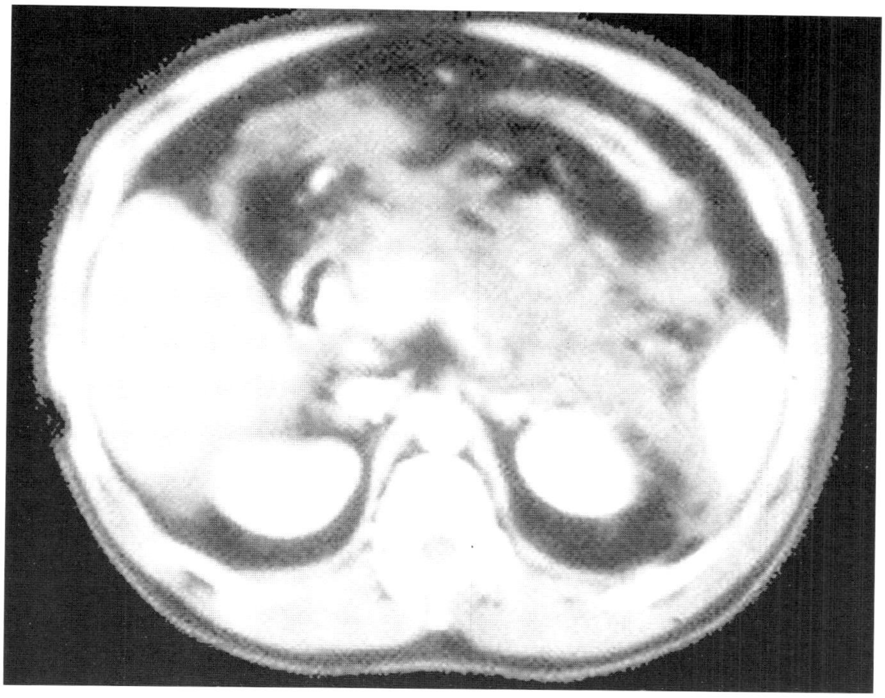

Pancréatite aiguë.
Elargissement diffus de la glande avec des coulées pararénale gauche, péripancréatique et interhépato-rénale

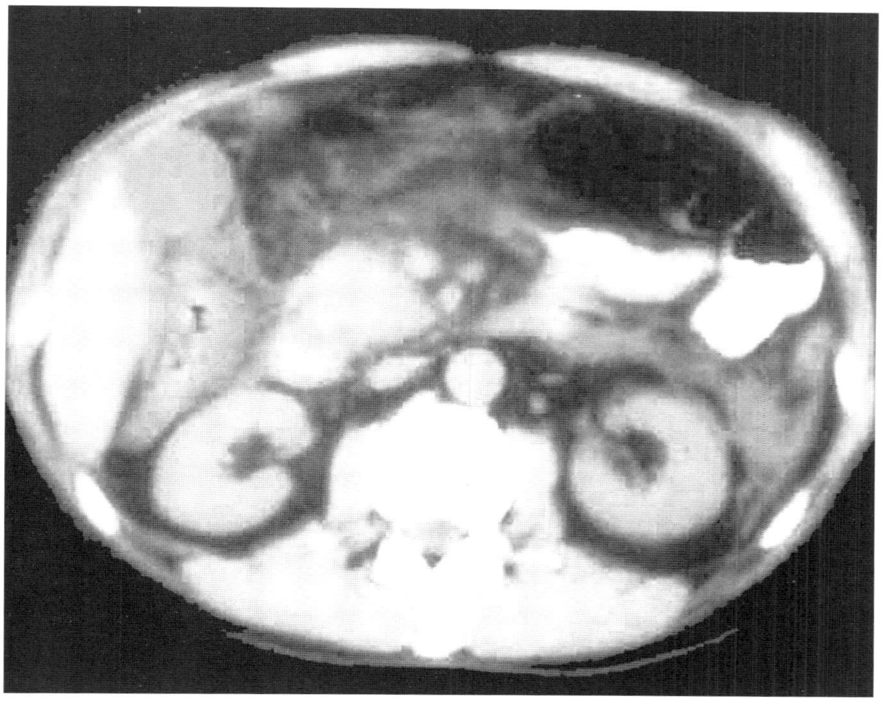

Exemple de coulée dans l'espace pararénal gauche

# PANCREATITE aiguë

| > | |
|---|---|
| Complications de la pancréatite aiguë | · **Nécrose pancrétique :** locale ou diffuse, associée ou non à des coulées<br>· **Collections :** classiquement autour du pancréas, parfois pararénale, les organes<br>· **Pseudokyste :** collection encapsulée ronde ou ovale, risques d'infiltration dans des organes adjacents, d'hémorragie, péritonite, compression d'organes adjacents, infection<br>· **Abcès pancréatique**<br>· **Infection de la nécrose** |

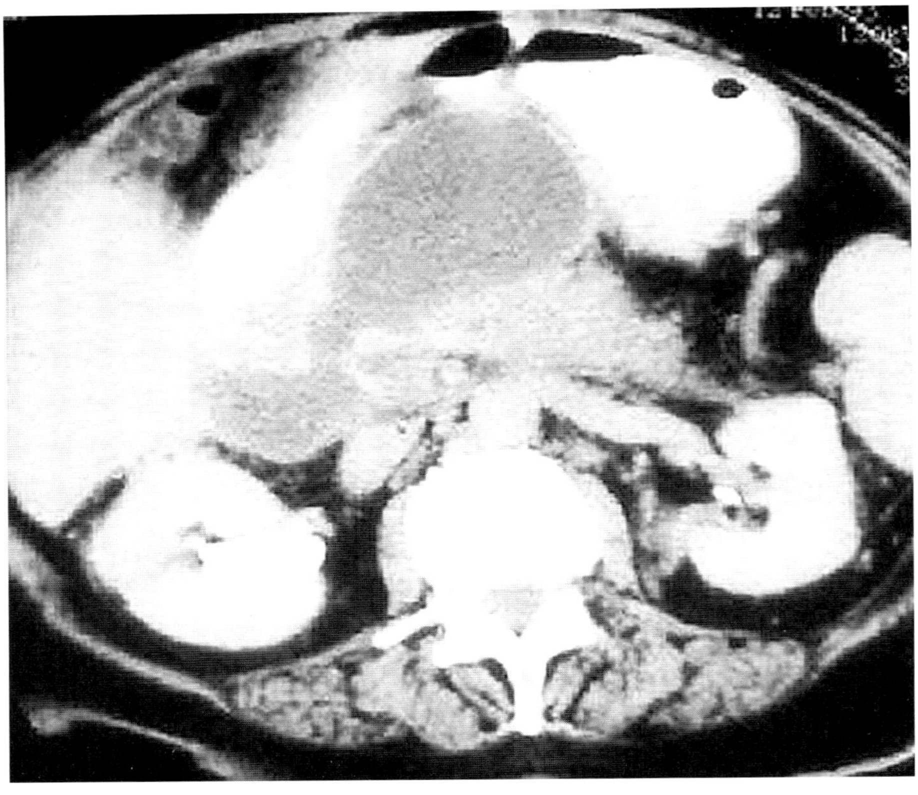

TDM abdominale avec injection : volumineux faux-kystes du pancréas dans le cadre d'une pancréatite aiguë

# DIVERTICULOSE

| | Sémiologie | Remarques |
|---|---|---|
| **Lavement opaque** | • Images d'addition rondes ou ovalaires variables en nombre<br>• Siège : 90% des cas en regard du sigmoïde, parfois le côlon ascendant ou transverse, jamais le rectum | Complications :<br>• Micro-perforation<br>• Abcès intra-mural<br>• Fistulisation avec la vessie ou l'utérus<br>• Masse péricolique<br>• Syndrome occlusif du grêle |
| **TDM** | • Visualisation des diverticules<br>• Recherche de complications | |

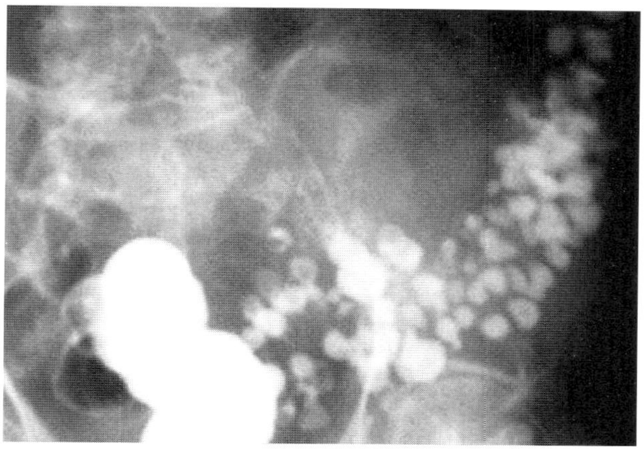

Lavement opaque : diverticules multiples du sigmoïde

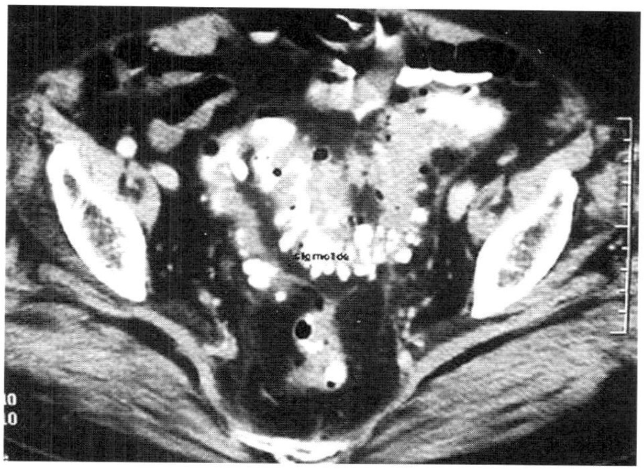

TDM du pelvis sans injection : images diverticulaires sigmoïdiennes avec épaississement de la paroi (sigmoïdite associée). NB : noter la préparation digestive du patient permettant une meilleure analyse des éléments

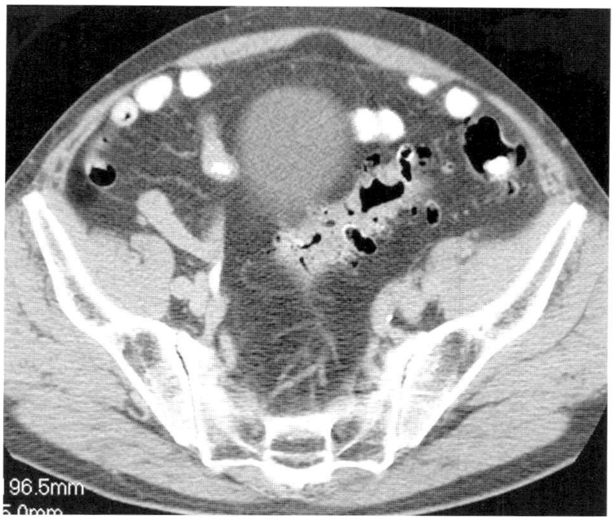


TDM du pelvis sans injection : images diverticulaires sigmoïdiennes

# SIGMOIDITE

| > | Sémiologie | Remarques |
|---|---|---|
| **Lavement opaque** | • Aspect tubuliforme du côlon<br>• Rétrécissement régulier | • Peu utile en pratique |
| **TDM** | • Epaississement de la paroi sigmoïdienne<br>• Densification de la graisse péri-sigmoïdienne<br>• Epanchement liquidien réactionnel<br>• Recherche de complications notamment d'un abcès péri-sigmoïdien | • Examen très sensible<br>• Réalisation facile |

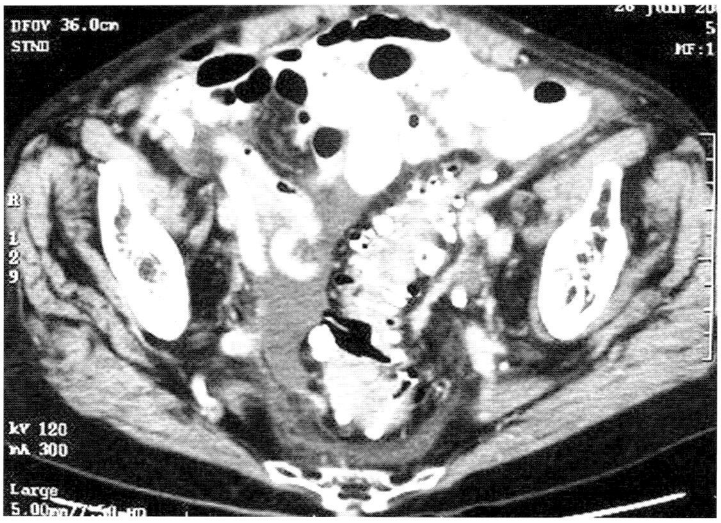


TDM du pelvis avec injection : épaississement de la paroi sigmoïdienne, diverticules multiples, densification de la graisse péri-sigmoïdienne, épanchement. Sigmoïdite

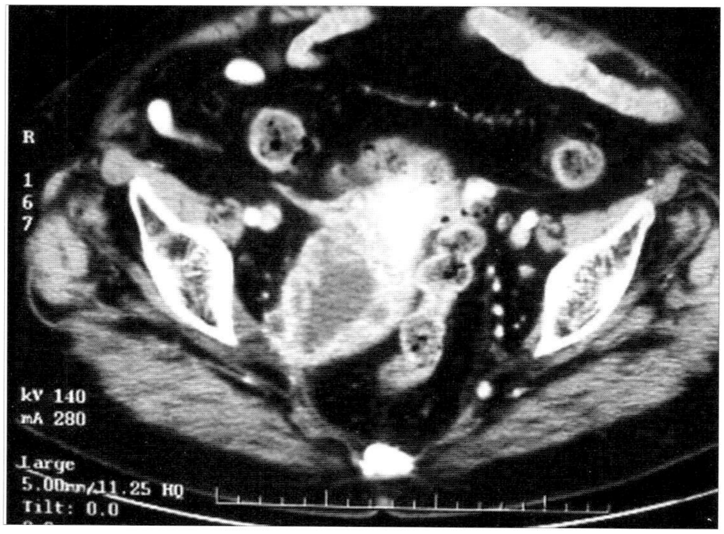


TDM du pelvis avec injection : sigmoïdite avec présence d'un abcès péri-sigmoïdien

# maladie de **CROHN**

| > | Sémiologie | Remarques |
|---|---|---|
| **Radiographie** | • Epaississement de la paroi intestinal<br>• Modification du calibre digestif (rétrécissement, sténose…)<br>• Ulcérations<br>• Images polypoïdes<br>• Fistulisation (en particulier dans les formes avancées)<br>• Epaississement de la graisse<br>• Rétraction mésentérique<br>• Réaction fibreuse (rigidification de la paroi digestive, obstruction …) | • Siège : intestin grêle dans 80% des cas en particulier la dernière anse<br>• 70% atteinte du côlon<br>• 20% des cas atteinte duodénale<br><br>• Penser aux atteintes extra-digestives : spondylite, sacro-iléite, calculs rénaux ou vésiculaires. |
| **TDM** | • Epaississement de la paroi intestinale (supérieure à 10 mm pour une normale inférieure à 3 mm)<br>• Signe du halo : zone d'atténuation de la sous-muqueuse cernée par une zone plus dense<br>• Densification de la graisse péri-intestinale<br>• Densification de la graisse mésentérique<br>• Adénopathies dans le mésentère<br>• Recherche de complications : abcès, fistulisation, facteur de risque de cancers (lymphome…), mégacôlon toxique | |

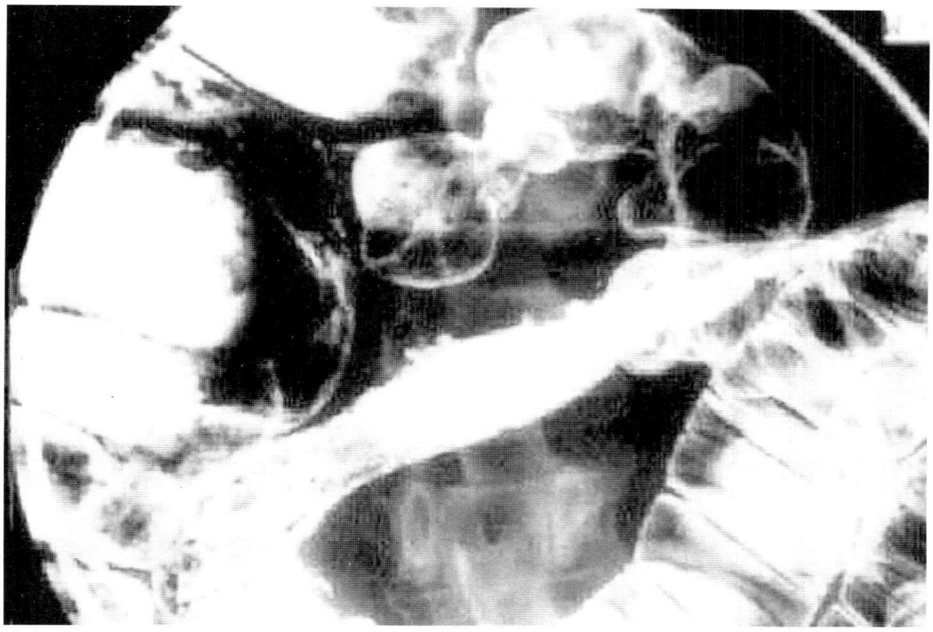

Transit du grêle (centré sur la dernière anse) : rigidité des parois intestinales, disparité de calibre…

# RECTOCOLITE hemorragique

| > | Sémiologie | Remarques |
|---|---|---|
| Radiographie | • Absence d'haustration colique<br>• Images polypoïdes ou pseudo-polypoïdes<br>• Fistulisation (en particulier dans les formes avancées)<br>• Epaississement de la graisse péri-rectale<br>• Atteinte concentrique | • Atteinte du rectum dans 95% des cas<br>• Risque de cancer du rectum |
| TDM | • Epaississement de la paroi digestive<br>• Densification de la graisse péri-rectale<br>• Adénopathies<br>• Recherche de complications : abcès, facteur de risque de cancers, mégacôlon toxique | • Penser aux atteintes extra-digestives |

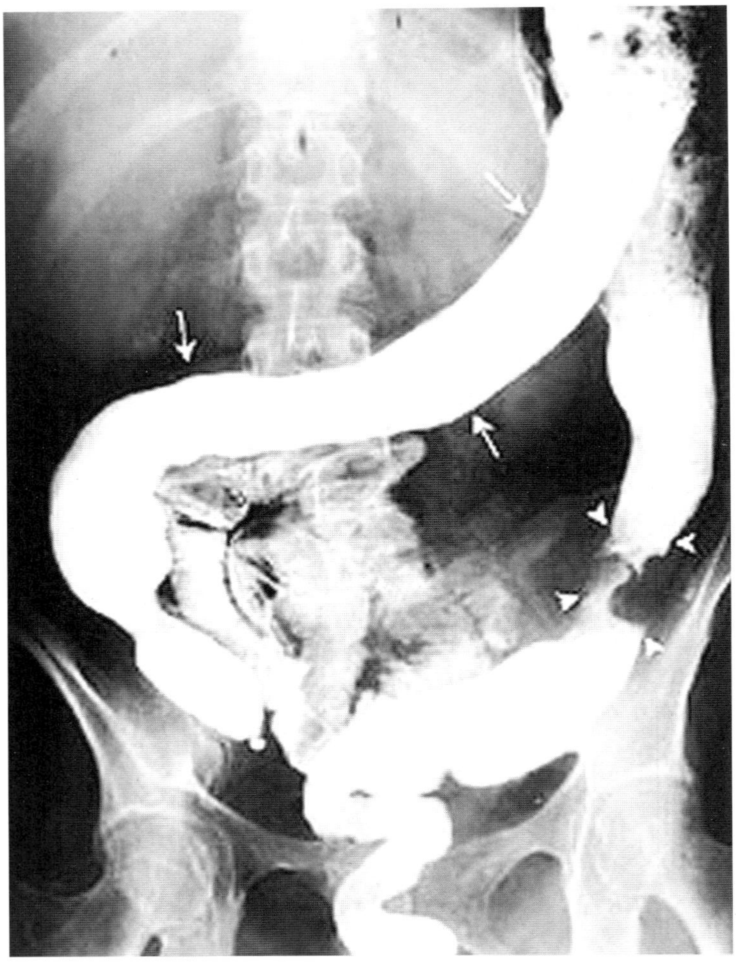

Lavement de face : disparition des haustrations coliques. Rectocolite hémorragique.
Présence d'une sténose serrée irrégulière du côlon descendant. Cancer du côlon associé

# PATHOLOGIE VESICULAIRE et urgences

| Type de pathologie | Sémiologie échographique |
|---|---|
| **Calcul vésiculaire** | • Image hyperéchogène avec cône d'ombre postérieur<br>• Mobile aux changements de position du patient |
| **Cholécystite aiguë** | • Distension vésiculaire<br>• Epaississement régulier de la paroi vésiculaire (supérieure à 4-5 mm)<br>• Présence de calculs vésiculaires<br>• Epanchement péri-vésiculaire<br>• Signe de Murphy échographique (souleur au passage de la sonde en regard de l'hypochondre droit)<br>• Complications : empyème, cholécystite gangréneuse, cholécystite emphysémateuse |
| **Cholécystite chronique** | • Epaississement de la paroi vésiculaire<br>• Anomalies intra-murales de la paroi<br>Présence d'un calcul dans 95% des cas |
| **Cholécystite sans calcul** | • Présence d'un sludge vésiculaire<br>• Par ailleurs mêmes signes échographiques que ceux rencontrés dans la cholécystite aiguë |

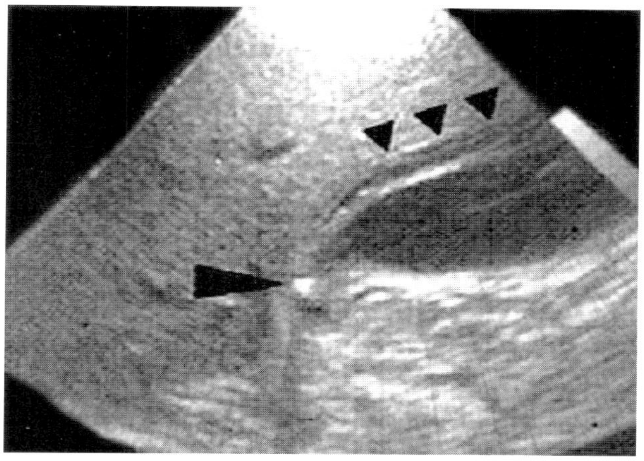

Cholécystite avec épaississement de la paroi vésiculaire et présence d'un calcul dans le collet de la vésicule

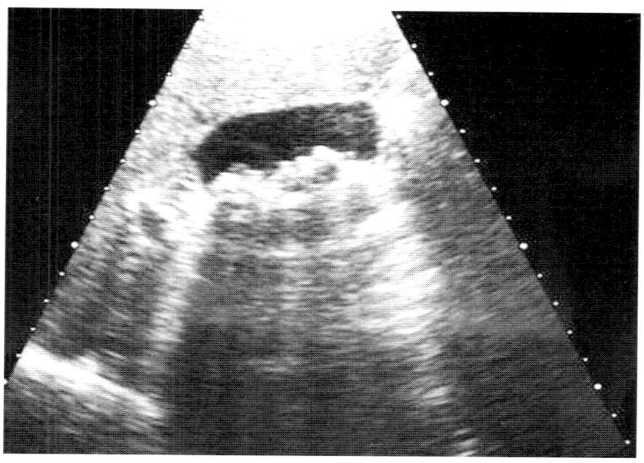

Calculs vésiculaires multiples dans un contexte de cholécystique aiguë

**DIAGNOSTICS DIFFERENTIELS DES EPAISSISSEMENTS DE LA PAROI VESICULAIRE**

- Cholécystite aiguë
- Cholécystite chronique
- Hypertension portale
- Hypoalbuminénie
- Hépatite
- Pathologie VIH : cryptosporidiose, cytomégalovirus
- Ascite dans le cadre d'une pathologie bénigne

# LITHIASE rénale

| > | Sémiologie | Remarques |
|---|---|---|
| **Radiographie** | • Opacité de tonalité calcique en regard des voies urinaires (lithiase radio-opaque)<br>• Image radio-transparente | • Calculs radio-opaques : oxalate de calcium, phosphate de calcium, cystine, xanthine) |
| **Echographie** | • Image hyperéchogène avec cône d'ombre postérieur<br>• Taille variable<br>• Nombre variable | |

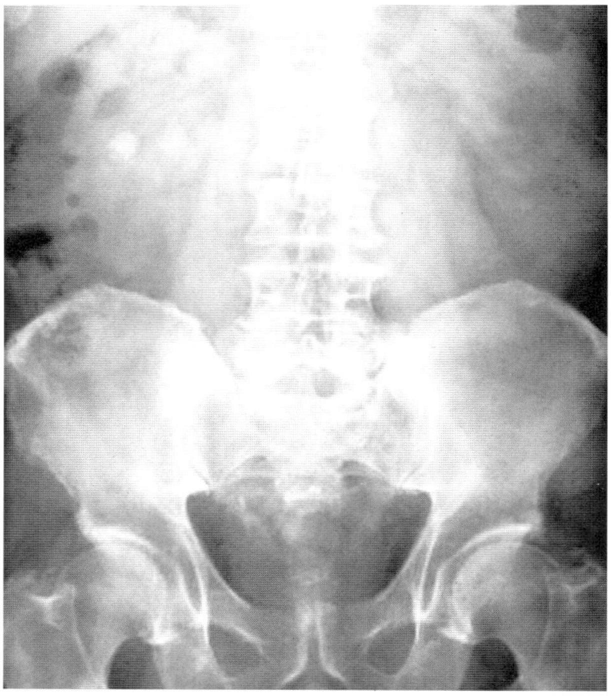

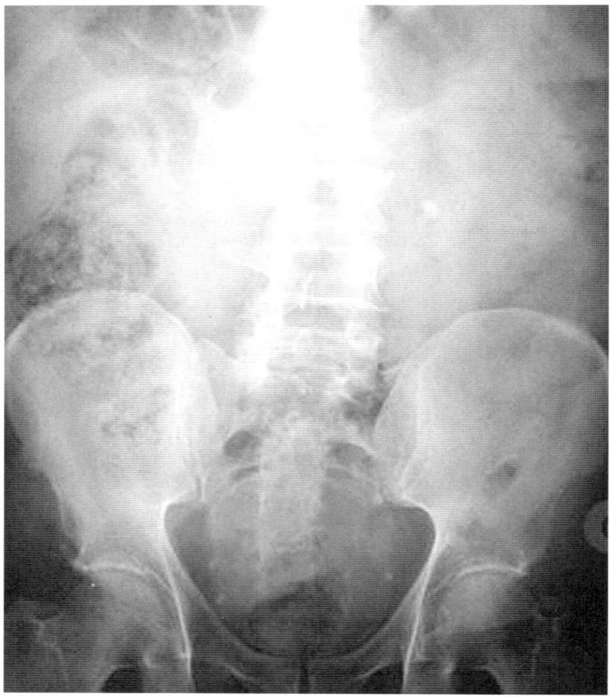

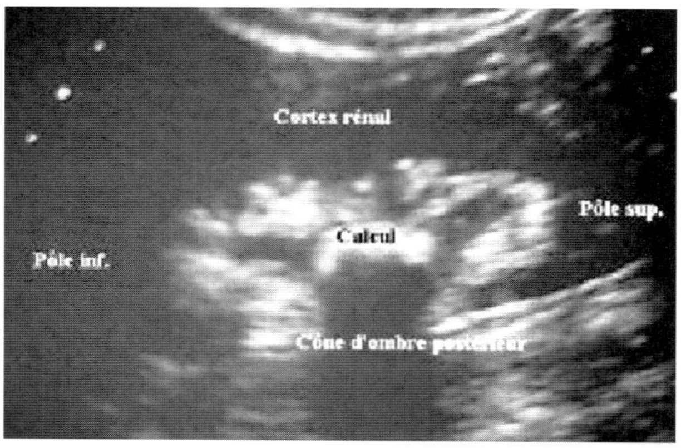


En haut à gauche : ASP de face : opacité de tonalité calcique rénale droite
En haut à droite : ASP de face : opacité de tonalité calcique dans l'aire rénale gauche. Calcul du bassinet
A gauche : échographie rénale, calcul pyélocaliciel droit

# COLIQUE néphrétique

| > | Sémiologie | Remarques |
|---|---|---|
| Radiographie | • Normal<br>• Recherche d'une opacité de tonalité calcique sur le trajet urinaire | • Calculs radio-opaques : oxalate de calcium, phosphate de calcium, cystine, xanthine) |
| Echographie | • Dilatation des cavités pyélocalicielles d'importance variable<br>• Recherche d'un calcul | |
| UIV | • Retard d'excrétion<br>• Néphrogramme prolongé<br>• Dilatation des cavités et de l'uretère en fonction du siège de l'obstacle<br>• Aspect de « trop bel uretère » | |

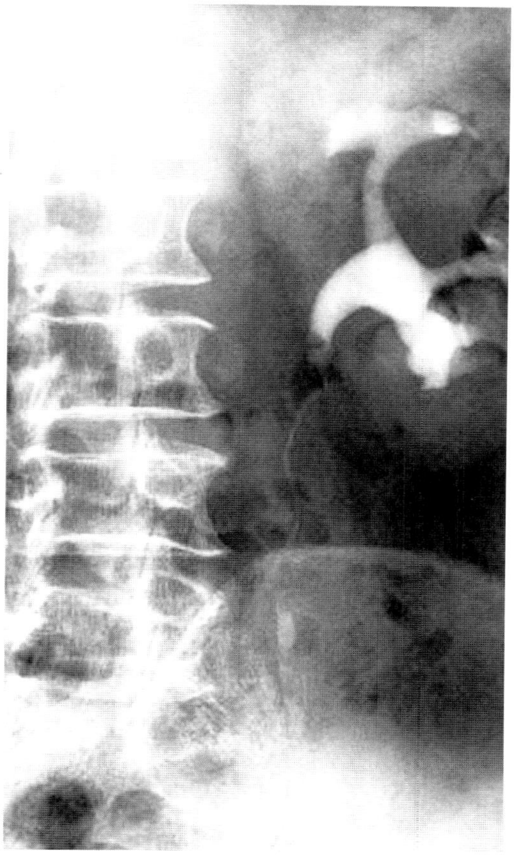

Dilatation des cavités rénales gauches et obstacle lithiasique en regard du bassinet

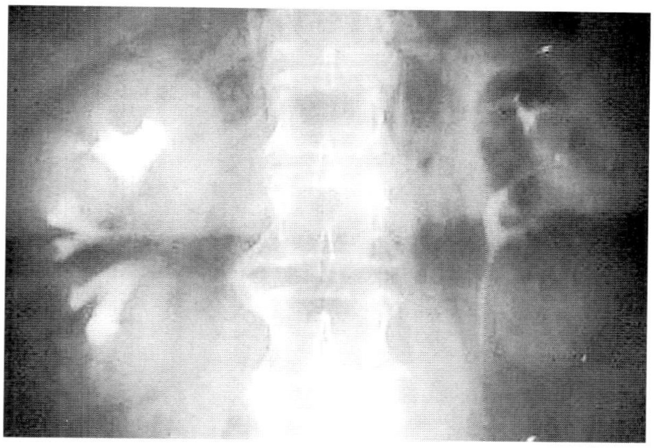

UIV de face objectivant un retard d'excrétion à droite avec dilatation des cavités rénales

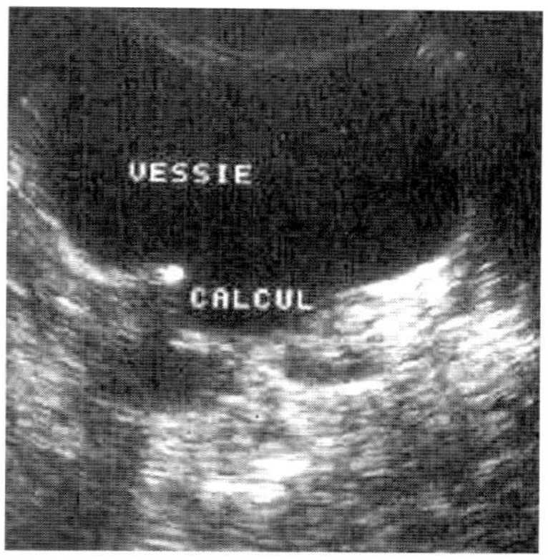


Calcul du bas uretère droit dans un contexte de colique néphrétique

# PYELONEPHRITE

| > | Sémiologie | Remarques |
| --- | --- | --- |
| **Echographie** | • Aspect normal<br>• Recherche d'une zone hypoéchogène de la corticale rénale<br>• Recherche d'un abcès rénal ou péri-rénal | • Peu sensible par rapport au scanner |
| **TDM** | • Hypodensité unique ou multiple de forme triangulaire à sommet hilaire<br>• Augmentation de la taille d'un rein<br>• Recherche d'un abcès rénal ou d'une atteinte péri-rénale | • Les examens radiologiques sont normaux dans 75% des cas. |

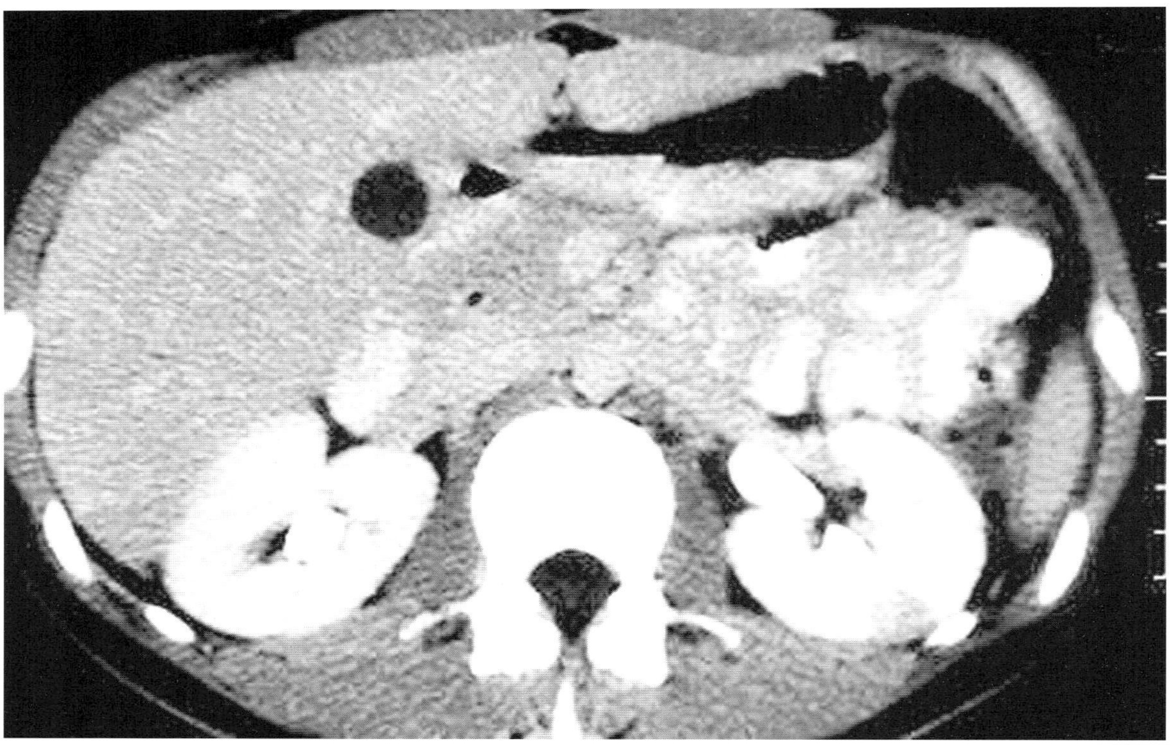

Uroscanner : temps artériel. Hypodensité triangulaire corticale rénale gauche. Pyélonéphrite

**ASPECT TDM D'UN ABCÈS RENAL**

- Lésion focale bien délimitée
- Zone centrale de nécrose
- Prise de contraste périphérique de la périphérie de l'abcès
- Aspect « inflammatoire » de la graisse périnéphrétique (densification des espaces graisseux)

# **TRAUMATISME** de l'abdomen

| Organe atteint | Sémiologie radiologique |
|---|---|
| **Foie** | • Hématome sous-capsulaire ou intra-parenchymateux (zone d'atténuation en scannographie)<br>• Contusion<br>• Fracture plus ou moins étendue<br>• Lacération du parenchyme plus ou moins étendue stellaire ou linéaire |
| **Voies biliaires** | • Association à une atteinte hépatique ou duodénale dans la majorité des cas<br>• Epaississement de la paroi vésiculaire<br>•Extravasation de produit de contraste en faveur d'une perforation de la parois vésiculaire<br>• Hémorragie intra-vésiculaire |
| **Pancréas** | • Contusion, effacement des lobulations pancréatiques<br>• Œdème localisé ou diffus<br>• Fracture du parenchyme<br>• Epanchement associé notamment dans les espaces para-rénaux<br>•Saignement entourant les axes vasculaires notamment les vaisseuax spléniques ou mésentériques |
| **Duodénum** | • Epaississement de la paroi intestinale lié à la présence d'un hématome<br>• Extravasation de produit de contraste<br>• Ischémie plus ou moins étendue (doit orienter vers une lésion de l'artère mésentérique supérieure)<br>• Présence d'un pneumopéritoine<br>• Epanchement associé |
| **Côlon** | • Epaississement de la paroi colique, prise de contraste de la partie lésée<br>• Interruption des contours coliques<br>• Epaississement de la graisse adjacente<br>• Présence d'air libre dans le péritoine ou le rétropéritoine<br>• Fuite de produit de contraste dans la cavité péritonéale<br>• Epanchement intra-péritonéal |
| **Rein** | **Lésions du parenchyme**<br>• Contusion : striations visibles sur le parenchyme rénal au temps artériel<br>• Hématome sous-capsulaire<br>• Lacération du parenchyme rénal<br>• Fracture du parenchyme rénal<br>• Lésion vasculaire intra-parenchymateuse rénale<br>**Lésions vasculaires**<br>• **Artérielle :** pas de néphrogramme et d'excrétion, taille du rein normale<br>• **Veineuse :** néphrogramme prolongé, diminution ou absence d'excrétion de produit de contraste, augmentation de taille du rein et de la veine rénale, présence d'un thrombus dans la veine rénale. |

# PATHOLOGIE testiculaire

| > | Sémiologie | Remarques |
|---|---|---|
| **Torsion testiculaire** | • Positon anormale de l'épididyme et du cordon spermatique<br>• Aspect variable du testicule (plus volumineux dans la phase aiguë, hétèrogène ensuite)<br>• Lésions hypoéchogènes tardivement traduisant des lésions parenchymateuses<br>• Elargissement du cordon spermatique<br>• Diminution ou absence de signal couleur en Doppler couleur | • Urgence extrême<br>• Rare |
| **Orchi-épididymite** | • Augmentation de taille du testicule<br>• Echostructure modifiée<br>• Hypervascularisation en Doppler couleur | • Fréquent |
| **Torsion d'hydatide** | • Masse non vasculaire dans la région épididymaire | • Rare |
| **Pathologie tumorale** | • Masse hétérogène de taille variable localisée ou diffuse | • 10% de ces tumeurs ont un début « aigü » |

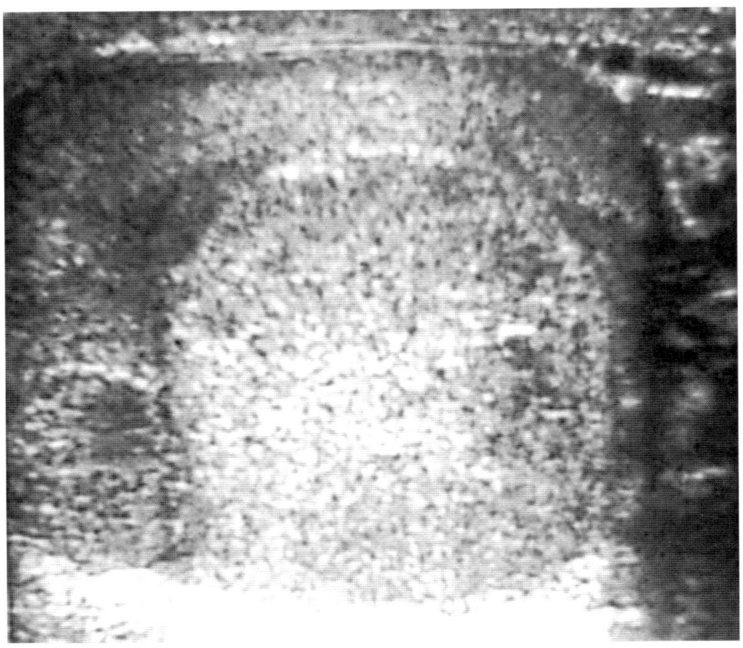

Découverte d'une masse testiculaire dans un contexte de douleur aiguë. Il s'agissait d'un séminome testiculaire chez un patient de 35 ans

# GROSSESSE extra-utérine

| | Signes directs | Signes indirects |
|---|---|---|
| **Echographie** | • Aspect normal de l'utérus parfois<br>• Utérus vide augmenté de taille<br>• Pas de sac gestationnel<br>• Epaississement décidual sans sac gestationnel<br>• Sac pseudogestationnel<br><br>**Topographie :**<br>• Portion libre de la trompe dans la majorité des cas<br>• Grossesse interstielle (trajet intramyométrial de la trompe)<br>• Ovarienne<br>• Cervicale | • Epanchement (hémorragique en cas de présence de débris visibles à l'échographie)<br>• Masse annexielle<br>• Visualisation d'un sac embryonnaire extra-utérin avec ou non des battements cardiaques<br>• Hypervascularisation autour du sac embryonnaire (cf. image ci-dessous)<br>• Hématosalpinx : masse échogène arrondie ou ovalaire, de taille variable rarement volumineuse latéro ou rétro-utérine<br>• Parfois absence de signe annexiel en cas de grossesse extra-utérine de trop petite taille |

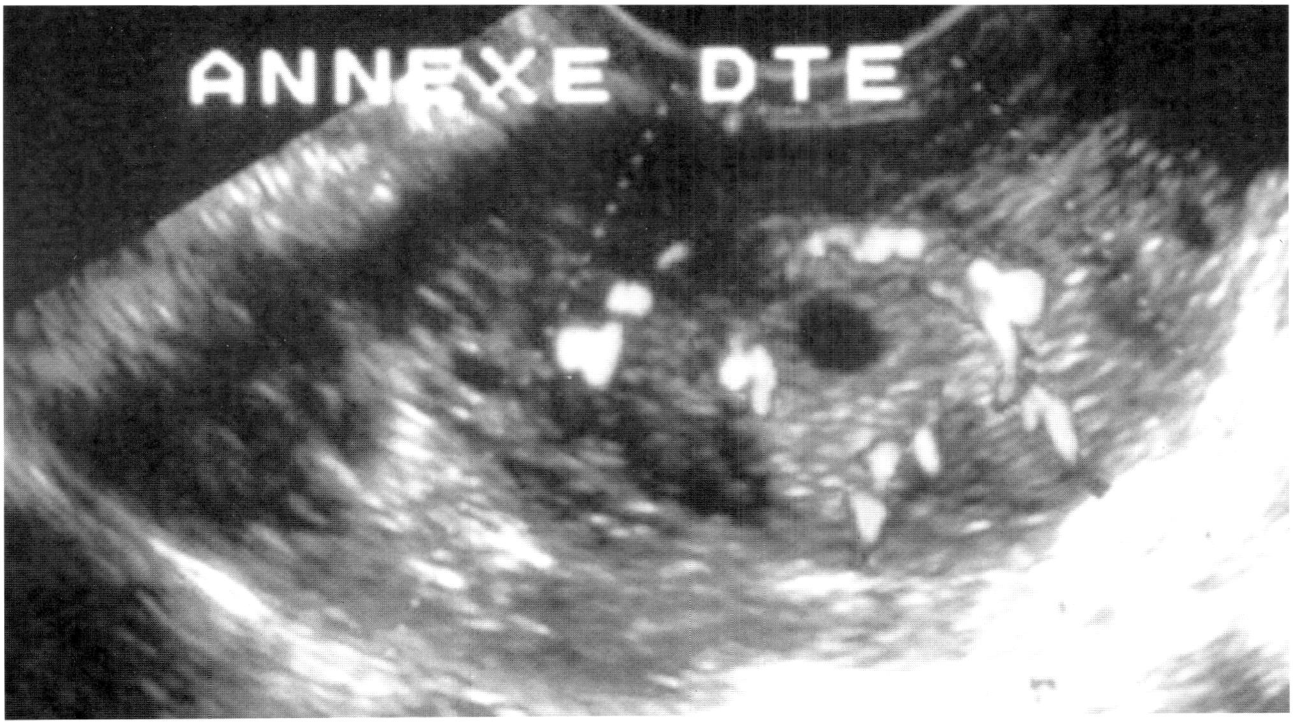


**SIGNES DOPPLER ET GROSSESSE EXTRA-UTERINE**

• Hypervascularisation (paroi tubaire riche en vaisseaux au contact de l'œuf)
• Importance variable
• Flux intense
• Vitesse élevée
• Résistance basse (parfois élevée)

# autres **URGENCES GYNECOLOGIQUES**

| Pathologies | Signes échographiques |
|---|---|
| **Pyosalpinx** | • Hypertrophie tubaire<br>• Masse parfois hétérogène<br>• Bilatéral<br>• Contenu liquidien<br>• Parfois présence d'un cloisonnement<br>• Plis de flexion<br>• Parfois échos gazeux en cas d'atteinte à anaérobie<br>• Respect de l'ovaire situé en dehors de la masse |
| **Salpingite** | • Rarement une traduction échographique |
| **Abcès ovarien** | • Image kystique à contenu plus ou moins échogène<br>• Accompagne quasi-constamment une infection tubaire |
| **Endométrite** | • Douleur au passage de la sonde<br>• Hypertrophie de l'utérus<br>• Epanchement intra-utérine<br>• Epaississement de l'endomètre<br>• Parfois présence d'images gazeuses en cas d'atteinteà anaréobie |
| **Hémorragie intra-kystique ovarienne** | • Visualisation du kyste<br>• Contenu hyperéchogène hémorragique<br>• Interface liquide-débris évocateur |
| **Rupture d'un kyste ovarien** | • Kyste non visible collabé<br>• Présence d'un épanchement intra-péritonéal (hémopéritoine) |
| **Torsion d'un kyste ovarien** | • Augmentation du volume de l'ovaire<br>• Le contenu se modifie<br>• Pas de vascularisation en mode doppler<br>• Œdème périphérique |
| **Fibrome avec nécrobiose** | • Fibrome unique ou multiples<br>• Aspect « très hypoéchogène »<br>• Zones liquidiennes dans la partie centrale<br>• Pas de vascularisation en mode doppler (toutefois son rôle est controversé) |

# BOITERIE de l'enfant

| > | |
|---|---|
| **Rhume de hanche** | • Standard : aspect normal ou déplacement des lignes graisseuses de la hanche<br>• Echographie : recherche d'un épanchement intra-articulaire de la hanche<br>NB : pas d'autres examens utiles |
| **Epiphysiolyse** | • Bascule en bas, en arrière et en dedans du noyau épiphysaire fémoral<br>• Morphologie normale du noyau épiphysaire fémoral<br>• Noyau épiphysaire sous-la ligne de Klein |
| **Ostéochondrite Syn : maladie de Légges-Perthes et Calvé** | • Asymétrie des noyaux épiphysaires<br>• Densification osseuse<br>• Irrégularités du noyau épiphysaire<br>• Evolution vers le coxa-plana |

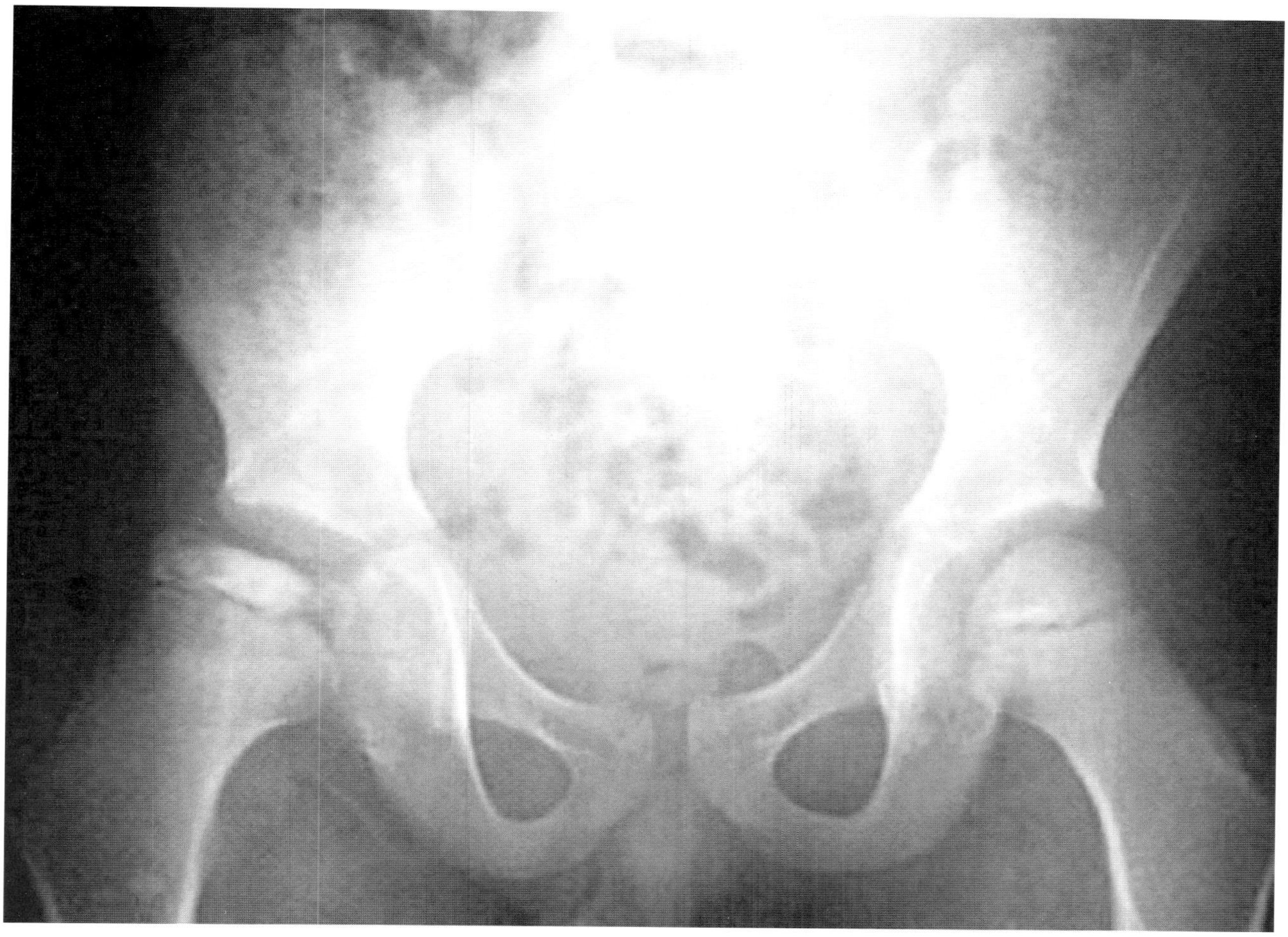

Bassin de face : asymétrie des noyaux épiphysaires fémoraux. Densification du noyau épiphysaire fémoral. Ostéochondrite de la hanche droite

# BOITERIE de l'enfant

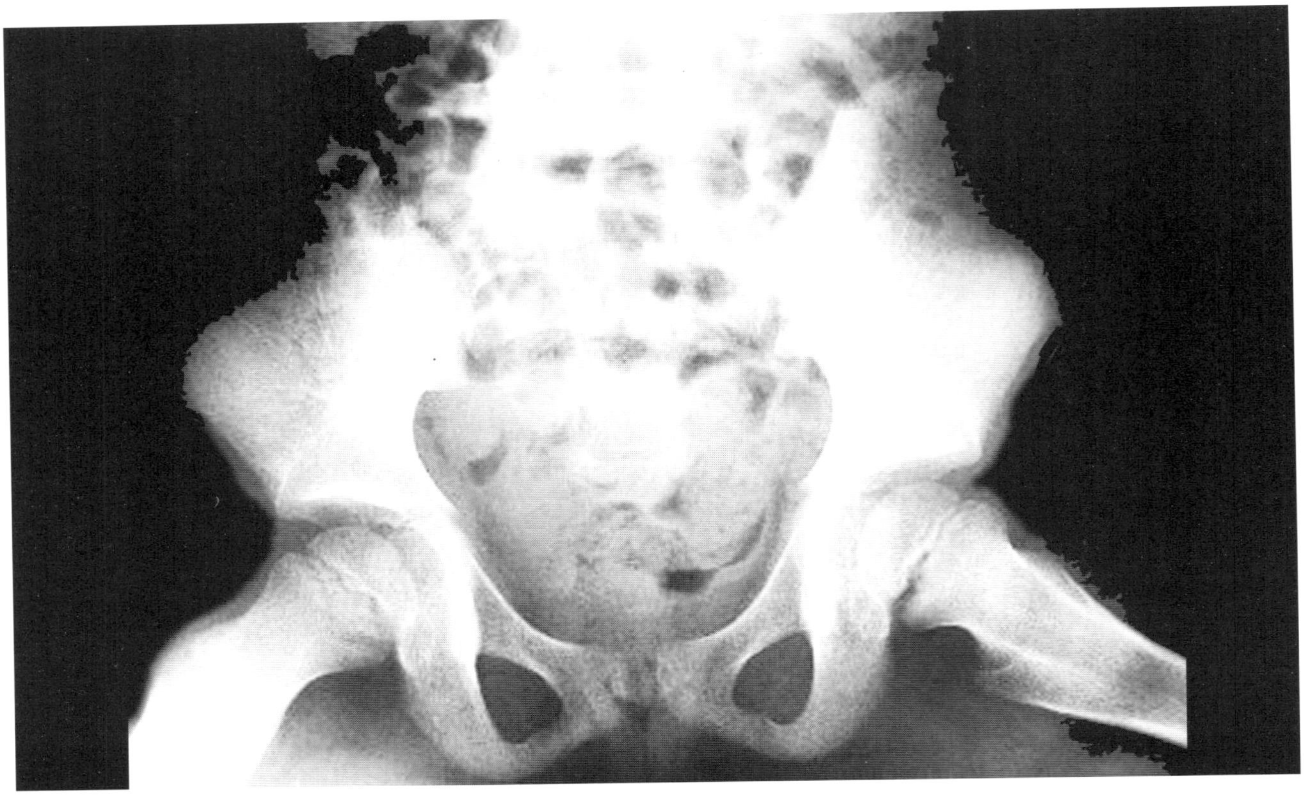

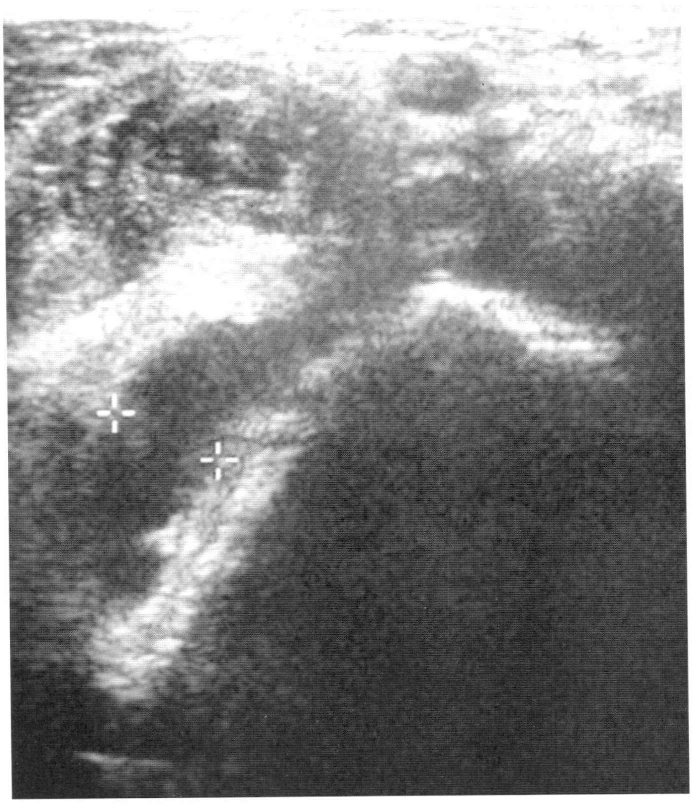

Ci-dessus : Radiographie du bassin (incidence de Lowenstein) : douleur de la hanche gauche. Pas de signe radiologique anormal. Contexte de rhume de hanche

A gauche : Echographie de hanche objectivant un épanchement intra-articulaire dans un contexte de rhume de hanche

# OSTEOMYELITE

| > | |
|---|---|
| **Radiographie standard** | • Au début : gonflement des parties molles (déplacement des lignes graisseuses au voisinage de la région métaphysaire)<br>• Apparition de signes osseux 10 jours environ après le début des signes cliniques<br>• Zone radio-transparente mal définie dans la région métaphysaire<br>• Destruction osseuse progressive<br>• Déaction périostée<br>• En cas d'évolution chronique, risque de voir apparaître une zone radiotransparente cernée d'un liseré de sclérose<br>• Possibilité de séquestre osseux |
| **TDM** | • Zone de destruction osseuse ou de sclérose<br>• Gonflement des parties molles<br>• Réalisée dans le cadre d'un bilan d'une lésion<br>• Recherche d'un séquestre osseux |
| **IRM** | • Hypersignal en séquence T2 de la métaphyse<br>• Œdème des parties molles<br>• Zones en hyposignal mal définies non réhaussées peuvent correspondre à de la nécrose ou à un abcès en formation |

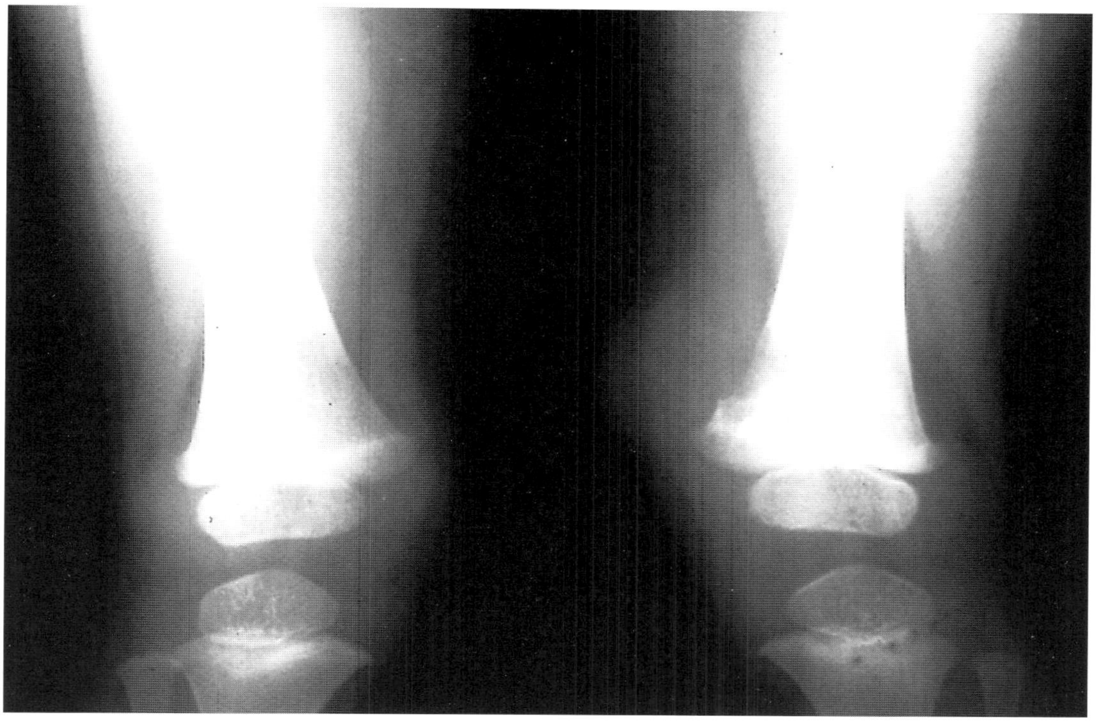

Radiographie des genoux de face : image radiotransparente « lytique » de l'extrémité inférieure du fémur gauche. Contexte d'ostéomyélite

# OSTEOMYELITE

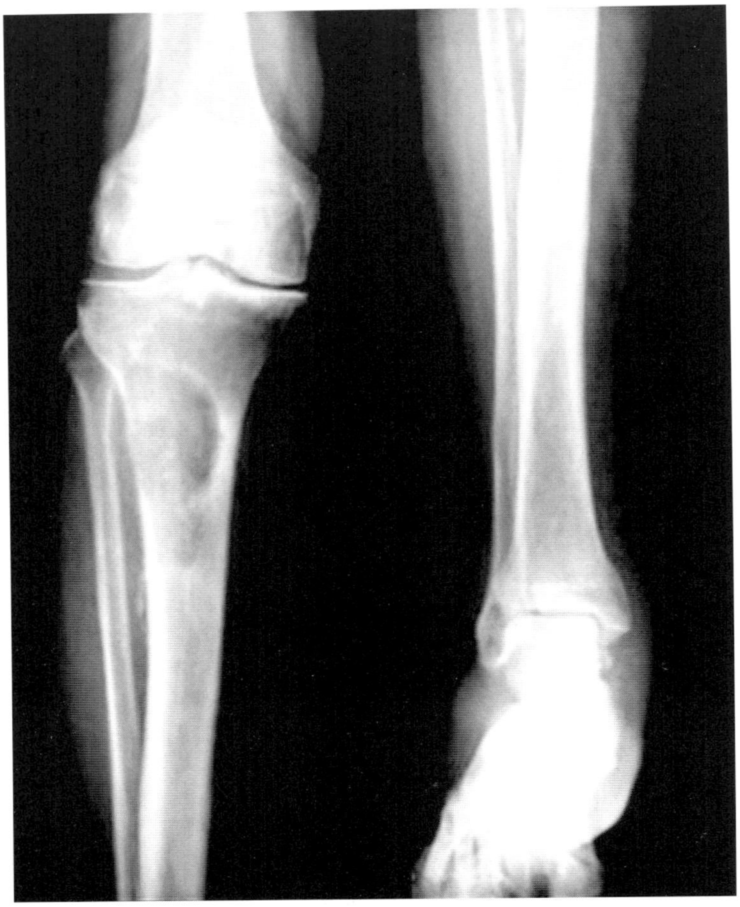

Contexte fébrile chez un enfant de 15 ans avec douleurs osseuses. Radiographies du genou : image lacunaire de l'extrémité supérieure du tibia avec amincissement de la corticale osseuse. Ostéomyélite aiguë

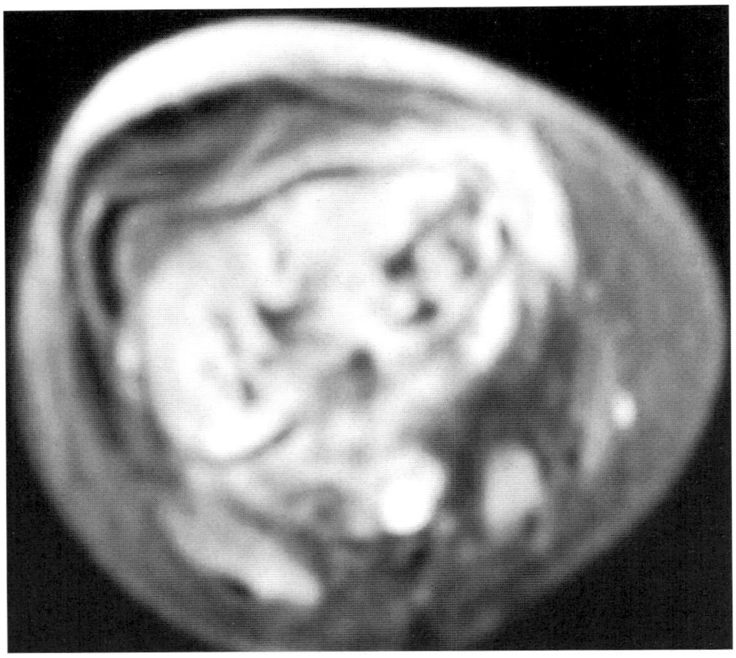

IRM en séquence pondérée T1 avec injection et saturation de la graisse. Infiltration et prise de contraste fémorale et extension dans les parties molles. Ostéomyélite aiguë

# BRONCHIOLITE

| > | |
|---|---|
| **Radiographie pulmonaire** | • Normale<br>• Distension thoracique<br>• Opacités micro-nodulaires localisées ou diffuses |

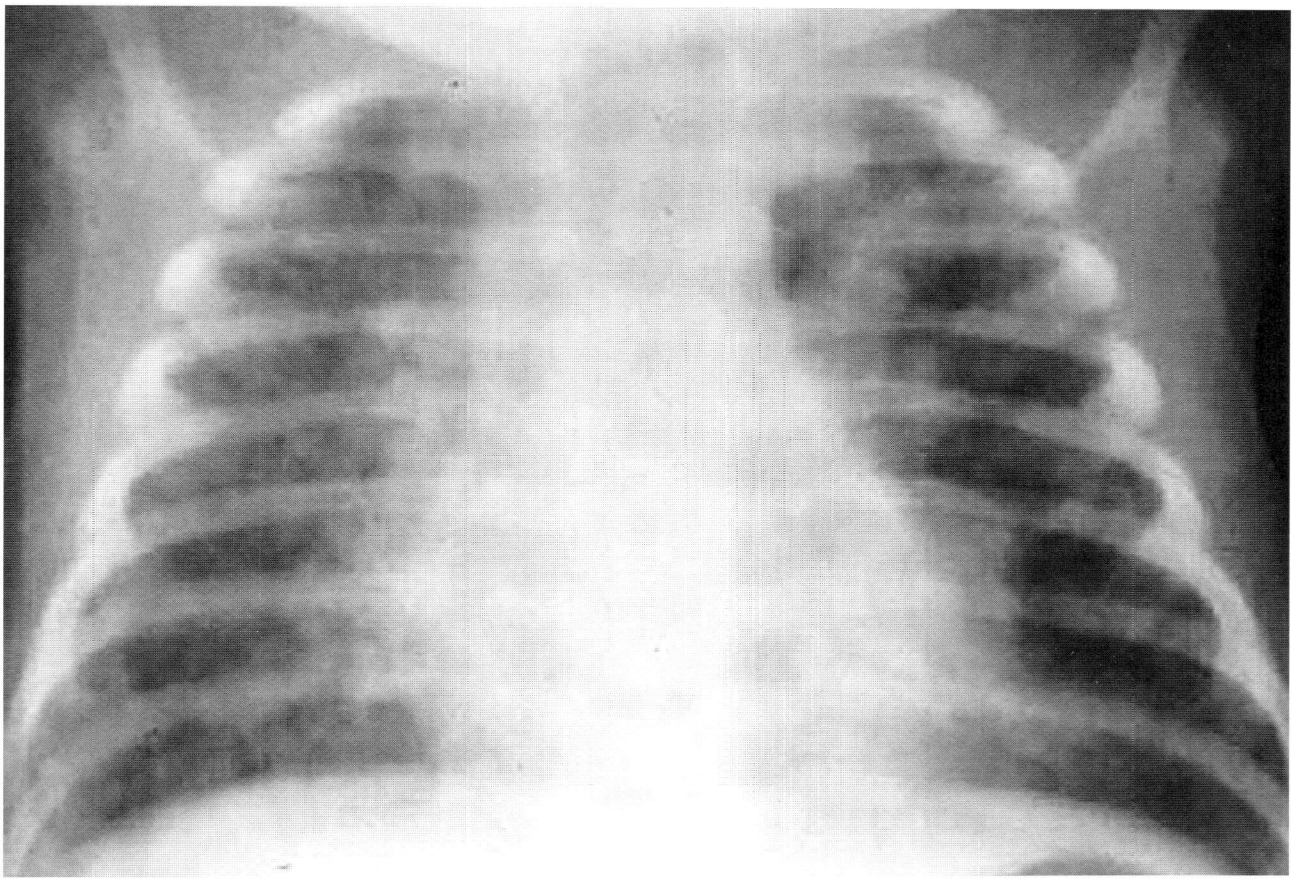

Bronchiolite : distension thoracique, opacités diffuses

# corps étranger **BRONCHIQUE**

| > | |
|---|---|
| **Radiographie standard** | • Aspect normal parfois<br>• Trouble de ventilation<br>• Piégeage sur les clichés en inspiration et expiration |

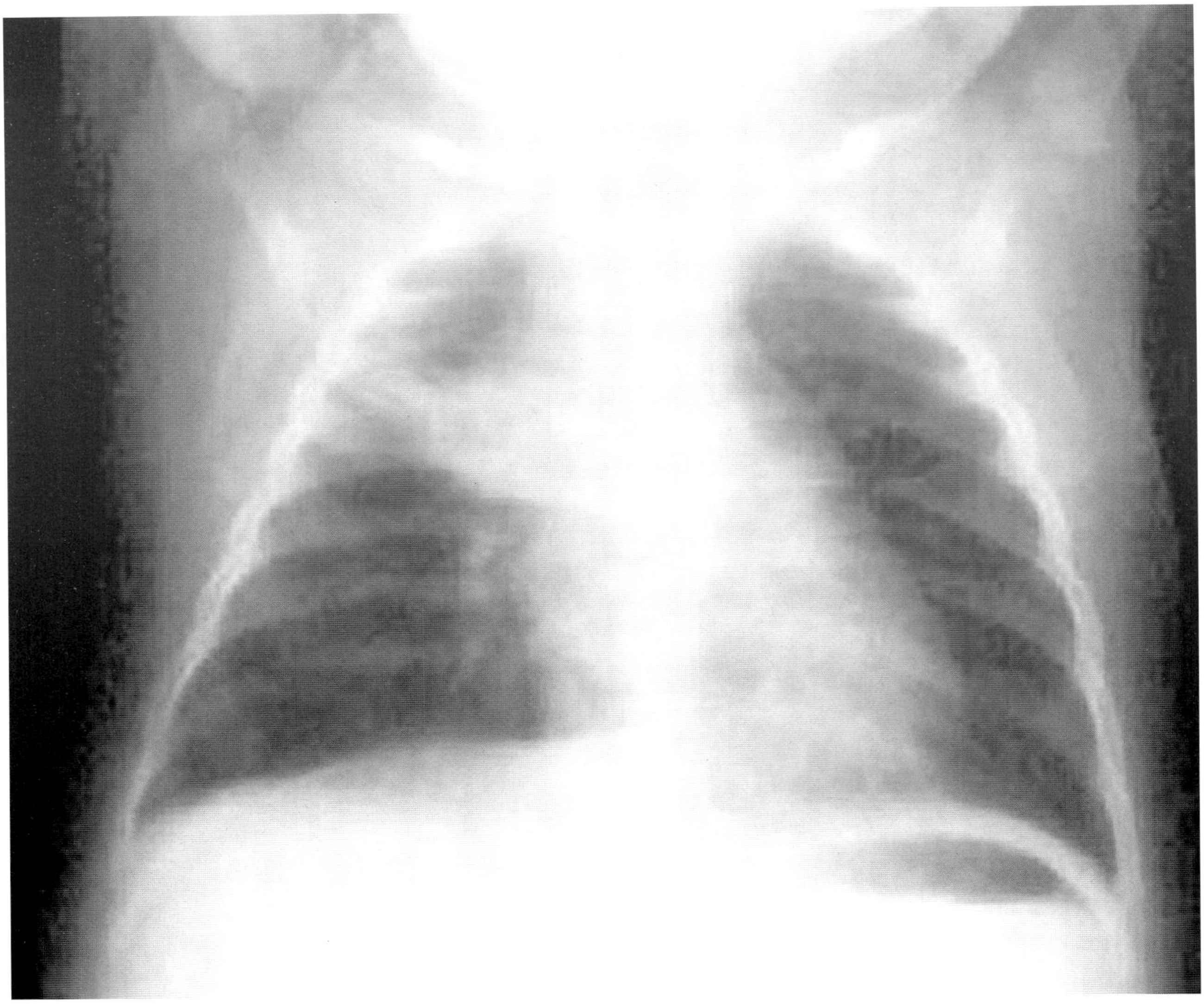

Opacité parahilaire droite. Trouble de ventilation chez un enfant de 16 mois. Corps étranger

# STAPHYLOCCOCIE pleuro-pulmonaire

| > | |
|---|---|
| **Radiographie standard** | • Syndrome alvéolaire d'extension rapide et bilatéral<br>• Epanchement pleural constant d'importance variable<br>• Apparition d'abcès intra-parenchymateux<br>• Risque de complications associées : pneumothorax, pneumomédiastin …<br>• Pneumatocoèle en fin d'évolution |

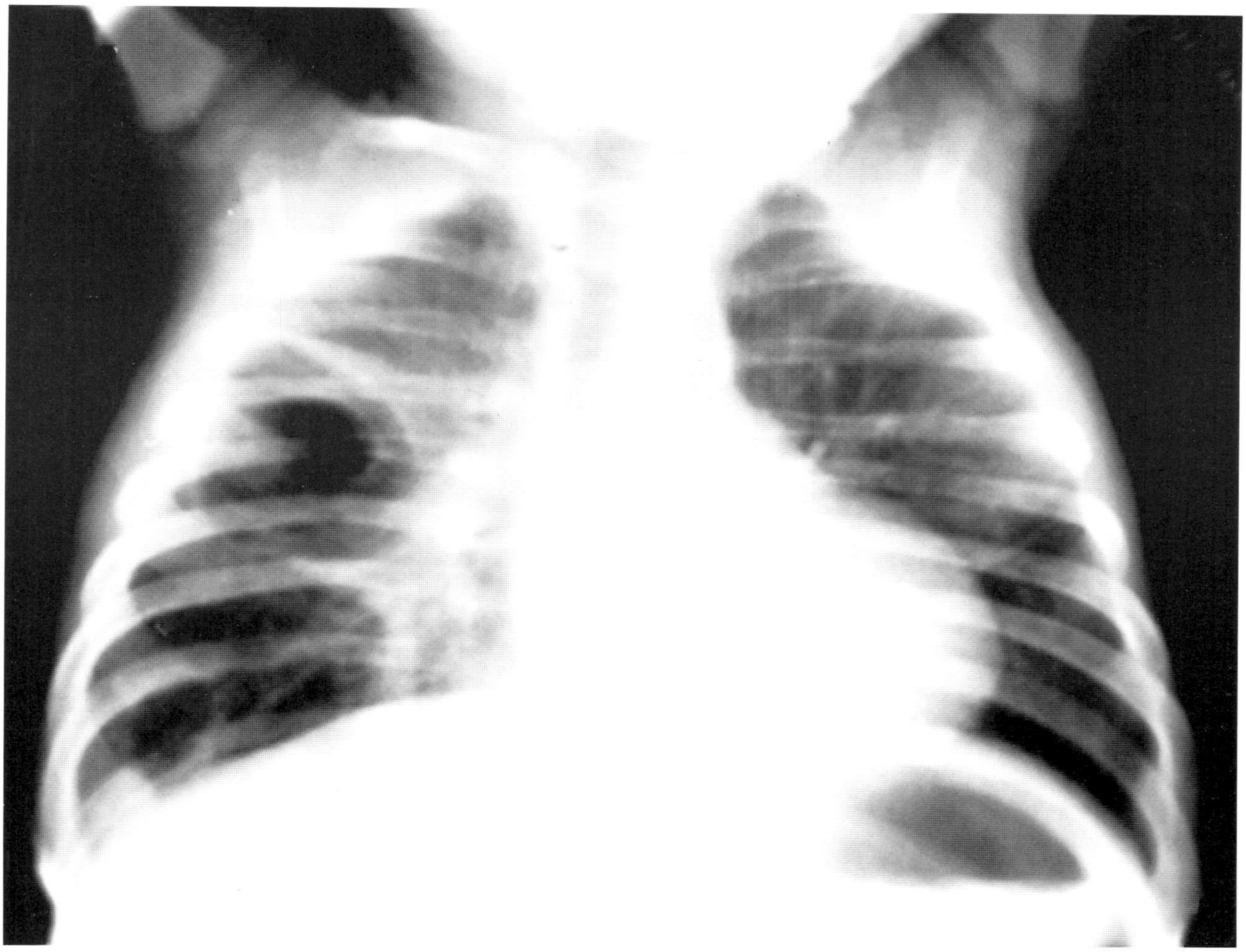

Staphylococcie pleuro-pulmonaire : présence de pneumatocèles multiples à droite

# DOULEURS ABDOMINALES de l'enfant

| Etiologies | Signes radiologiques |
|---|---|
| **Invagination intestinale aiguë** | • Standard : normal, boudin d'invagination parfois visible, niveaux hydro-aériques<br>• Echographie : aspect en « cible » en coupe axiale, en « sandwich » en coupe longitudinale<br>• Lavement : arrêt de progression du produit de contraste avec aspect en « pince de homard » |
| **Appendicite aiguë** | • Standard : normal, présence d'un stercolithe, ileus réflexe<br>• Echographie : signe de la « cible », augmentation du diamètre maximal de l'appendice, présence d'un stercolithe, épanchement intra-pelvien, recherche d'un abcès, parfois adénopathie |
| **Adénolymphite mésentérique** | • Standard : normal<br>• Echographie : recherche d'images ganglionnaires |
| **Origine urinaire** | • Lithiase<br>• Infections urinaires<br>• Exceptionnelle |

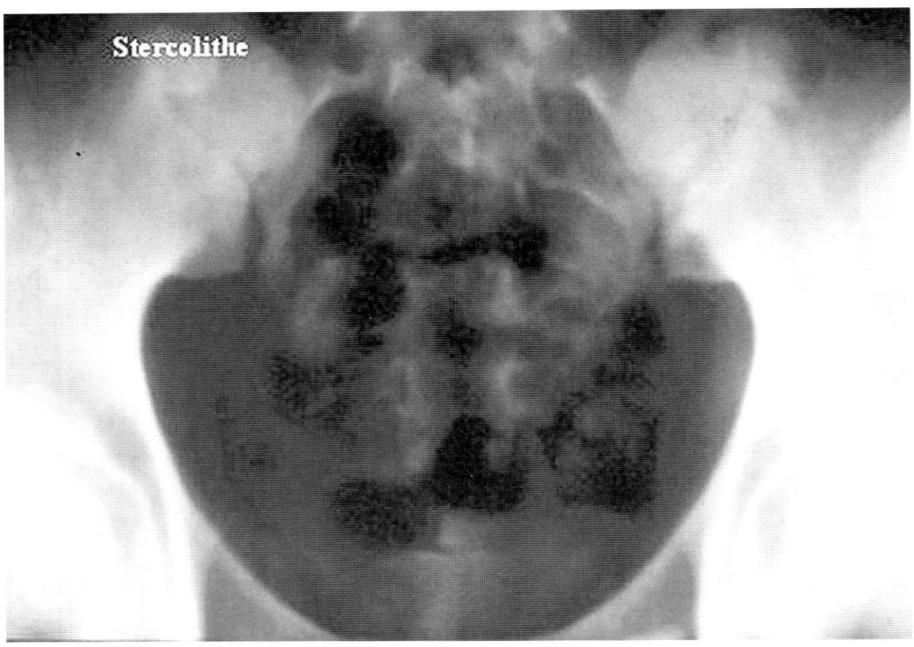


Cliché d'ASP objectivant un stercolithe appendiculaire chez un enfant de 7 ans

# INVAGINATION INTESTINALE aiguë

| > | |
|---|---|
| **Radiographie standard** | • Rarement normale<br>• Pauvreté aérique digestive<br>• Non visualisation de l'air dans le caecum<br>• Niveaux grêliques parfois<br>• Visualisation du boudin d'invagination de densité hydrique sous le foie |
| **Echographie** | • Aspect en cible en coupe axiale<br>• Aspetc en sandwich en coupe longitudinale |
| **Lavement** | • Arrêt de progression du produit de contraste<br>• Image constante sur les clichés<br>• Image en « pince de crabe » sur les clichés |
| **Iléo-coecale** | • La plus fréquente<br>• ASP : boudin d'invagination sous l'hypochondre droit<br>• Lavement opaque : arrêt de progression du produit de contraste. Aspect « en pince de crabe » |
| **Iléo-iléale** | • Très rare<br>• Rechercher des niveaux hydro-aériques sur l'ASP<br>• Lavement peu contributif |
| **Colo-colique** | • Exceptionnelle |

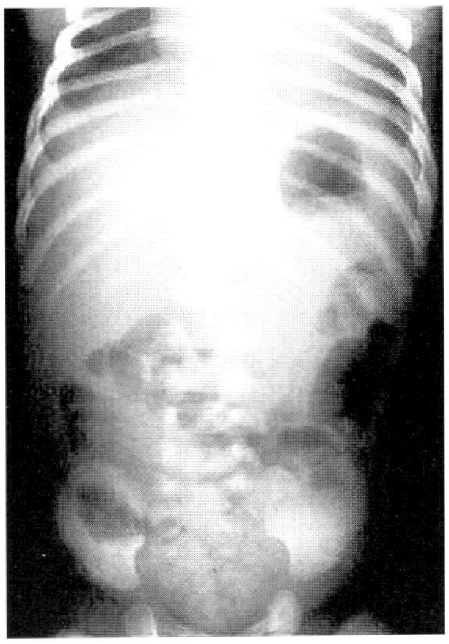

ASP de face : opacité oblongue de densité hydrique sous hépatique droite dans le cadre d'un invagination intestinale aiguë

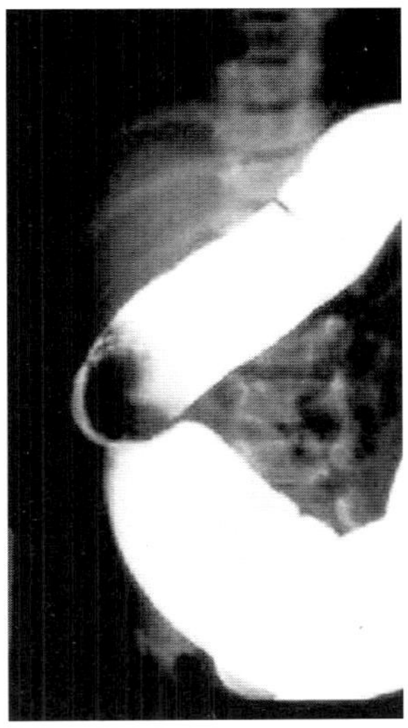

Arrêt de progression du produit de contraste. Contexte d'invagination iléocæle

**QUE SIGNIFIE L'IMAGE EN « COCARDE » A L'ECHOGRAPHIE ?**

- Centre hyperéchogène : lumière de l'anse invaginée
- Zone hypoéchogène correspondant à la musculeuse
- Zone périphérique hyperéchogène correspondant à l'accolement des muqueuses

# INVAGINATION INTESTINALE aiguë

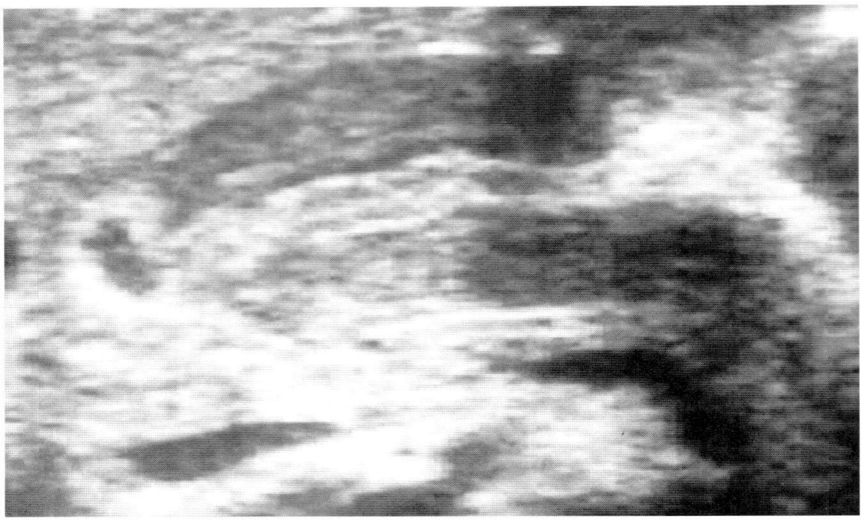

Echographie abdominale : présence d'une image en « sandwich »dans le cadre d'une invagination iléo-coecale

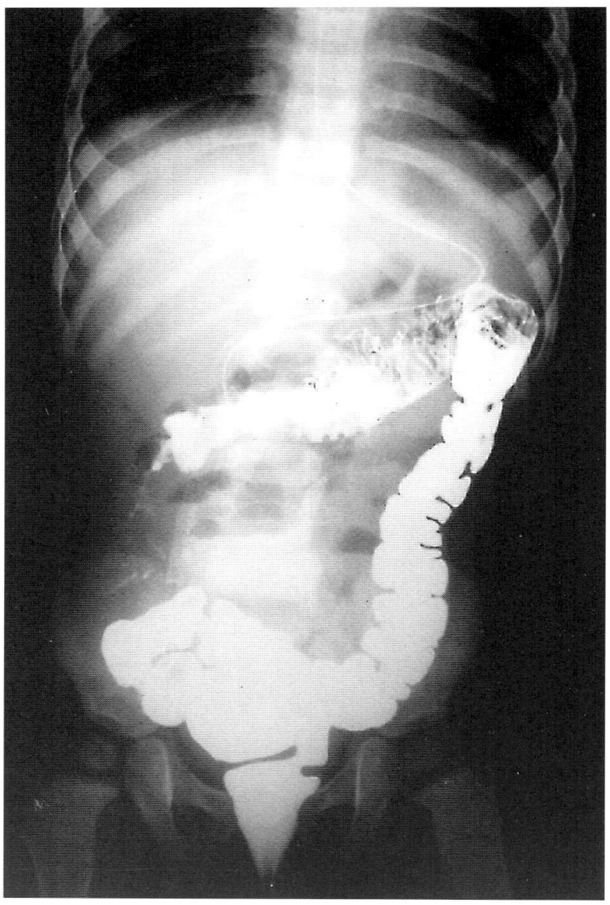

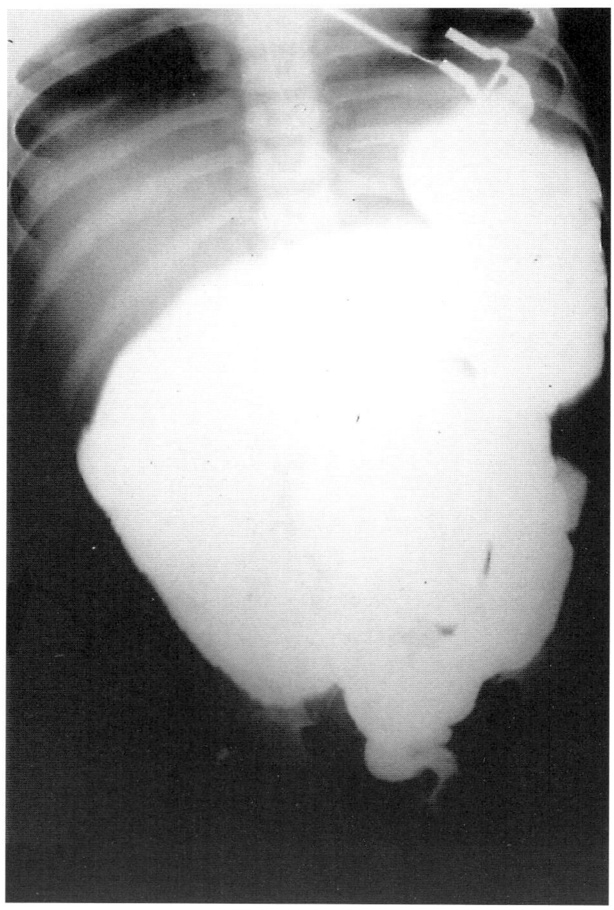

Lavement opaque de face : arrêt de progression du produit de contraste dans la région sous-hépatique. Invagination intestinale aiguë (de type iléo-caecale). Après tentative de réduction (cliché du bas), opacification complète du cadre colique avec reflux franc et massif dans les dernières anses. Aspect en faveur d'une réduction complète du boudin d'invagination

# HUMERUS : fracture de l'extrémité supérieure

| > | Sémiologie | Remarques |
|---|---|---|
| **Fracture du col chirugical** | • Extra-articulaire<br>• Trait de fracture : transversal ou oblique<br>• Déplacement en abduction ou adduction rarement<br>• Engrainement ou non<br>• Synonyme : fracture sous-tubérositaire | • Rechercher une lésion osseuse associée |
| **Fracture du col anatomique** | • Rare<br>• Trait articulaire à la jonction de la tête et du reste de l'épiphyse<br>• Synonyme : fracture céphalique | • Rechercher un trait de refend tuberculaire (fracture céphalo-tubérositaire) |
| **Fracture parcellaire** | • Rare<br>• Fracture arrachement osseux du trochir ou du trochyter | |
| **Fracture-luxation** | • Une fracture avec luxation associée | |

**CLASSIFICATION DE NEER : BASEE SUR LE NOMBRE DE FRAGMENTS FRACTURAIRES IDENTIFIES**

| | |
|---|---|
| 1 fragment : Neer I | 2 fragments : Neer II |
| 3 fragments : Neer III | 4 fragments : Neer IV |

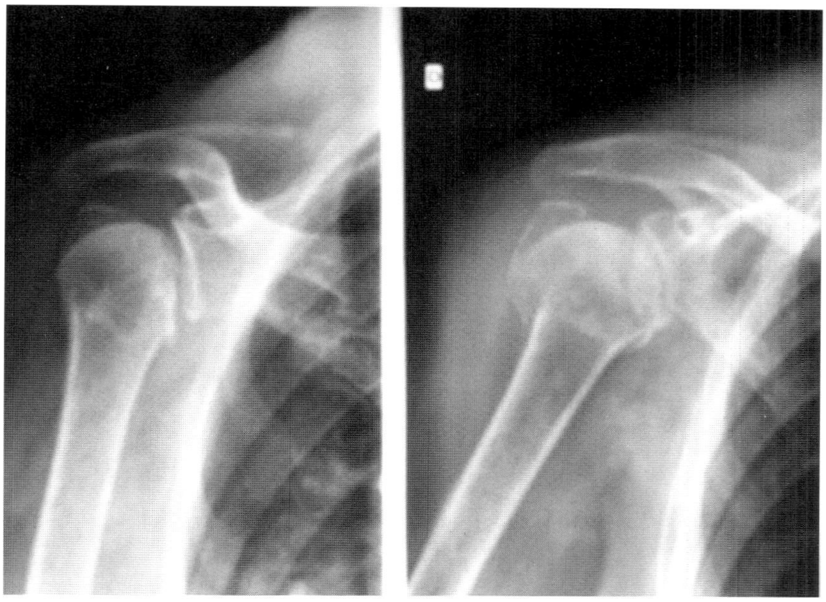

Fracture du col chirurgical de l'humérus avec arrachement de la grosse tubérosité

# HUMERUS : fracture de l'extrémité supérieure

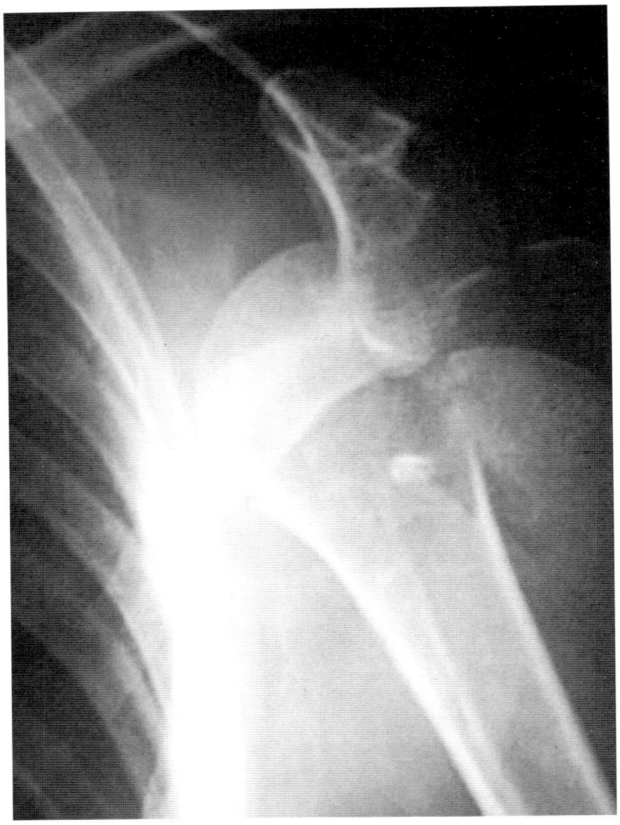

Fracture du trochyter avec luxation associée

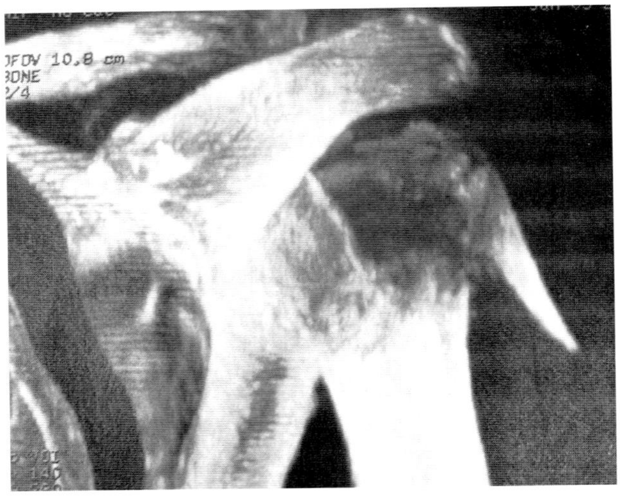

Recontruction scannographique d'une fracture de l'extrémité supérieure de l'humérus dans le plan coronal

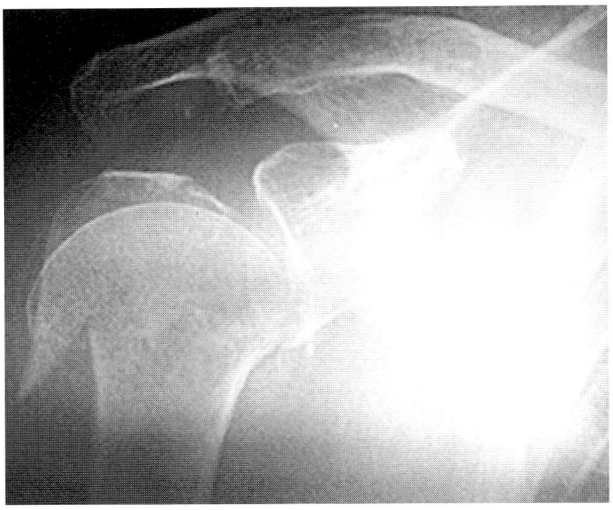

Fracture du col chirurgical de l'humérus

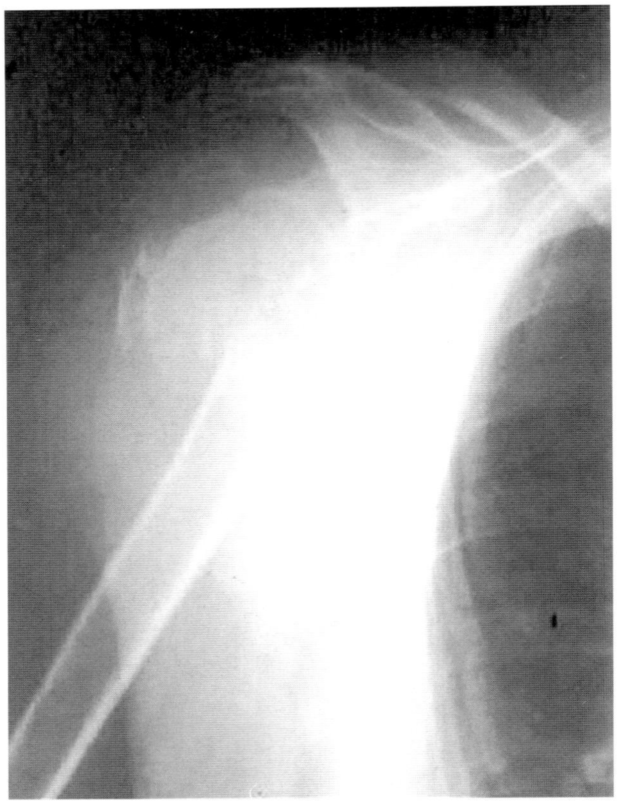

Fracture du col chirurgical avec déplacement important

# fracture de la **CLAVICULE**

| > | Sémiologie | Remarques |
|---|---|---|
| **Généralités** | • Trait extra-articulaire<br>• Déplacement avec chevauchement et racourcissement des fragments | • Fracture fréquente<br>• La plus fréquente chez l'enfant<br>• Terrain : adulte jeune de moins de 30 ans |
| **Tiers moyen** | • La plus fréquente<br>• Le fragment interne est attiré vers le haut et le fragment externe ver le bas<br>• Fréquemment présence d'un troisième fragment intermédiaire | • 75 % du total |
| **Tiers externe** | • Absence de déplacement | • 20% du total<br>• Les fractures du quart externe sont équivalentes à une disjonction acromio-claviculaire stade III |
| **Tiers interne** | • Minime déplacement | • La plus rare moins de 5% des cas |

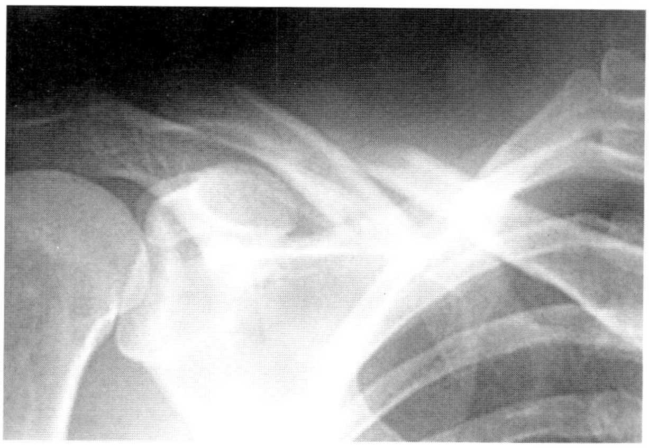

Fracture du tiers moyen de la clavicule chez un adulte

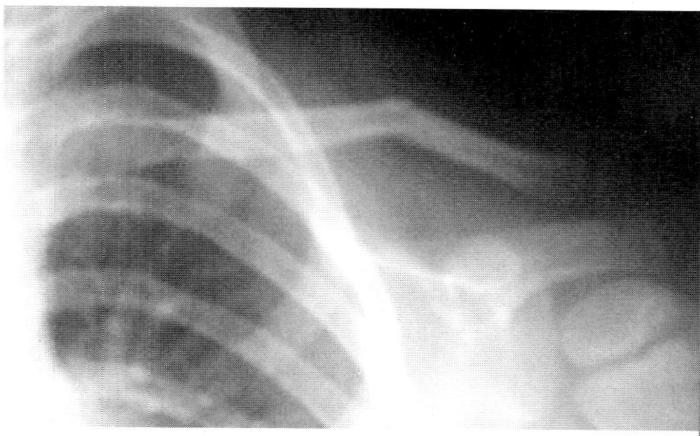

Fracture du tiers moyen de la clavicule chez un enfant

# luxation ACROMIO-CLAVICULAIRE

| > | Sémiologie | Remarques |
|---|---|---|
| **Stade I** | • La radiographie est normale | • Cas d'une entorse bénigne |
| **Stade II** | • Subluxation isolée | |
| **Stade III** | • Luxation de l'articulation acromio-claviculaire | • Entorse grave |
| **Stade IV** | • Luxation de l'articulation acromio-claviculaire très marquée | • Luxation grave |

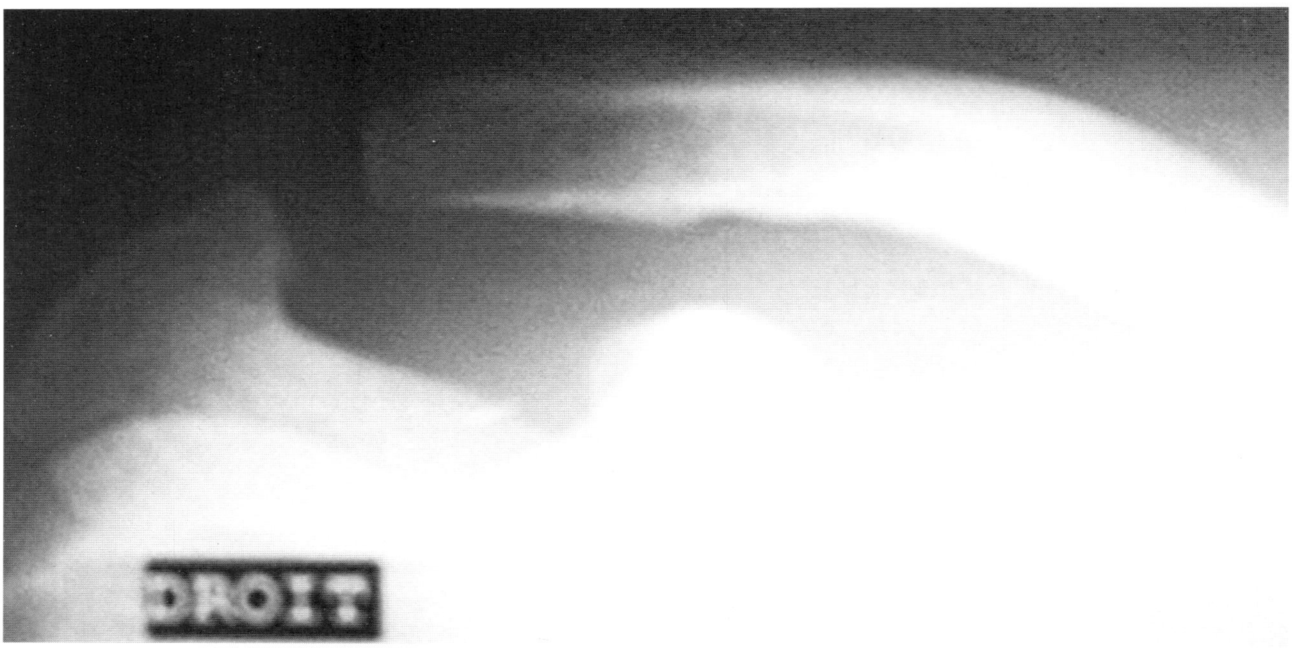


Minime disjonction de l'articulation acromio-claviculaire (stade II)

# fracture du **COUDE**

| > | Sémiologie |
|---|---|
| **Fracture de la palette humérale** | • Le trait de fracture siège classiquement en dessous de l'insertion du muscle brachial<br>• Uni ou pluri fragmentaire<br>• Le trait siège en sus ou intercondylien |
| **Fracture de la tête radiale** | • Siège articulaire<br>• Type I : fracture sans déplacement<br>• Type II : fracture déplacée<br>• Type III : fracture comminutive |
| **Fracture de l'olécrâne** | • Type articulaire<br>• Déplacement vers le haut du fragment osseux |
| **Fracture du processus coronoïde** | • Souvent associé à une luxation postérieure du coude |
| **Luxations du coude** | • Classiquement postérieure<br>• Recherche d'une fracture associée (tête radiale, épicondyle médial, apophyse coronoïde) |

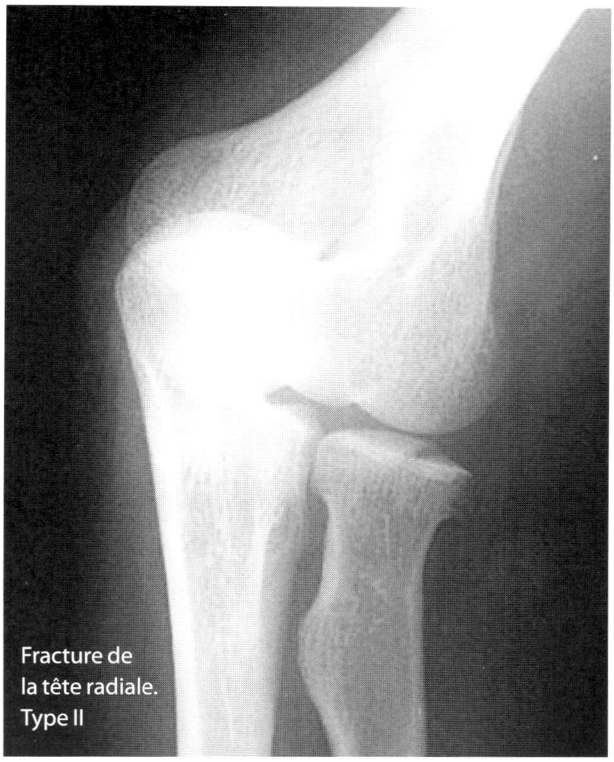
Fracture de la tête radiale. Type II

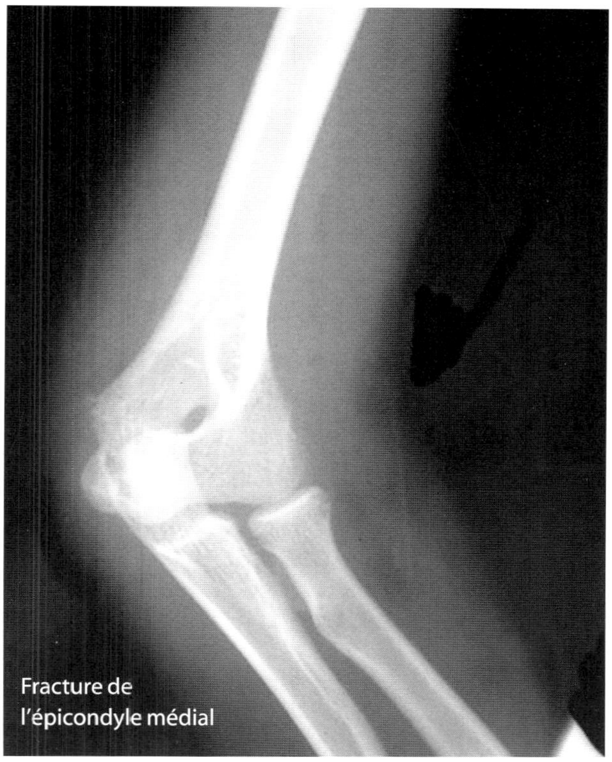
Fracture de l'épicondyle médial

# autres fractures du **MEMBRE SUPERIEUR**

| > | Sémiologie |
|---|---|
| **Fracture de la diaphyse humérale** | • Le trait de fracture siège classiquement dans le tiers moyen de la diaphyse humérale<br>• Trait unique : horizontal, oblique ou spiroïde) |
| **Fracture des os de l'avant-bras** | • Siège variable<br>• Trait de fracture unique ou multiple<br>• Déplacement variable |

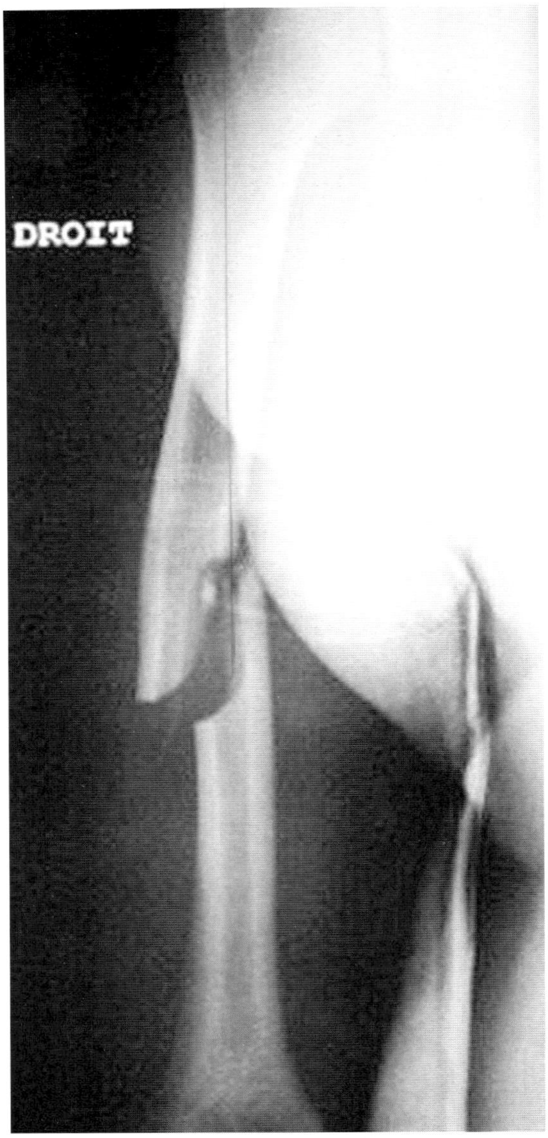


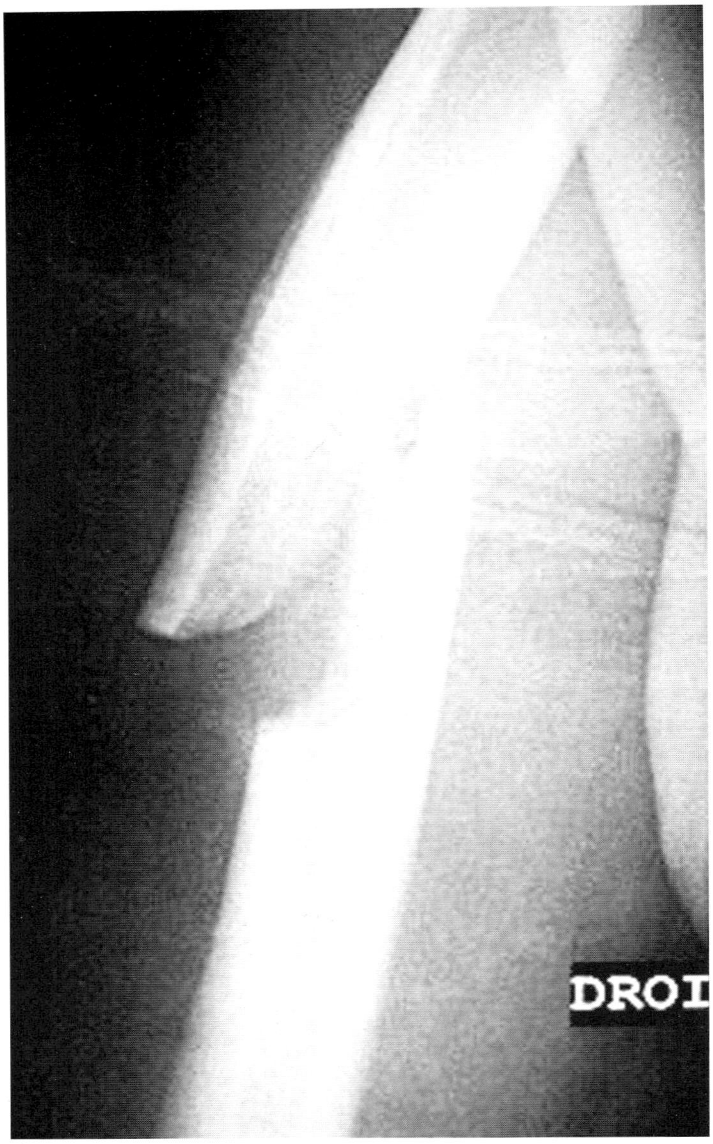


Fracture du tiers moyen de la diaphyse humérale droite avec présence d'un trait oblique

# fracture de la **PALETTE HUMERALE**
## chez l'enfant

| | Sémiologie | Remarques |
|---|---|---|
| **Généralités** | • Fracture en extension avec déplacement postérieur de la palette humérale | • Cas le plus fréquent (plus de 90% des cas)<br>• Traumatisme direct dans moins de 10% des cas |
| **Stade I** | • Fracture sans déplacement<br>• Fracture en bois vert | • Classification de Lagrange et Rigault |
| **Stade II** | • Déplacement postérieur minime<br>• Rupture des corticales antérieure et postérieure | |
| **Stade III** | • Déplacement postérieur important<br>• Les fragments restent en contact<br>• Rotation interne du fragment épiphysaire fréquemment | |
| **Stade IV** | • Très important déplacement postérieur<br>• Perte de contact des fragments épiphysaire et métaphysaire<br>• Rupture du périoste postérieur<br>• Rotation interne du fragment épiphysaire fréquemment | |

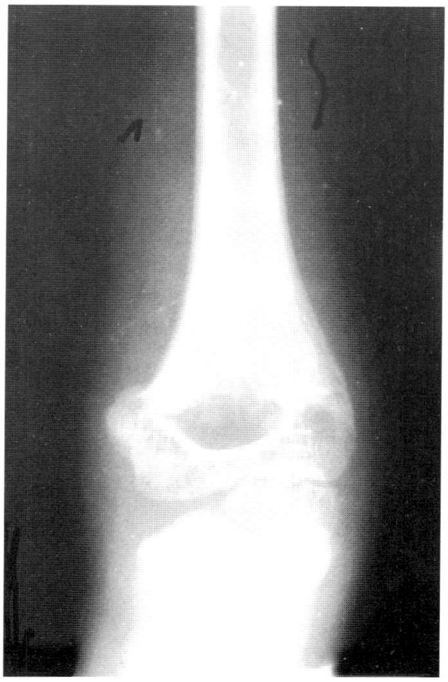

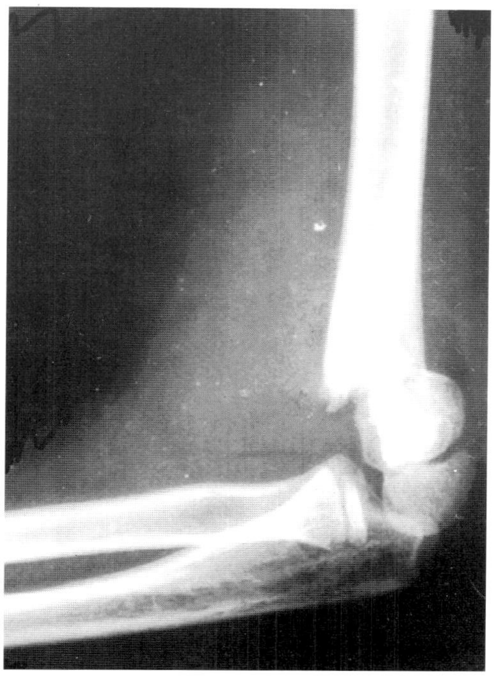

Fracture de la palette humérale chez un enfant de type supra-condylienne (stade II)

# fracture du **POIGNET**

| | Sémiologie | Remarques |
|---|---|---|
| **Fracture de Pouteau-Colle** | • Trait de fracture horizontal extra-articulaire<br>• Horizontalisation de la ligne bistyloïdienne<br>• Ascension de la styloïde radiale<br>• Sur le cliché de profil, déformation en dos de fourchette | • Le déplacement postérieur est le plus fréquent (plus de 90% des cas) |
| **Fracture de Goyran-Smith** | • Fracture sus-articulaire<br>• Horizontalisation de la ligne bistyloïdienne de face<br>• Bascule antérieure de l'épiphyse radiale | • Le déplacement est antérieu (ventre de « fourchette ») |

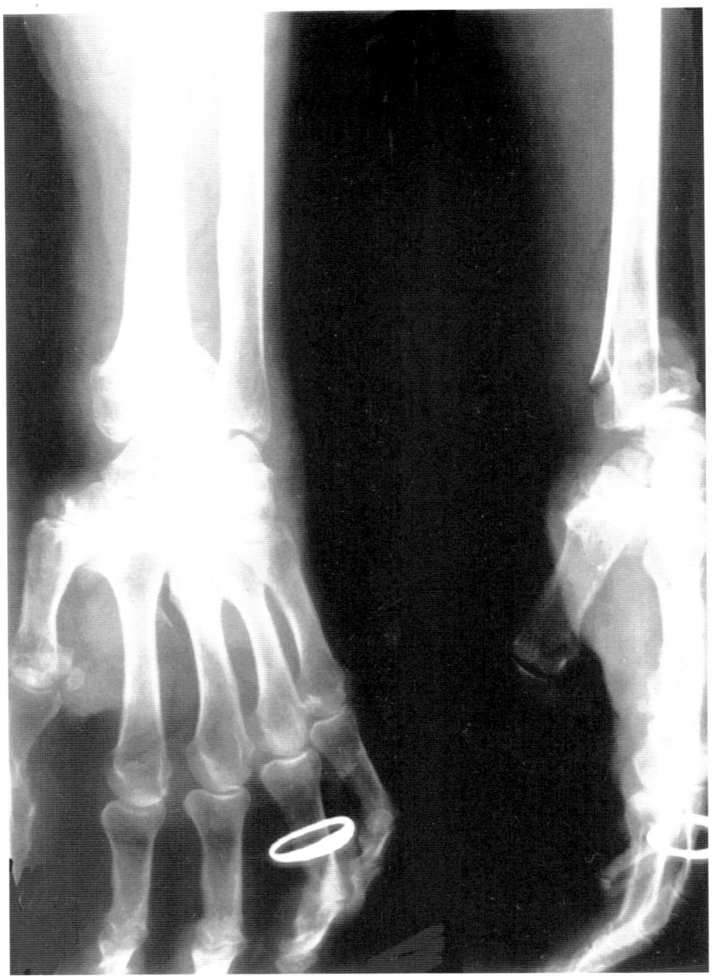

Fracture du poignet de type Pouteau-Colle

# fracture du **SCAPHOIDE**

| > | Sémiologie | Remarques |
|---|---|---|
| **Standard** | • Parfois la radiographie est normale<br>• Trait de fracture transversal ou légèrement oblique au plus grand axe du scaphoïde<br>• Déplacement variable | • Les fractures de la tubérosité sont visibles sur les clichés oblique et latérale<br>• Les fractures de la partie moyenne est visible sur le cliché oblique<br>• Les fractures proximales sont visibles sur le cliché de face |
| **Tomodensitométrie** | • Objective le trait de fracture parfois méconnu sur la radiographie standard | • Intérêt des reconstructions dans les 3 plans |
| **IRM** | • Peut retrouver le trait de fracture (hyposignal linéaire en séquence pondérée T1)<br>• Anomalie de signal en séquence pondérée T2 (œdème)<br>• Une séquence STIR normale élimine le diagnostic de fracture du scaphoïde | |
| **Scintigraphie** | • Anormale entre 2 à 7 jours après le diagnostic | |

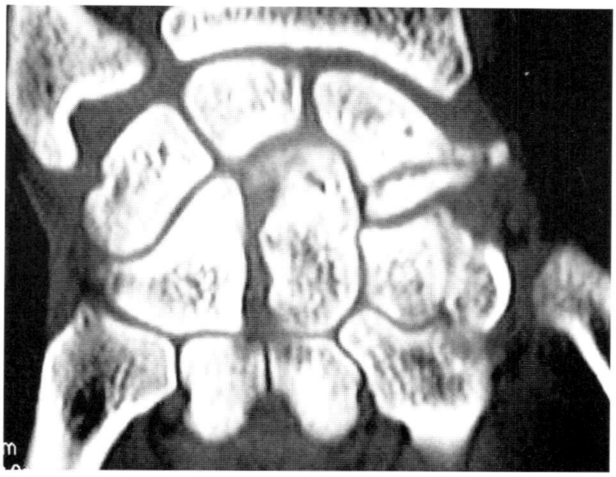

Exemple de fracture du scaphoïde sur une reconstruction tomodensitométrique dans un plan coronal

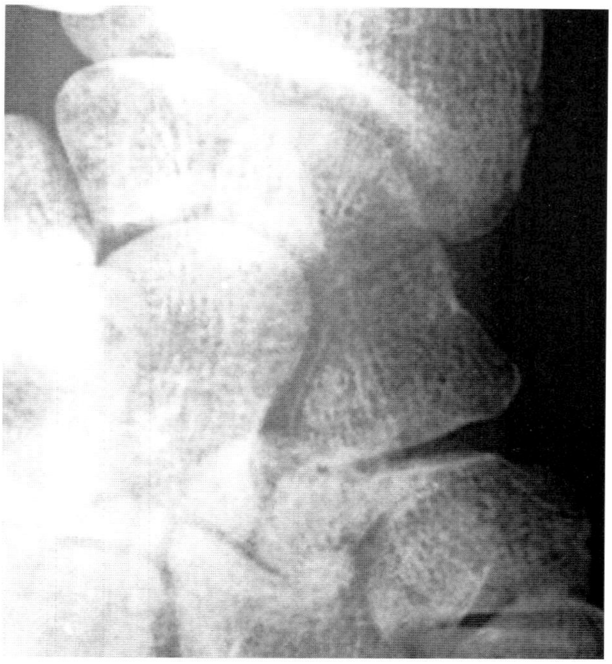

Radiographie centrée sur le scaphoïde objectivant un trait de fracture transversal sans déplacement

# luxation de **L'EPAULE**

| > | Sémiologie | Remarques |
| --- | --- | --- |
| **Luxation antéro-interne** | • Tête humérale déplacée en bas et en dedans<br>• Vacuité de la glène<br>• Sur le profil, la tête est en avant de la cavité glénoïde | • La plus fréquente |
| **Luxation inférieure** | • Sous-glénoïdienne : le bord supérieur du col accroche le bord inférieur de la glène<br>• Luxation erecta : glissement de la tête humérale le long de la région axillaire | |
| **Luxation supérieure** | • Associée systématiquement à une fracture de l'arc acromio-claviculaire | • Exceptionnelle |

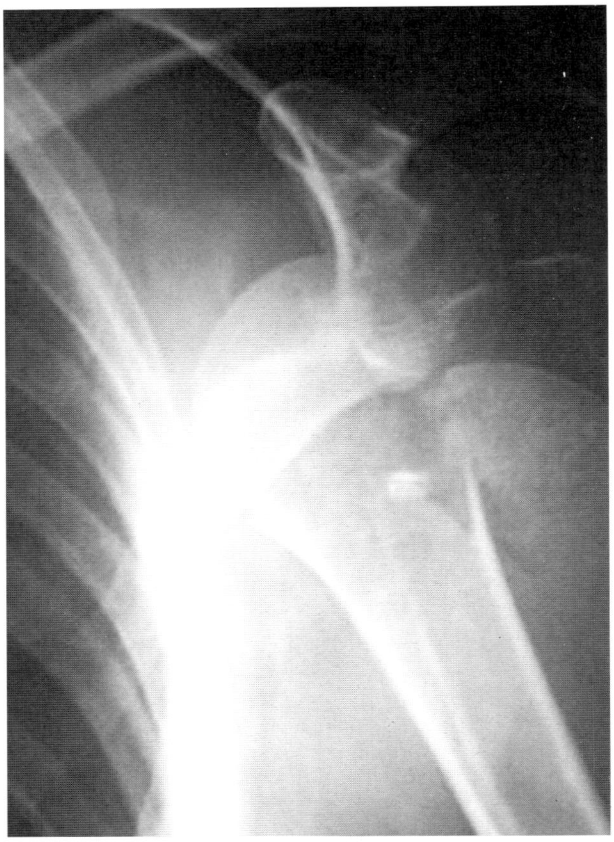

Fracture de la grosse tubérosité avec luxation associée de la tête humérale

# fractures du BASSIN

| > | Sémiologie |
|---|---|
| **Fracture du sacrum** | • Fracture avec un trait horizontal souvent isolée<br>• En revanche, un trait vertical est rarement isolé |
| **Fracture de l'aile iliaque** | • Rarement isolée<br>• Souvent associée à un trait cotyloïdien |
| **Fracture de la symphyse publienne** | • Fracture ou disjonction de la symphyse pubienne avec association à une fracture du cadre obturateur |
| **Fractures du cotyle** | **Fractures unique élémentaires**<br>• Fracture postérieure (fracture séparation ou impaction ostéo-chondrale de la partie postérieure du cotyle)<br>• Fracture antérieure (le trait est visible du sourcil cotyloïdien à la partie externe de la branche ischio-pubienne)<br>• Fracture transversale (transtectale : le trait passe à travers le toit cotyloïdien, juxtatectale : le trait passe par l'arrière-fond et au dessous du toit du cotyle, infratectale : trait passant au niveau des parois dans leur partie basse)<br>**Fractures associées**<br>• Fracture en T (trait transversal et refend vertical)<br>• Fractures de la colonne et de la paroi postérieure<br>• Fracture transversale et de la paroi postérieure avec luxation centrale et postérieure de la tête fémorale<br>• Fracture de la colonne antérieure avec un hémi-trait transversal postérieur<br>• Fracture des deux colonnes |

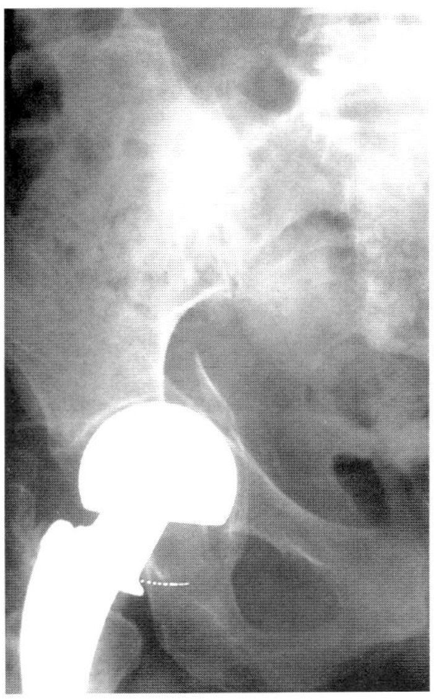

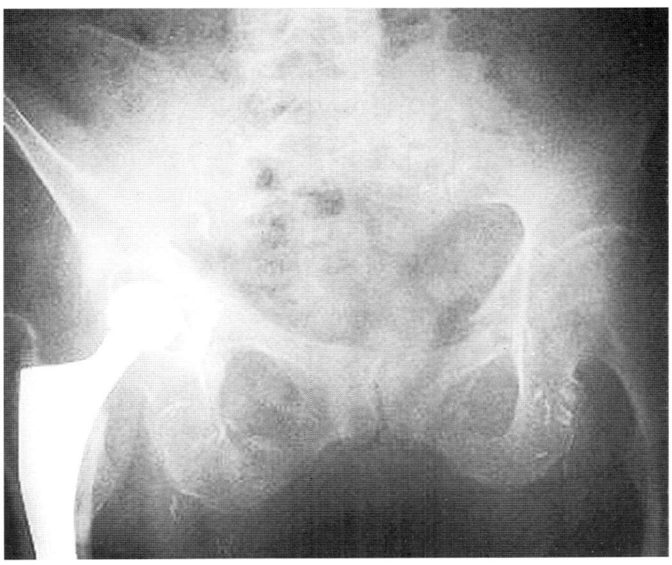

A gauche : Fracture du cotyle droite

A droite : Fracture du cadre obturateur gauche avec trait de fracture visible sur les branches ilio et ischio-pubiennes

# fracture TROCHANTERIENNE

| > | Sémiologie |
|---|---|
| **Radiographie** | Il s'agit d'une fracture qui passe par le massif des trochanters en dessous de l'articulation. Le déplacement est constamment retrouvé en varus, raccourcissement et rotation externe de la diaphyse fémorale. Ensuite, en fonction du niveau du trait de fracture on distingue 4 types :<br>**Cervico-trochanterienne :** située à la jonction entre le col et le massif des trochanters.<br>**Per-trochanterienne :** le trait traverse le grand et le petit trochanter. Soit le trait est franc et il s'agit d'une fracture simple. Soit petit et grand trochanter sont détachés et il s'agit d'une fracture complexe.<br>**Sous-trochanterienne :** en dessous du massif trochantérien.<br>**Rochantero-diaphysaire :** le trait de fracture descend dans la diaphyse fémorale. |

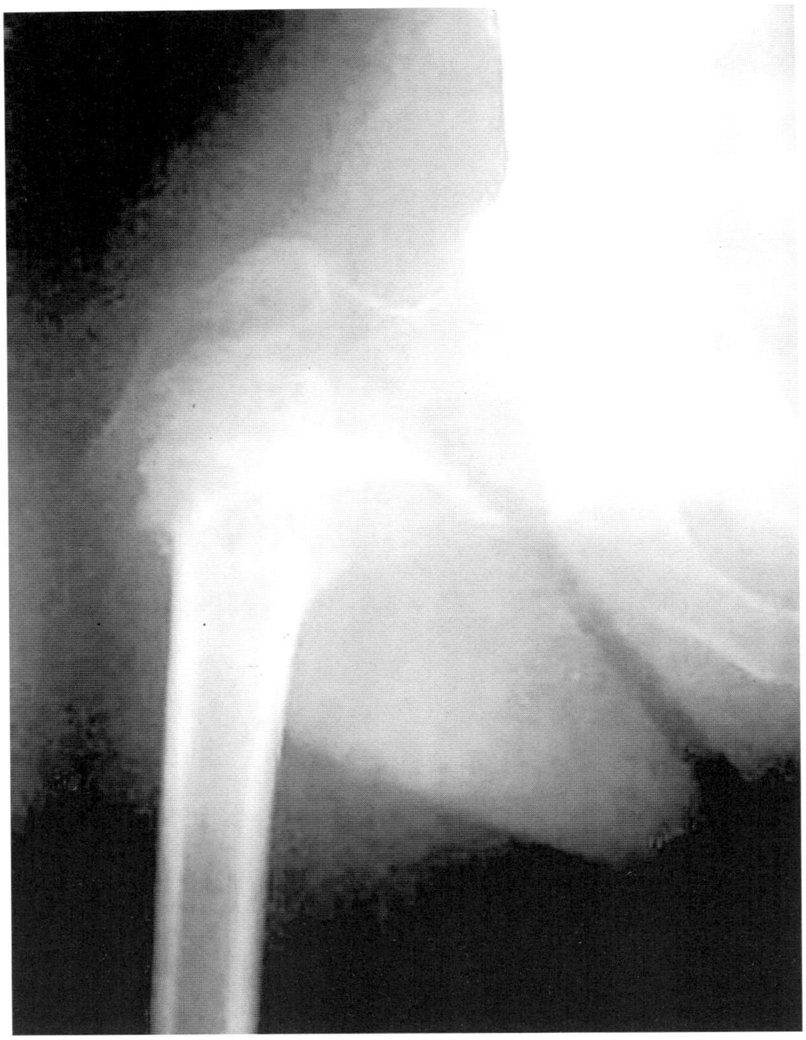

Fracture pertrochantérienne droite

# fracture du **COL FEMORAL**

| > | Sémiologie | Remarques |
|---|---|---|
| **Garden I** | • Déplacement de la tête en valgus sur le col. Celle ci s'est impactée sur le col fémoral.<br>• Les travées osseuses sont verticalisées au niveau de la tête par rapport au col. | |
| **Garden II** | Aucun déplacement ne s'est produit et les travées osseuses ne sont pas déplacées. | La plus rare |
| **Garden III** | Déplacement de la tête en varus sur le co . La tête a basculé et ne reste accrochée qu'en dedans. Les travées osseuses de la tête sont horizontalisées. | La plus fréquente |
| **Garden IV** | Grand déplacement de la tête qui n'a plus de cohésion avec le col. La tête devenant libre, les travées de la tête redeviennent parallèles à celles du col. Mais, contrairement à la Garden 2, il existe un écart inter-fragmentaire qui témoigne du déplacement. | |

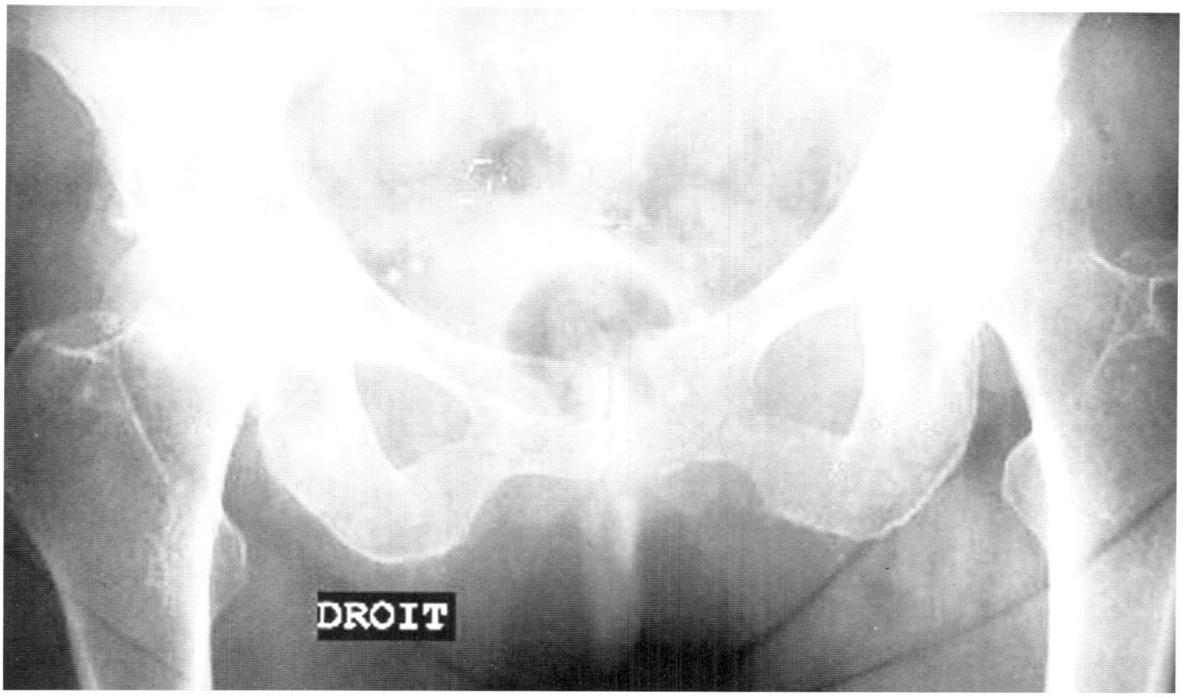


Fracture du col fémoral droit avec verticalisation des travées par rapport à celle du col. Déformation en coxa valga. Classification : Garden I

# fracture du **COL FEMORAL**

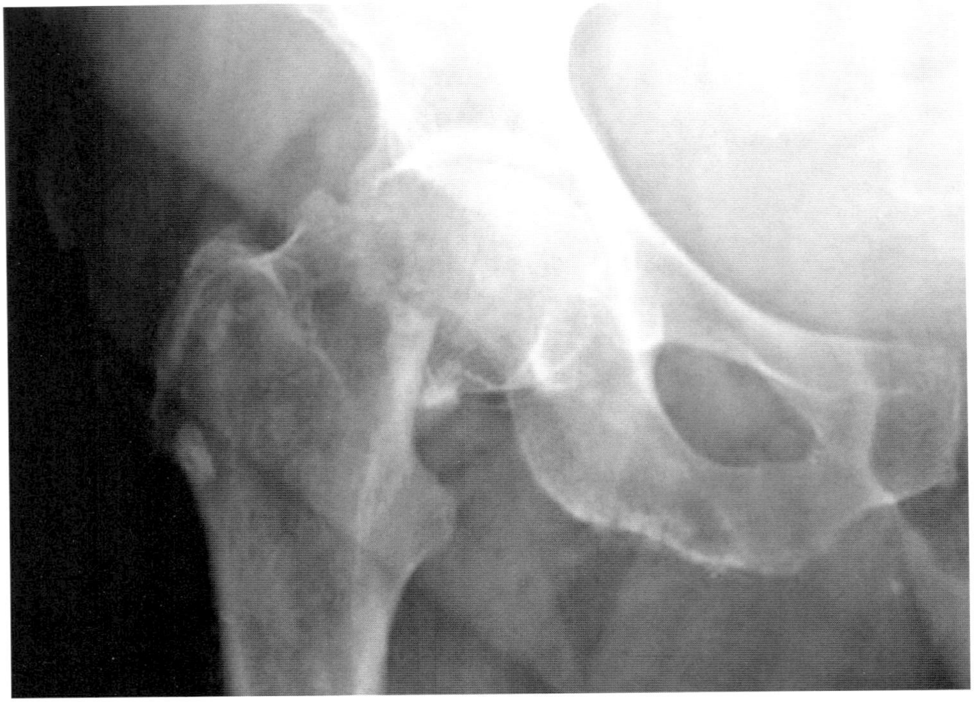

Fracture du col fémoral droit. Classification Garden type III

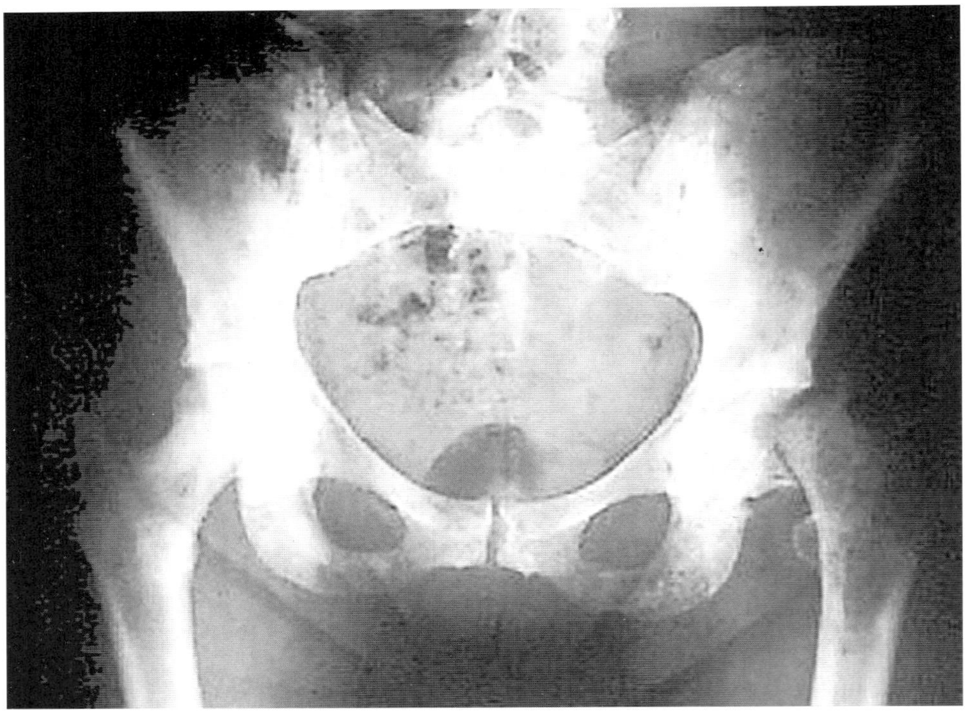

Fracture pathologique chez une femme de 40 ans atteinte d'un cancer du sein. Fracture du col fémoral gauche avec présence de métastases osseuses mixtes associant images lytiques et condensantes

# fracture de la **JAMBE**

| (>) | Sémiologie | Remarques |
|---|---|---|
| **Standard** | Le siège de la fracture qui est défini par tiers ; le trait de la fracture qui peut être unique (fracture simple) ou complexe (fracture comminutive) ; le déplacement de la fracture en 4 types, A, B, C, D :<br>A. > angulation<br>B. > baïonnette<br>C. > chevauchement<br>D. > décalage<br>L'existence de trait de refend articulaire l'existence de fractures associées (malléoles, plateau tibial…). L'existence de fracture isolée de la diaphyse tibiale ou péronière | 20% de l'ensemble des fractures |

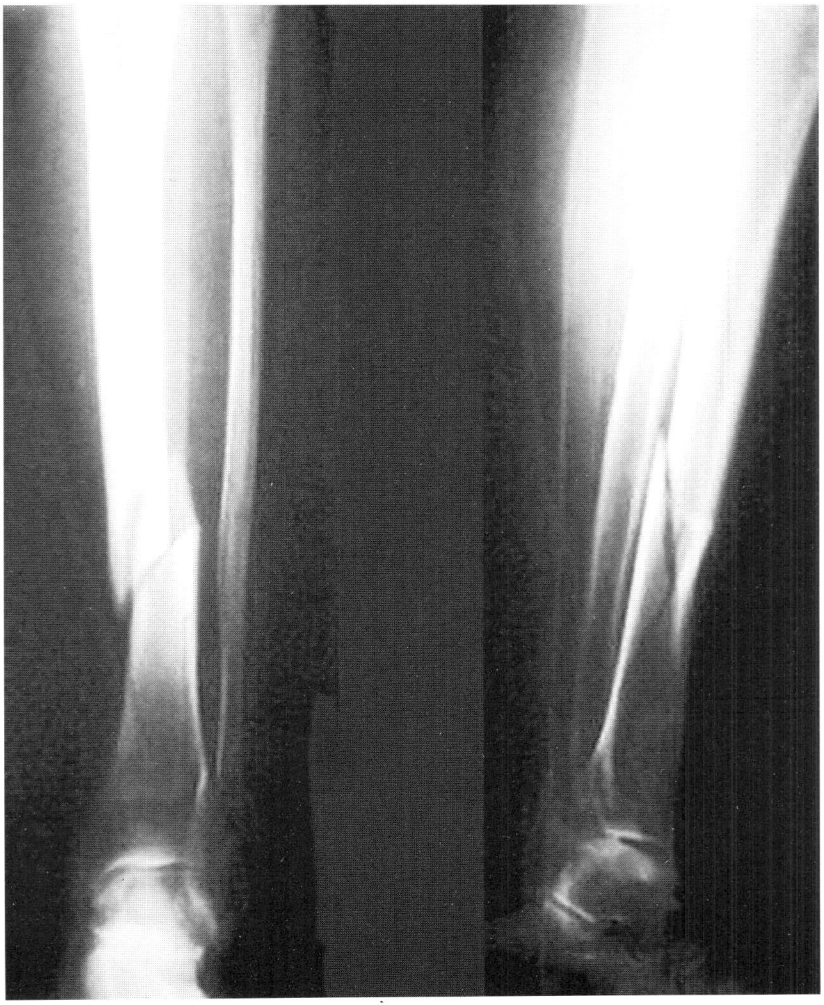

Fracture de jambe de type oblique longue de siège diaphysaire

# fracture **BIMALLEOLAIRE**

| > | Sémiologie | Remarques |
|---|---|---|
| **Type I** | Les fractures sous-tuberculaires par adduction : caractérisées par l'intégrité de la syndesmose et un trait malléolaire interne vertical s'accompagnant fréquemment d'un enfoncement ostéochondral à l'angle supéro-interne de la mortaise. | Moins de 5% des cas |
| **Type II** | Les fractures intertuberculaires par rotation externe : comportent un trait péronier spiroïde intraspongieux, passant entre les deux tubercules, s'accompagnant fréquemment d'une rupture le plus souvent partielle du ligament péronéotibial antérieur et des lésions ostéoligamentaires postérieures plus ou moins étendues. Le trait malléolaire interne est transversal moyen ou distal | La plus fréquente (environ 65% des cas) |
| **Type III** | Les fractures sus-tuberculaires : elles font suite à un mécanisme d'abduction et à une composante de rotation externe plus ou moins marquée. On distingue :<br>• les fractures sus-tuberculaires hautes par abduction pratiquement pure caractérisées par une lésion de la syndesmose, une rupture étendue de la membrane interosseuse et un foyer péronier dont le trait transversal, volontiers comminutif siège à 7 cm environ de l'interligne<br>• les fractures sus-tuberculaires basses à trait spiroïde long, de texture corticale, s'accompagnant d'une lésion constante de la syndesmose. Elles comportent souvent un fragment marginal postérieur plus ou moins important. | Environ 30% des cas |

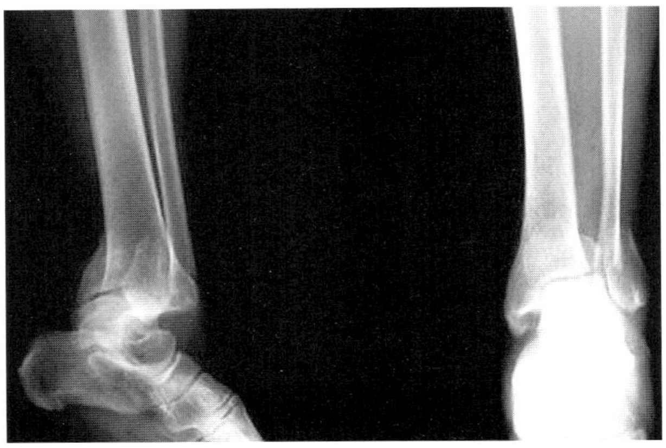

• Fracture bi-malléolaire de type II

neurologie thorax abdomen & pelvis pédiatrie orthopédie rhumatologie gammes diagnostiques excercices

# entorse de la CHEVILLE

| > | Sémiologie | Remarques |
|---|---|---|
| **Généralités** | Les radiographies sont réalisées selon les critères de la conférence de consensus de 1995).<br>• Age supérieur à 55 ans<br>• Douleur à la palpation du bord postérieur d'une des malléoles<br>• Douleur du scaphoïde ou de la base du 5 ème métatarsien<br>• Impossibilité de se mettre en appui ou de faire 4 pas | Laxité physiologique inférieure à 10° |
| **Standard** | • Elimination d'un trait de fracture<br>• Recherche d'un arrachement ostéopériosté<br>• Clichés dynamiques à distance, comparatifs et sous contrôle scopique | |

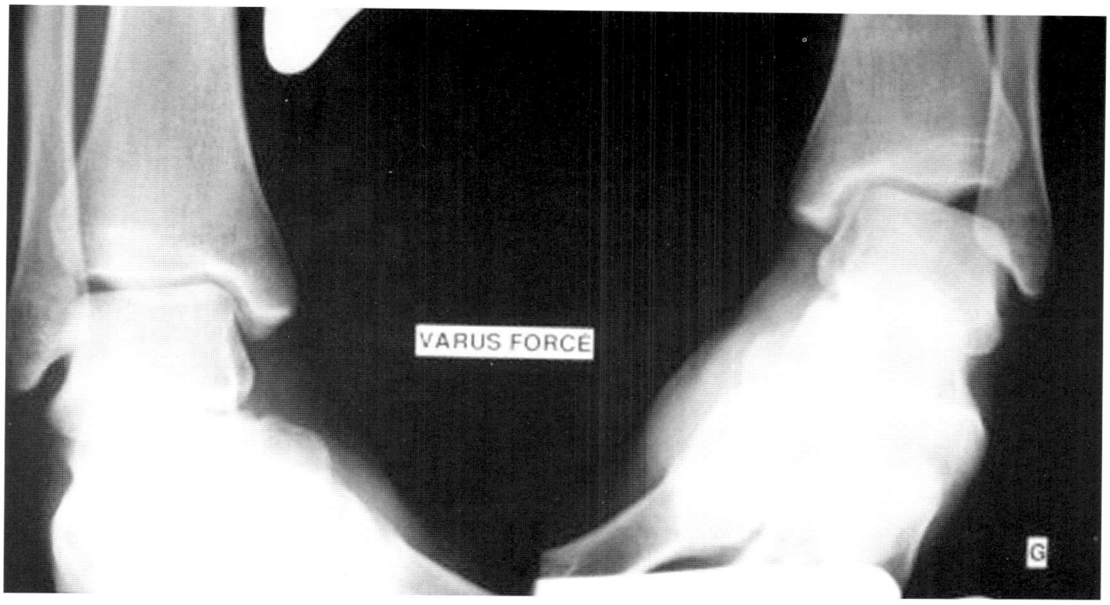


Entorse de la cheville gauche. Le cliché dynamique a été réalisé à distance du traumatisme initial dès l'arrêt de la douleur. Un diastasis tibio-astragalien gauche est visible ici. Un fracture a été éliminée au préalable.

## LESIONS OSSEUSES A RECHERCHER SYSTEMATIQUEMENT

- Avulsion de la pointe de la malléole externe
- Fracture de la base du 5ème métatarsien
- Lésion cartilagineuse de l'articulation tibio-astragalienne
- Fracture de la malléole externe
- Fracture ostéochondrale du dôme de l'astragale

# fracture du **PLATEAU TIBIAL**

| > | Sémiologie | Remarques |
|---|---|---|
| **Généralités** | • Classiquement fracture avec compression et diminution de la hauteur du plateau tibial)<br>• Liseré condensant associé | • Recherche d'une atteinte des ligaments croisés ou latéraux<br>• Recherche d'une atteinte de la tête du péroné |
| **Type I** | • Clivage du plateau tibial latéral | |
| **Type II** | • Clivage et compression du plateau tibial externe | |
| **Type III** | • Compression du plateau tibial externe | |
| **Type IV** | • Fracture du plateau tibial externe avec présence d'un fragment | |
| **Type V** | • Fracture bicondylienne | |
| **Type VI** | • Fracture transversal du tibia avec fracture oblique du plateau tibial externe | |

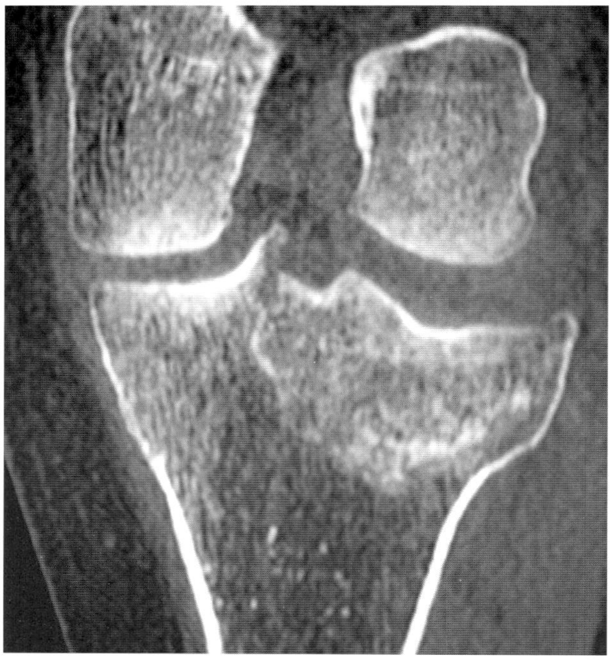

TDM avec reconstruction coronale objectivant un clivage et une compression du plateau tibial externe. Fracture de type II

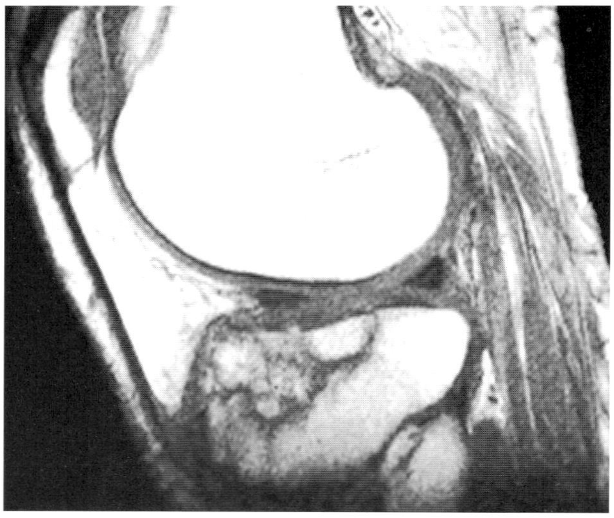

IRM du genou : contexte post-traumatique. Séquence T1, coupe sagittale. Anomalie de signal du plateau tibial externe avec discontinuité de la corticale osseuse. fracture du plateau tibial externe

# fracture du **CALCANEUM**

| | Sémiologie | Remarques |
|---|---|---|
| **Généralités** | • Fracture complexe<br>• Modification de l'angle de Boelher (tracé des tangentes à la surface articulaire supérieure et au bord postérieur de la grosse tubérosité) | • La plus fréquente des fractures du pied<br>• Prédominance masculine<br>• Importance du scanner pour le bilan de cette fracture |
| **Type I** | • Présence de deux fragments l'un est antéro-interne l'autre est postéro-externe | |
| **Type II** | •Présence de deux fragments l'un est antéro-interne l'autre est postéro-externe.<br>• Luxation du fragment postéro-externe | • Environ 40% des cas |
| **Type III** | • Présence de trois fragments : antéro-interne, postéro-interne et cortico-thalamique | • La moins fréquente |
| **Type IV** | • Présence de trois fragments : antéro-interne, postéro-interne et cortico-thalamique qui a un trait de refend | • 40% des cas envrion |
| **Type V** | • Fracture de type comminutive | |

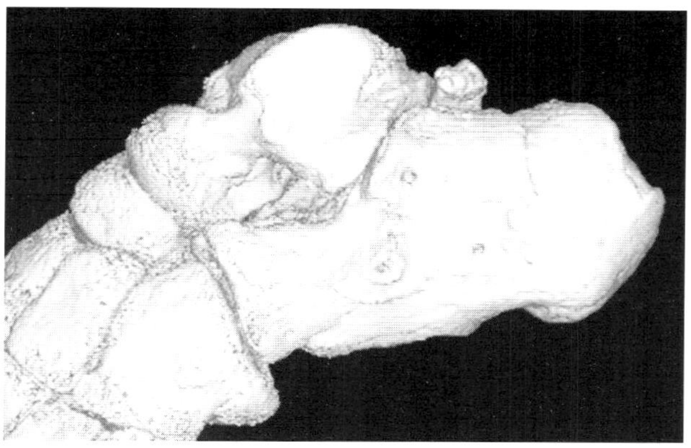

Reconstruction scannographique objectivant une fracture du calcanéum de type

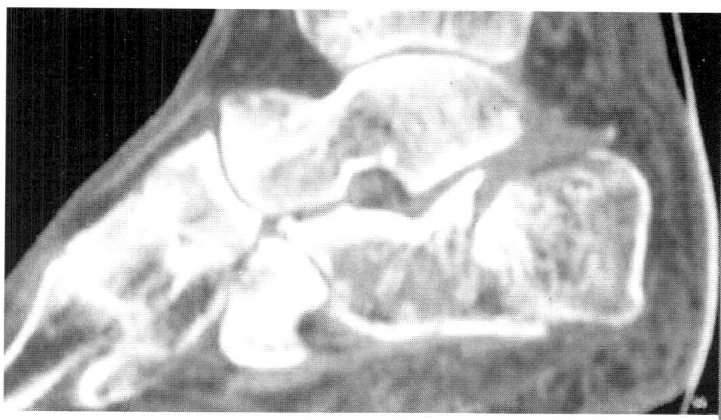

Reconstruction TDM en 3D objectivant une fracture calcanéenne

# rupture du **TENDON D'ACHILLE**

| > | |
|---|---|
| **Rupture partielle** | **Echographie**<br>• Solution de continuité partielle anéchogène<br>• Augmentation du calibre du tendon<br>**IRM**<br>• Zone de rupture partielle en hypersignal en séquence pondérée T2<br>• Réhaussement important après injection de gadolinium en périphérie ou en totalité<br>• Augmentation du calibre du tendon |
| **Rupture complète** | **Echographie**<br>• Solution de continuité du tendon<br>• Zone de rupture hypoéchogène<br>• Aspect hétérogène en raison de l'hématome associé<br>• Les bords sont irréguliers<br>• Epaississement de part et d'autre de la rupture du tendon<br>• A un stade tardif, la zone de rupture est comblée par du tissu cicâtriciel<br>**IRM**<br>• La zone de rupture est en hypersignal franc en séquence pondérée T2<br>• Réhaussement après injection<br>• En coupe sagittale, la rupture est bien visible (les moignons tendineux sont bien visibles) |

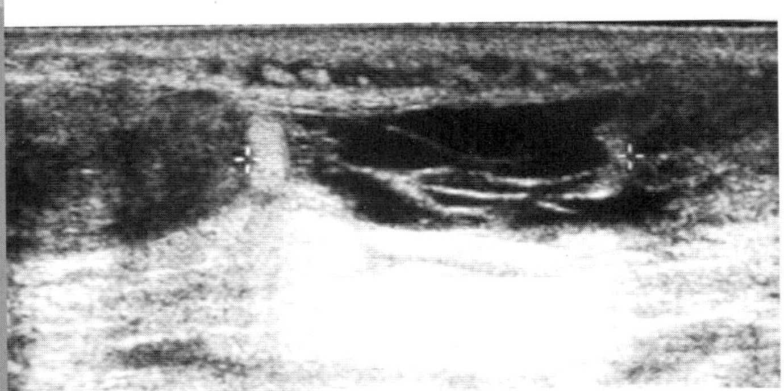

Echographie du tendon d'Achille objectivant une rupture complète du tendon avec présence d'une zone hypoéchogène et une hypertrophie du tendon de part et d'autre du tendon

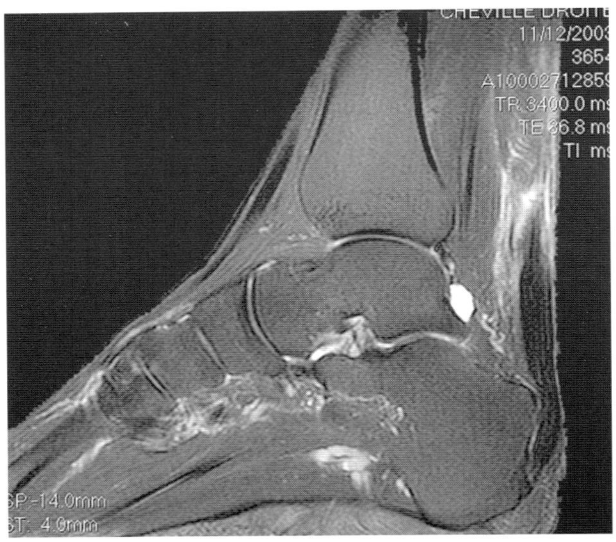

IRM de la cheville (coupe sagittale, séquence pondérée T2 en fat sat) : hypersignal en regard de la zone de rupture

# traumatisme de la **FACE**

| > | Sémiologie | Remarques |
|---|---|---|
| **Os propres du nez** | • Bien visible sur le cliché de profil<br>• Trait transversal ou oblique<br>• Déformation du nez parfois | • La plus fréquente des fractures du massif facial |
| **Fracture de l'ethmoïde** | • Sur les radiographies standard, on recherche une opacité (hémosinus) ou une déformation de l'ethmoïde<br>• Sur le scanner, les reconstructions permettent de faire un inventaire des lésions. On recherche les complications comme la brèche ostéoméningée (la pneumencéphalie est le signe clé) | • La TDM est le meilleur examen pour analyser cette fracture |
| **Fractures de Lefort** | **Type I :** sous nasal ou supra-alvéolaire. La trait passe au dessus de l'épine nasale du maxillaire, les parois internes et externes des sinus maxillaires, au dessus du plancher des fosses nasales et en dessous des cornets inférieurs. En arrière, les processus ptérygoïdes sont atteints<br>**Type II :** de type pyramidal. Mobilité de tout le massif facial par rapport à l'os frontal. Le trait passe par la pyramide nasal, l'ethmoïde, la partie supérieure des sinus maxillaires et se prolonge sur le maxillaire en-dedans de la suture maxillo-zygomatique. En arrière, atteinte des processus ptérygoïdes à leur partie moyenne.<br>**Type III :** disjonction crânio-faciale. La trait passe par la pyramide nasale, l'ethmoïde, les orbites et l'os zygomatique. En arrière, la partie inférieure des apophyses ptérigoïdes est atteinte. | • Le type II est le plus fréquent<br>Il existe des associations entre les différents types (notamment les types II et III) |
| **Fracture de la mandibule** | • Coronoïde<br>• Condylienne (intra-articulaire)<br>• Sous-condylienne haute (extra-articulaire)<br>• Sous-condylienne basse (extra-articulaire)<br>• Angulaire<br>• Dentaire radiculaire<br>• Parasymphysaire<br>• Symphysaire | |
| **Fracture de l'os zygomatique** | • La fracture peut être isolée ou multiples. Une seule branche de l'arcade zygomatique peut être atteinte. | • L'incidence de Blondeau est utile et peut suffire au diagnostic. |
| **Fracture de l'orbite** | • Les fractures du plancher sont les plus fréquentes avec un risque d'incarcération des muscles de l'oculomotricité notamment le droit inférieur. | |
| **Fracture du sinus frontal** | • Atteinte de la paroi antérieure ou postérieure (dans ce cas il faut rechercher une pneumencéphalie) | • Le scanner est l'examen de choix dans l'exploration de ce type de fracture. |

# traumatisme de la **FACE**

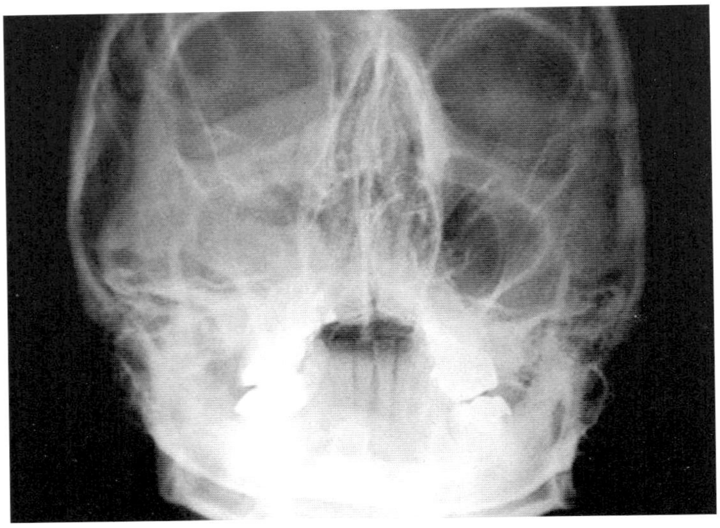

Hémosinus droit dans un contexte post-traumatique

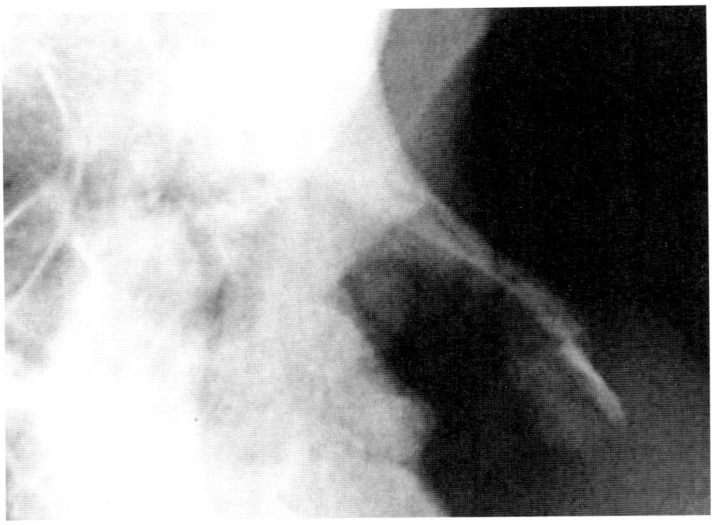

Fracture des os propres du nez visible ici en distalité

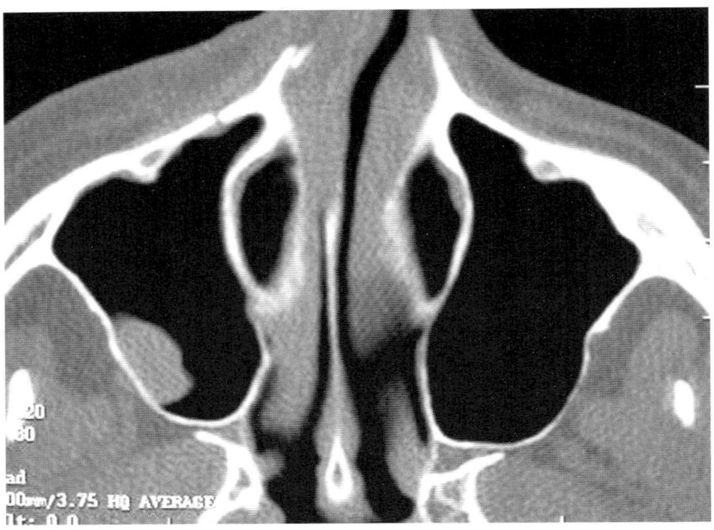

Fracture de la partie antériueure du sinus maxillaire droit

# traumatisme **CRANIEN**

| > | Sémiologie | Remarques |
|---|---|---|
| **Fracture de la voûte du crâne** | • Il peut s'agir d'une **fracture simple**, linéaire. Dans certaines régions du crâne, l'os est d'épaisseur variable et donc plus fragile (région temporale, écaille occipitale) et certains vaisseaux intracrâniens (artère ou veine) sont intra-osseux ou accolés à la face endocrânienne de l'os (régions temporale - artère méningée, région occipitale - sinus veineux). La fracture peut, dans ce cas, être à l'origine d'une complication vasculaire sous-jacente avec formation d'un hématome extra-dural.<br>• Il peut s'agir d'une fracture avec **embarrure**. Cette fracture de la voûte est associée à un déplacement d'une des berges osseuses vers l'intérieur du crâne avec un « enfoncement » de l'os. Il faut rechercher une éventuelle lésion sous jacente associée : hématomes, lacérat ons durales, atteinte du parenchyme cérébral comme dans les plaies crânio-cérébrales. | |
| **Fracture de la base du crâne** | • Les fractures antérieures de la base du crâne (associée à un traumatisme facial)<br>• Les fractures du rocher | Complication principale : la rhinorrhée |
| **Lésions intracrâniennes péricérébrales** | • Hématome extra-dural (hypersité spontanée bi-convexe)<br>• Hématomes sous dural aigu ou chronique (hyper ou hypo densité spontanée en « croissant »)<br>• Hémorragie méningée (hyperdensités spontanées dans les espaces sous-arachnoïdiens) | Toujours rechercher une fracture en fenêtre osseuse sur le scanner |
| **Lésions intra-crâniennes intra-cérébrales** | • Contusion hémorragique ou hémorragie intra-cérébrale (hypensités spontanées ponctiformes multiples ou organisée) | |

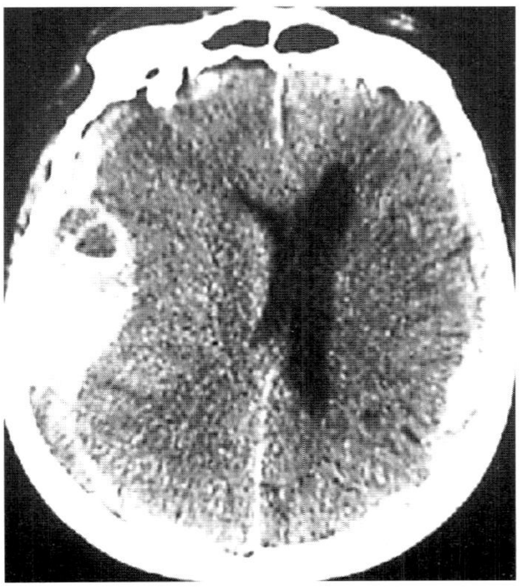

Hématome sous dural aigu gauche et hématome extra-dural droit

# traumatisme CRANIEN

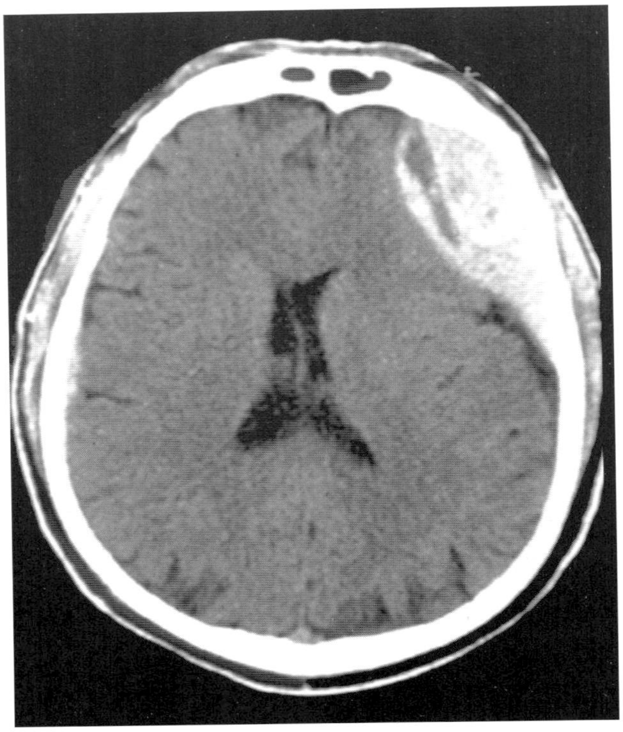

Hématome extra-dural gauche avec effet de masse.

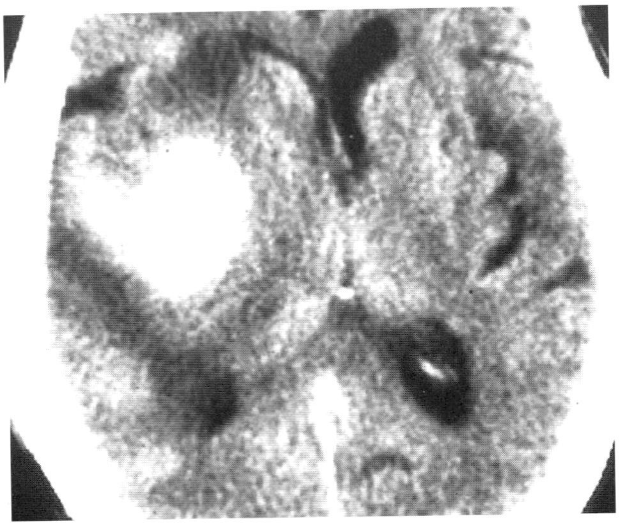

Hématome intra-cérébral post-traumatique

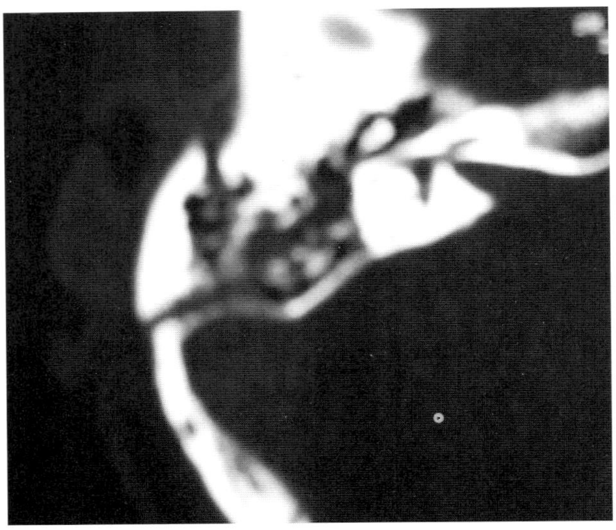

Exemple de fracture du rocher droit vue sur une coupe scanographique axiale

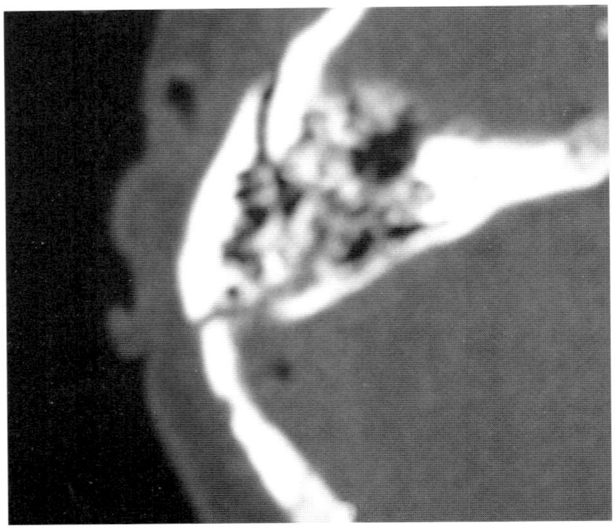

Exemple de fracture du rocher droit vue sur une coupe scanographique axiale Le trait de fracture ici transfixe les cellules mastoïdiennes. *NB : Noter la présence d'une bulle d'air à proximité en intrâcranien signant la fracture*

# traumatisme du **THORAX**

| > | Sémiologie | Remarques |
|---|---|---|
| **Pneumothorax** | • Hyperclarté sans image vasculaire avec rétraction du poumon<br>• Rechercher des signbes compressifs | • La TDM thoracique fait partie du bilan dans un contexte de traumtisme thoracique |
| **Hémothorax** | • Présence d'un épanchement intra-thoracique | |
| **Fractures de côtes** | • Siège et nombre variable associée ou non à d'autres anomalies<br>• Recherche de volets thoraciques (existence d'au moins 3 étages costaux consécutifs d'au moins 2 foyers de fracture au niveau de chaque arc costal) | |
| **Fracture du sternum** | • Recherche d'un trait de fracture unique ou multiple avec enfoncement ou non | • Le scanner fait le bilan des lésions endothoraciques associées |
| **Rupture diaphragmatique** | • Ascension de la coupole diaphragmatique<br>• Présence d'une clarté digestive anormale intra-thoracique | • Le scanner confirme le diagnostic |
| **Rupture traumitque aiguë de l'isthme de l'aorte** | • La radiogreaphie est le plus souvent normale<br>• Elargissement du médiastin supérieur<br>• Disparition du bouton aortique<br>• Recherche de fractures costales | • Le scanner spiralé est à réaliser en urgence |
| **Epanchement péricardique** | • Radiographie normale ou élargissement de la silhouette cardiaque<br>• Diagnostic positif avec une échocardiographie | |

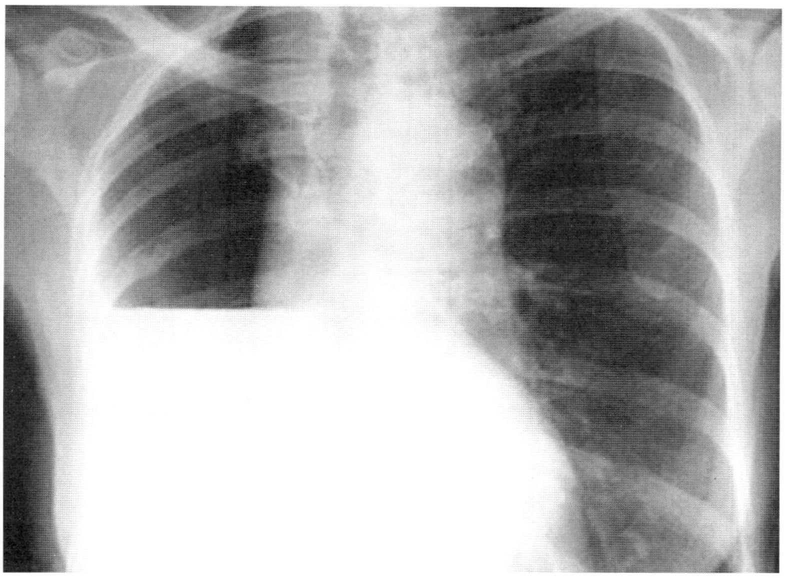

Hémopneumothorax droit dans un contexte post-traumatique

# traumatisme du **THORAX**

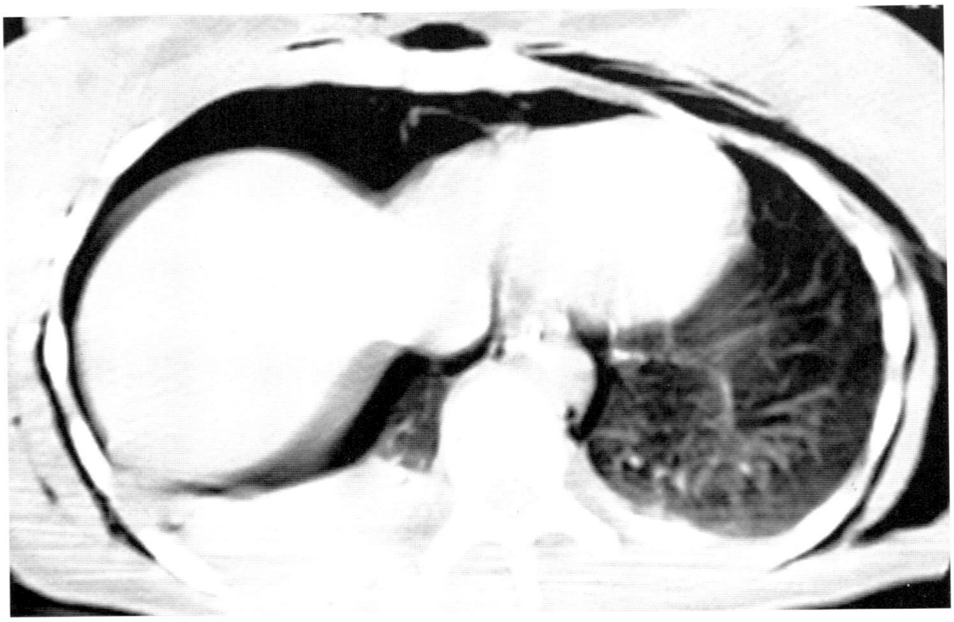

TDM thoracique chez un patient traumatisé de la voie publique. présence d'un emphysème sous-cutané et pneumothorax. Epanchement pleural droit. Aspect de contusion hémorragique du poumon gauche

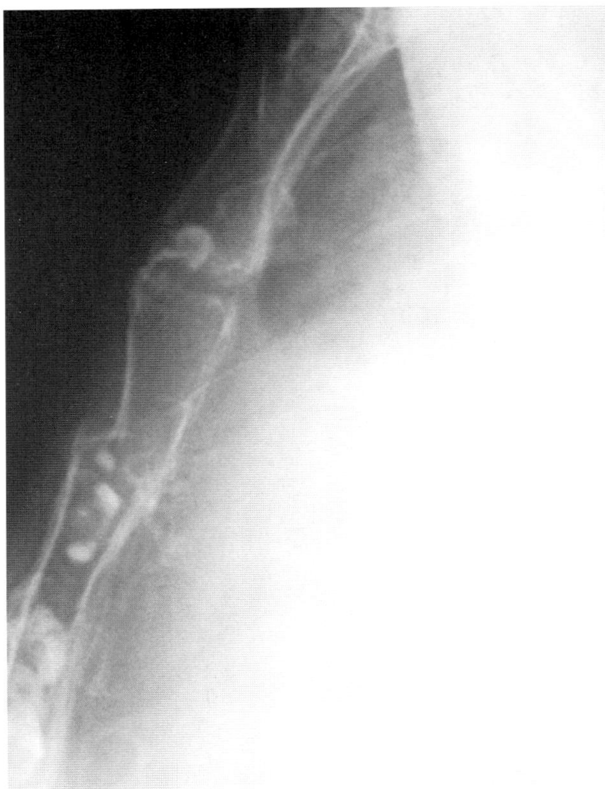

Fracture sternale dans un contexte d'accident de la voie publique

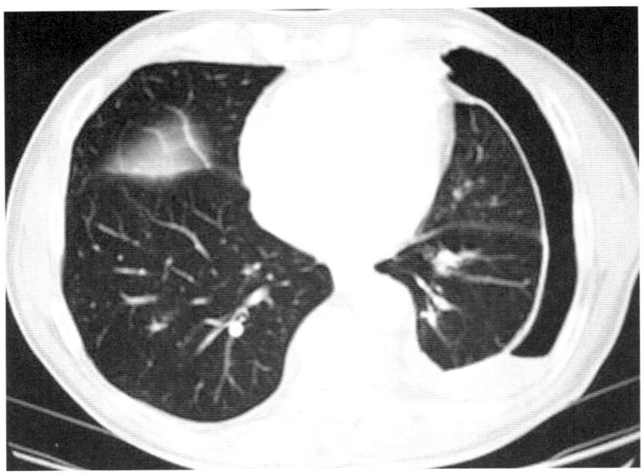

Exemple de pneumothorax gauche associé à un épanchement dans un contexte d'accident de la voie publique

# traumatisme du **THORAX**

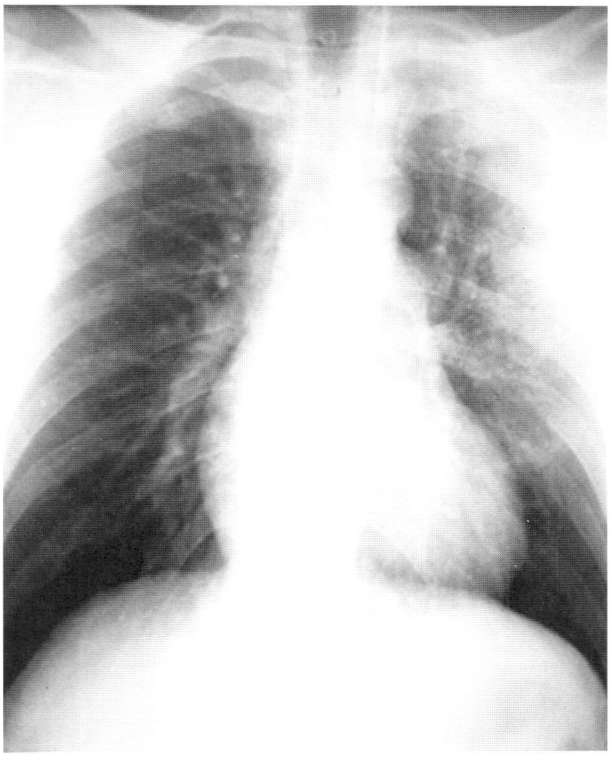

Radiographie du thorax de face réalisée chez un patient âgé de 25 ans dans un contexte d'accident de la voie publique. Asymétrie de transparence des champs pulmonaires

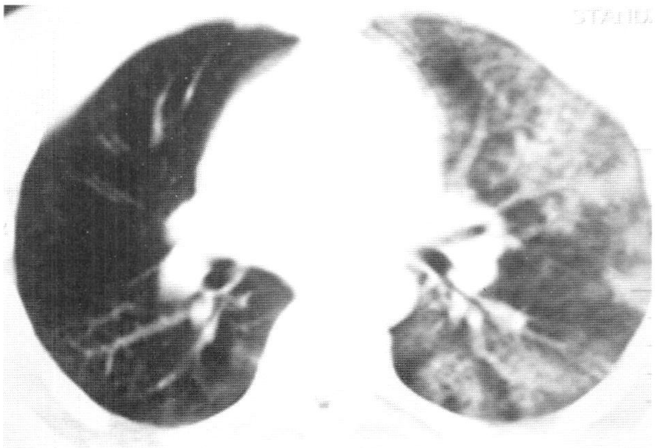

TDM du thorax objectivant chez ce patient un aspect en "verre dépoli" évoquant une contusion hémorragique du champ pulmonaire gauche

**LE POINT SUR LA RUPTURE DIAPHRAGMATIQUE POST-TRAUMATIQUE**

- Dans 90% des cas, elle survient à gauche
- Mécanisme : déchirure directe liée à une fracture de côte ou indirecte par une différence brutale de pression
- La radiographie du thorax de face retrouve en cas d'atteinte massive une élévation de la coupole associée à une « masse » basithoracique contenant les viscères abdoinaux
- La tomodensitométrie est en revanche très informative et retrouve : une solution de continuité du diaphragme, un hématome de part et d'autre de la déchirure, la présence d'air départ et d'autredu diaphragme.

# traumatisme du **RACHIS**

| > | Rachis cervical |
|---|---|
| Fracture de l'atlas | **Fracture de Ramon-Soler**<br>• Arc antérieur<br>• Trait de fracture horizontal stable<br>**Fracture de Jefferson**<br>• Trait de fracture sagittal des arcs antérieur et postérieur<br>• Risque minime neurologique<br>Fracture des masse latérales<br>• Re trait de fracture peut être sagittal ou frontal<br>**Autres fractures**<br>• Atteinte isolée de l'apophyse transverse |
| Fracture de l'axis | **Fracture de l'apophyse odontoïde**<br>• Isolée ou le plus souvent associée à une autre fracture<br>• Classification d'Anderson et d'Alonzo : type I fracture arrachement de la pointe, type II fracture du col, type III fracture de la base avec rupture de l'anneau de Harris<br>**Fracture du corps de C2**<br>• Rare<br>• Instable classiquement<br>• « Tear drop » fracture corrspondant à un arrachement du coin inférieur du corps vertébral<br>**Autres fractures**<br>• Atteinte des pédicules (trait de fracture vertical) parfois associée à une lésion discal C2C3 à une luxation C2C3 ou une fracture de l'apophyse odontoïde |
| Luxation | **Luxation cranio-cervicale**<br>• Antérieure<br>• Parfois rotatoire<br>**Luxation atloïdo-axoïdienne**<br>• Antéro-postérieure<br>• La distance entre la face postérieure de l'atlas et la face antérieure de l'apophyse odontoïde est supérieure à 3 mm<br>• En cas de distance supérieure à 7 mm il faut évoquer une rupture complète du ligament transverse<br>**Luxation rotatoire atloïdo-axoïdienne**<br>• Type I : le ligament transverse est classiquement normal, radiologiquement on retrouve une asymétrie des rapports des masses latérales de l'atlas et de l'axis<br>• Type II : luxation antérieure associée à une rupture du ligament transverse |
| Fracture du rachis cervical moyen et inférieur | • Fracture de l'uncus<br>• Fracture-tassements corporéales antérieures<br>• « Tear drop » fracture<br>• Fracture et éclatement accompagnée d'une recul du mur postérieur avec risque de compression médullaire<br>• Fracture isolée d'une apophyse articulaire supérieure ou inférieure<br>• Fracture d'une apophyse transverse<br>••• |

| Rachis cervical | |
|---|---|
| **Luxation du rachis cervical moyen et inférieur** | **Luxation bilatérales des articulaires postérieures**<br>• Antélisthésis<br>• Augmentation de la distance nter-épir euse<br>• Déplacement antérieure des apophyses articulaires<br>• Recherche de fracture associée<br>**Luxations unilatérales**<br>• Antélisthésis latéralisé<br>• Rehcerche d'une fracture associée<br>• En oblique, il existe une majoration de la distance de l'articulation unco-vertébrale par rapport au côté contro-latéral |

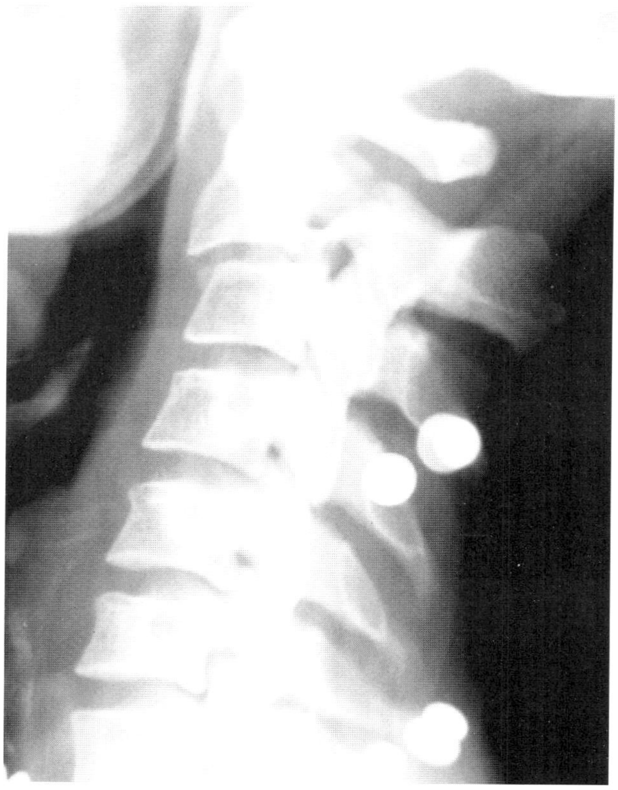

Radiographie du rachis cervical de profil : luxation vertébrale en C2-C3

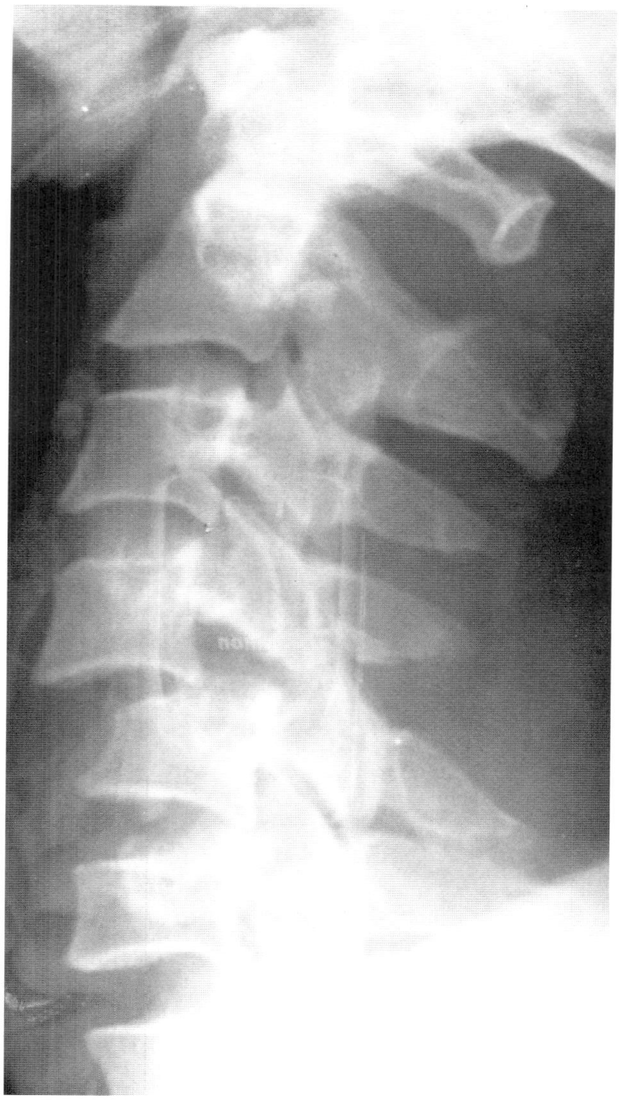

Luxation grave en C4-C5

# traumatisme du **RACHIS**

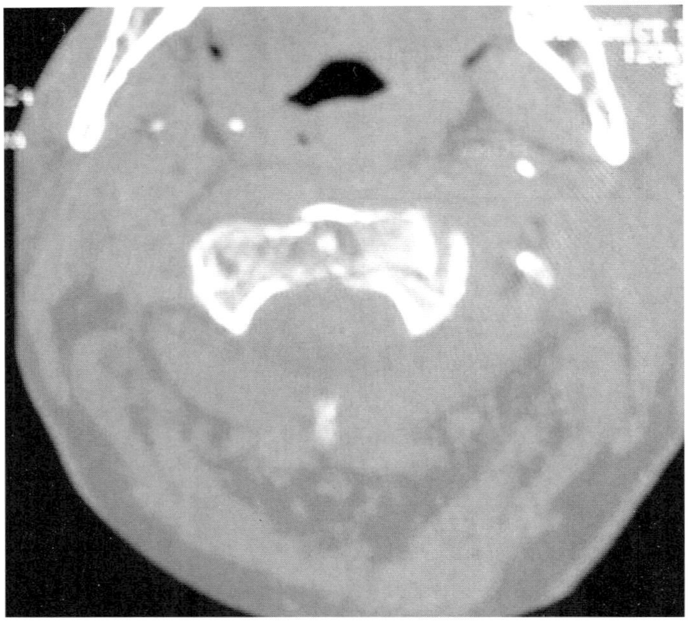

TDM du rachis cervical dans un contexte post-traumatique objectivant une fracture de C2. Ici, on retrouve un trait de fracture sur la masse latérale gauche de C2

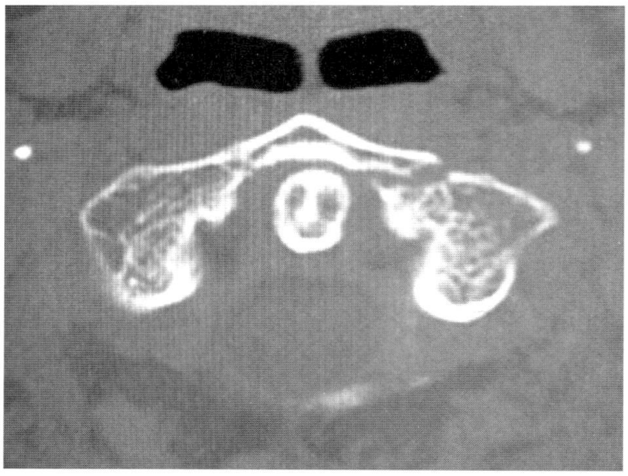

Trauma rachis cervical : contexte d'accident grave de la voie publique chez un patient de 26 ans. Le scanner objective deux traits de fracture de l'arc antérieur de l'atlas

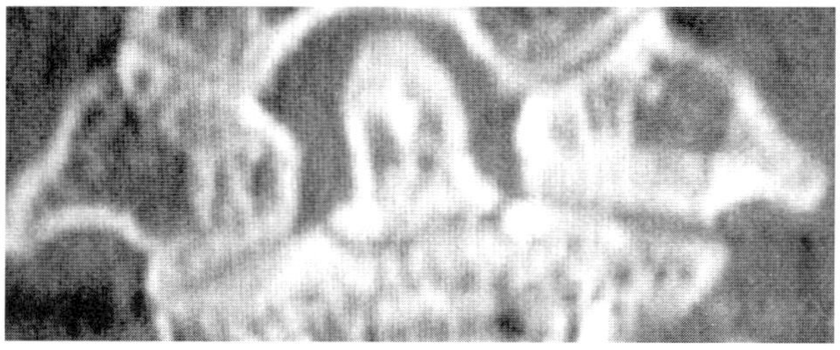

Rachis odontoide. Exemple de fracture de la base de l'odontoïde visible sur une reconstruction coronale tomodensitométrique

| > | Rachis dorsal et lombaire |
|---|---|
| **Tassement vertébral** | **Cunéiforme antérieure**<br>• Le plus fréquent<br>• Siège sur la partie antérieure du corps vertébral<br>• Recherche de lésion associée<br>• Fracture stable<br>**Burst fracture ou tassement global**<br>• Fracture comminutive<br>• Instable<br>• Réduction de la hauteur des murs latéraux<br>• Augmentation de la distance interpédiculaire sur le cliché de profil<br>• Diminution de la hauteur du corps vertébral en avant et en arrière |
| **Fracture de chance** | **Topographie : charnière dorso-lombaire**<br>• Trait de fracture horizontal<br>• Atteinte plus ou moins complète du corps, des pédicules et de l'apophyse épineuse<br>• En cas d'atteinte complète, la fracture est instable |
| **Luxation** | • Prédominance dans la région dorso-lombaire<br>• Augmentation de la distance inter-épineuse sur le cliché de profil<br>• Angulation intervertébrale<br>• Antélisthésis<br>• Elargissement d'un trou de congugaison |

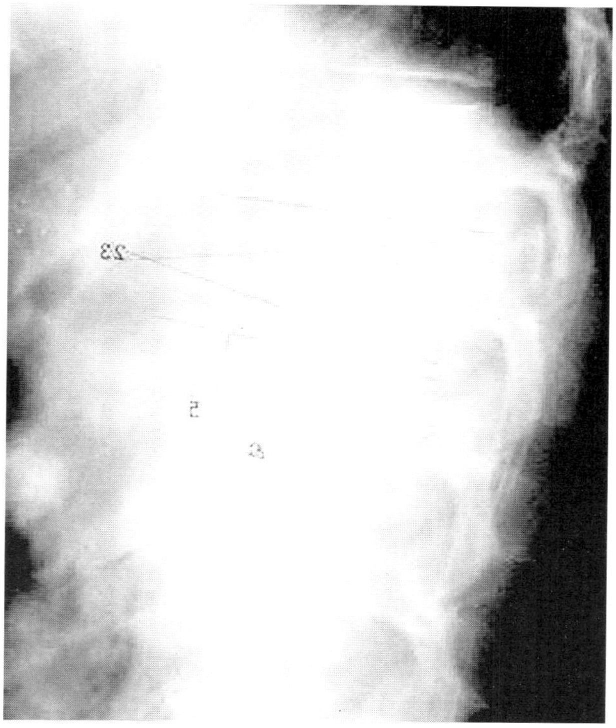

Tassement cunéiforme antérieur d'une vertèbre dorsal dans un contexte post-traumatique

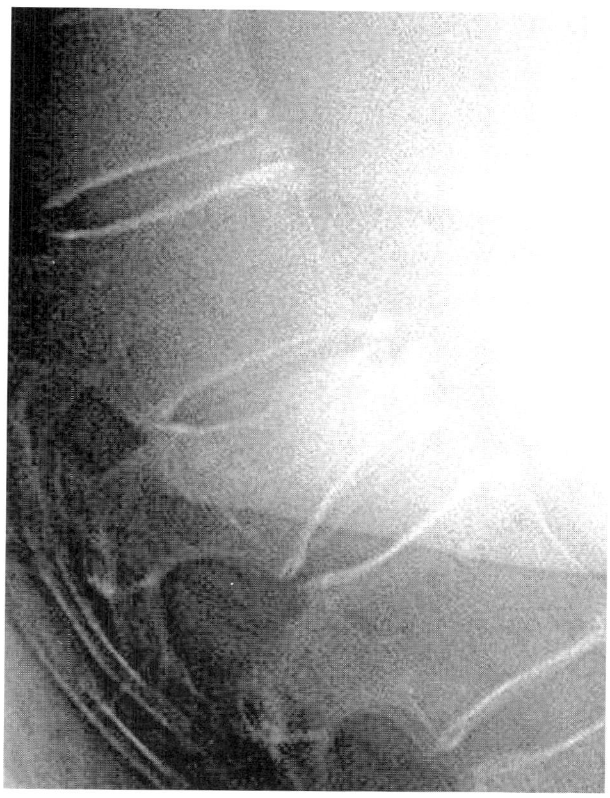

# SPONDYLODISCITE

| > | Sémiologie | Remarques |
|---|---|---|
| **Radiographie standard** | • Normale en début d'évolution<br>• Ensuite pincement de l'espace inter-vertébral avec érosion des plateaux vertébraux<br>• Recherche d'un fuseau paravertébral | • Rachis lombaire le plus fréquemment atteint<br>• Parfois géodes centro-somatiques en miroir (cas de l'atteinte tuberculeuse) |
| **IRM** | • Hyposignal T1<br>• Hypersignal T2 ou signal intermédiaire<br>• Pincement de l'espace inter-vertébral<br>• Erosion des plateaux vertébraux | • Recherche d'un abcès dans les parties avec son retentissement éventuel (compression médullaire notamment) |

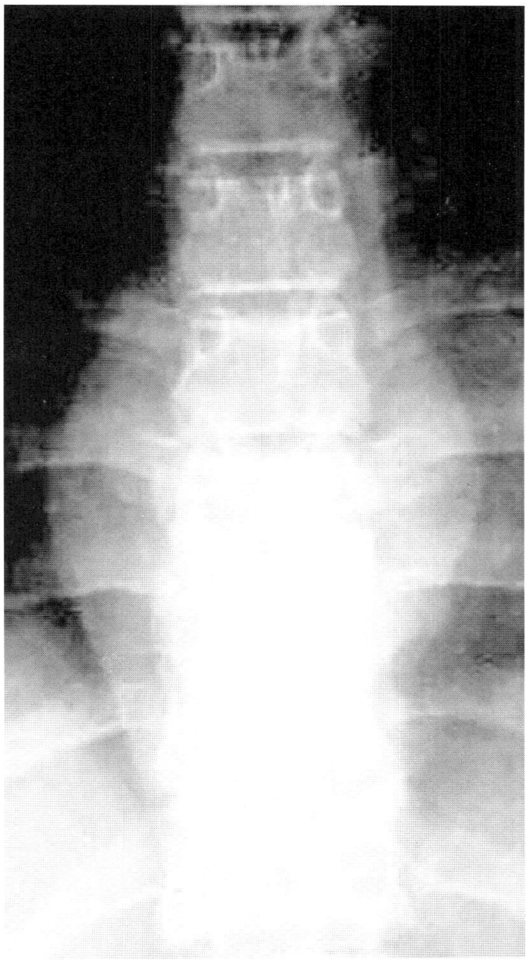

Dorsalgies fébriles. Radiographie du rachis dorsal de face centré sur la région dorsale inférieure avec pincement d'un disque intervertébral et fuseau paravertébral bilatéral. Spondylodiscite avec abcès paravertébral. mal de Pott

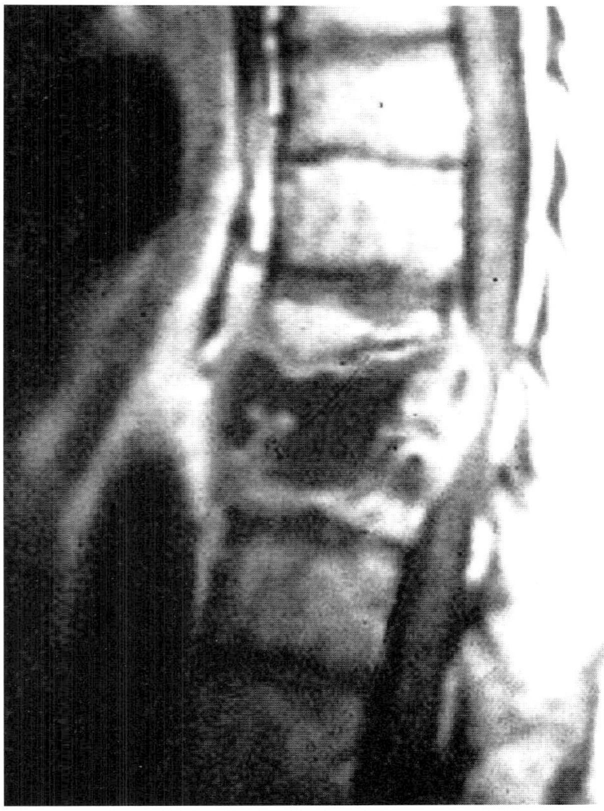

Dorsalgies fébriles. IRM (coupe sagittale avec injection) : pincement intervertébral avec érosion des plateaux vertébraux et présence d'une prise de contraste épidurale à l'origine d'une compression médullaire. Mal de Pott

# pathologie **DISCALE**

| > | Sémiologie | Remarques |
|---|---|---|
| **Généralités** | • Déchirure de l'anneau fibreux | • 90 % des hernies à l'étage lombaire se situent en L4-L5 et L5-S1 |
| **Radiographie standard** | • Normale<br>• Pincement d'un espace intervertébral | |
| **TDM** | • Protrusion focalisée de même densité que le disque<br>• Siège médian, paramédian, postéro-latéral ou foraminale | |
| **IRM** | • Visualisation de la hernie (isosignal en T1 par rapport au disque, iso ou hypersignal en séquence T2)<br>• Effacement de la graisse épidurale ou foraminale<br>• Refoulement ou écrasement d'une racine | • Précise le siège sous-lamentaire ou extra-ligamentaire<br>• En cas de hernie exclue le fragment discal a un signal plus élevé classiquement que le disque en séquence pondérée T2 |

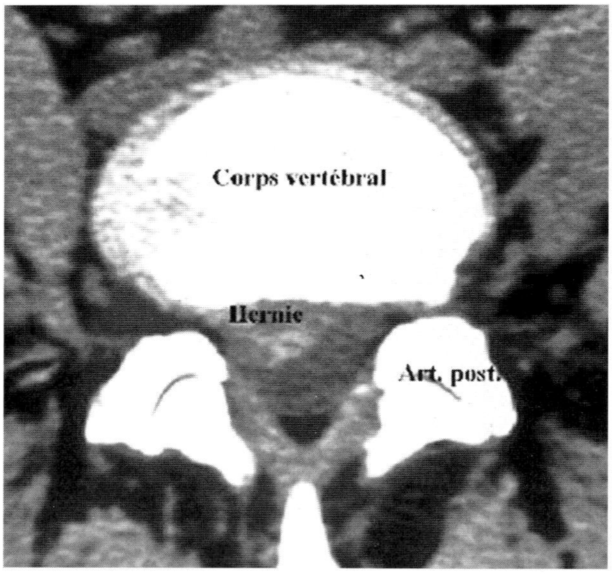


TDM lombaire : volumineuse hernie comprimant la naissance de la racine S1 droite

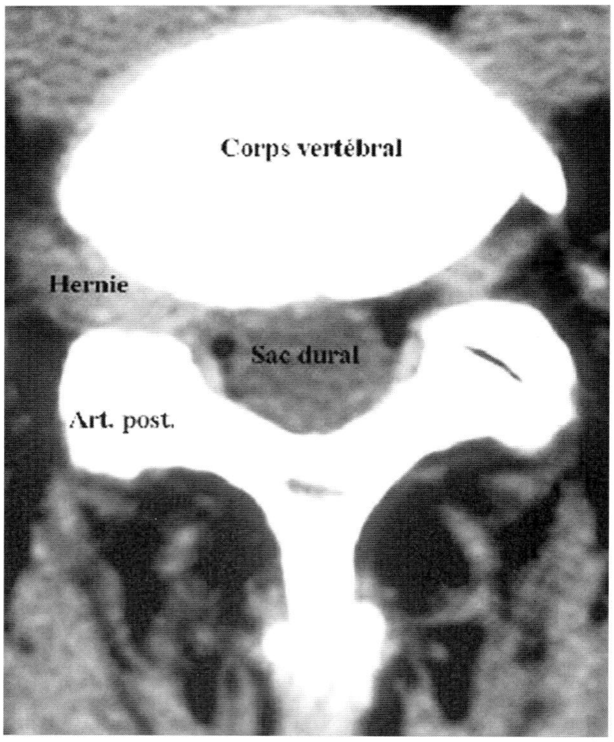


TDM lombaire : hernie foraminale droite

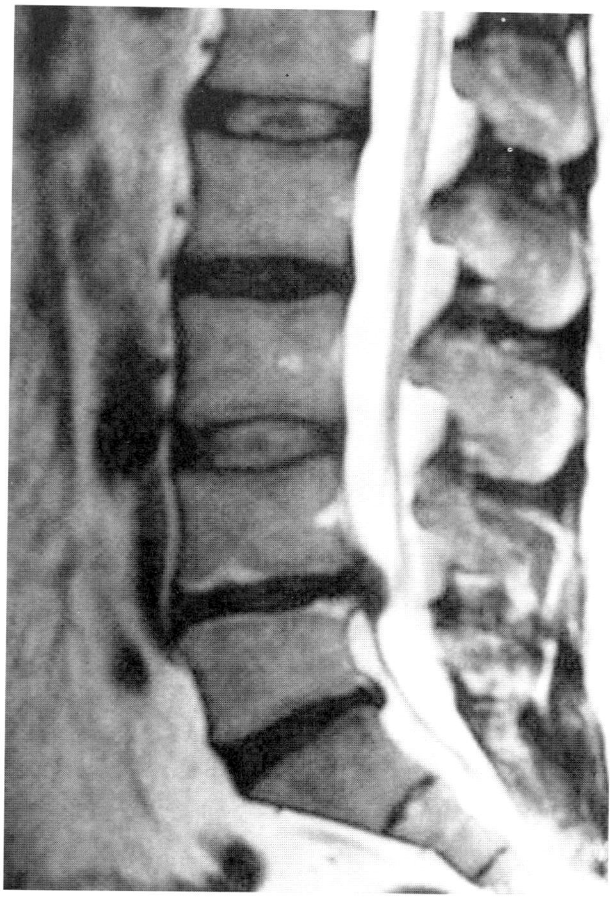

IRM lombaire (séquence T2) : hernie à l'étage L4-L5

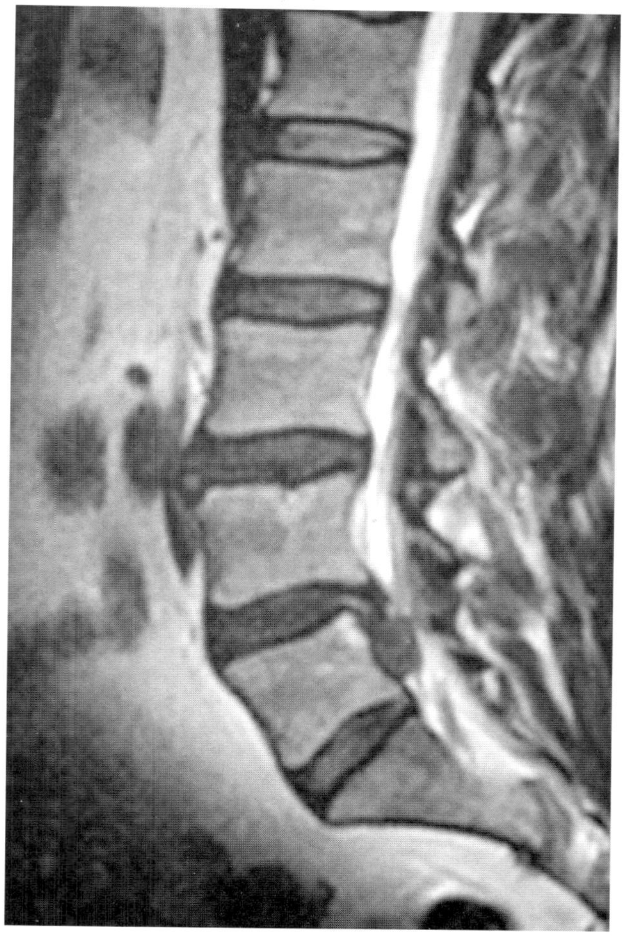

IRM (coupe sagittale, séquence T2) : fragment herniaire exclu en arrière du corps vertébral de L5

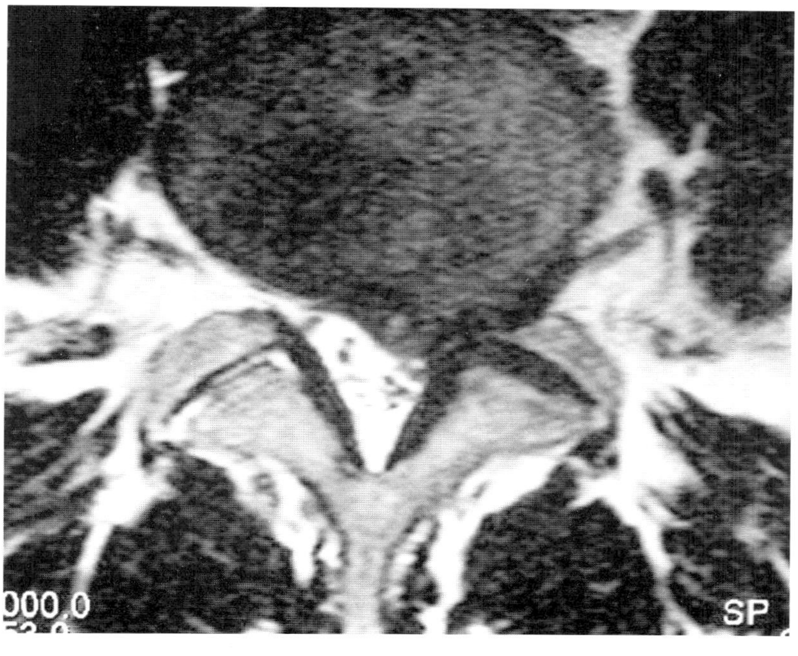


IRM coupe axiale séquence T2 :
volumineuse hernie au contact
de la naissance de la racine L5 droite

# douleurs ABDOMINALES

| Sièges de la douleur | Diagnostics |
|---|---|
| **Hypochondre droit** | **- cholécystite**<br>**- colique hépatique**<br>**- angiocholite**<br>- appendicite sous-hépatique<br>- autres : infections urinaires hautes, pancréatite, volumineuse tumeur hépatique<br>- foyer pulmonaire de la base droite |
| **Epigastre** | **- pancréatite aiguë**<br>- perforation d'un organe creux<br>**- ulcère duodénal ou gastrique**<br>- torsion épiploïque<br>- cholécystite |
| **Fosse lombaire** | **- colique néphrétique**<br>**- pyélonéphrite**<br>- atteinte rachidienne<br>- fissuration d'un anévrisme de l'aorte abdominal |
| **Fosse iliaque droite** | **- appendicite**<br>- adénolymphite mésentérique<br>- iléite<br>- colique néphrétique<br>- cancer colique<br>- kyste ovarien compliqué ou non<br>- colopathie fonctionnelle<br>- torsion épiploïque |
| **Fosse iliaque gauche** | **- sigmoïdite**<br>- torsion épiploïque<br>- cancer du sigmoïde<br>- colite infectieuse<br>- colite inflammatoire<br>- colite ischémique |

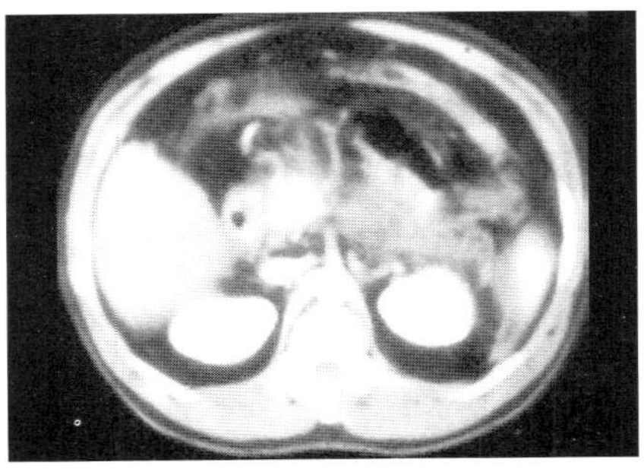

TDM abdominale sans injection montrant une hypertrophie du pancréas avec une coulée dans l'espace para-rénal gauche. Pancréatite aiguë

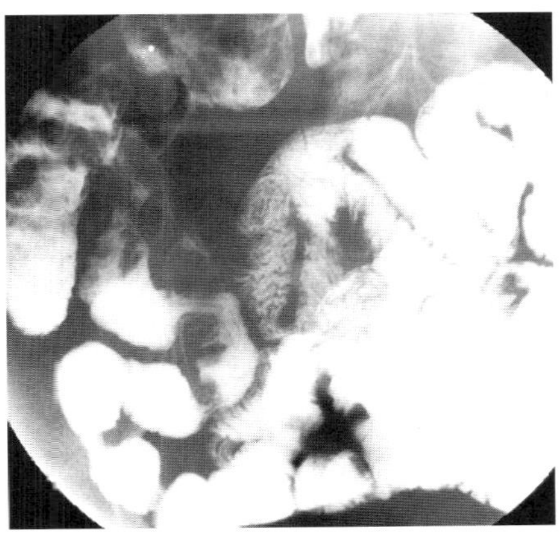

Transit du grêle centré sur la dernière anse : aspect d'iléite de Crohn

# douleurs **ABDOMINALES**

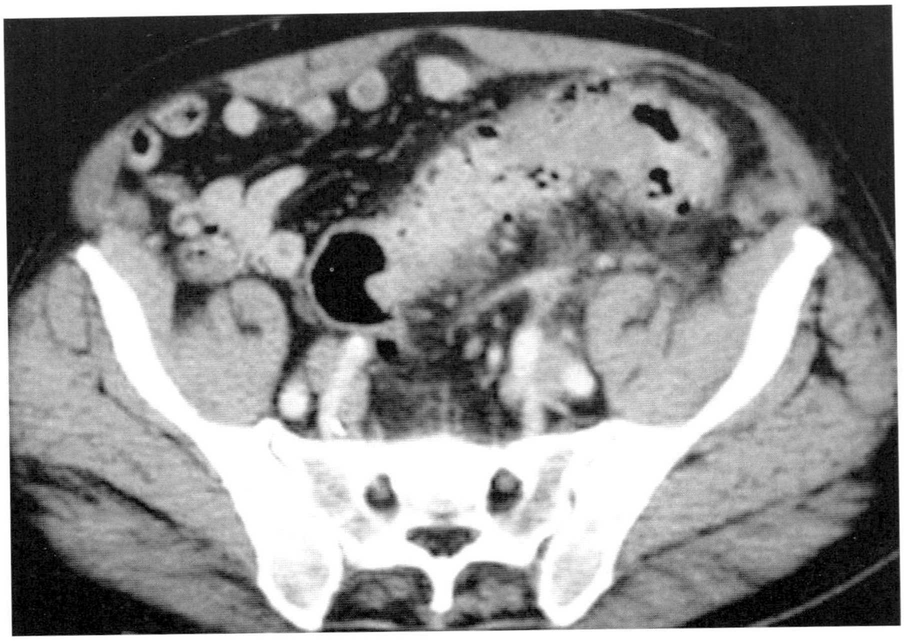

Sigmoïdite aiguë avec épaississement de la paroi digestive, épanchement et densification de la graisse péri-sigmoïdienne. Diverticules multiples

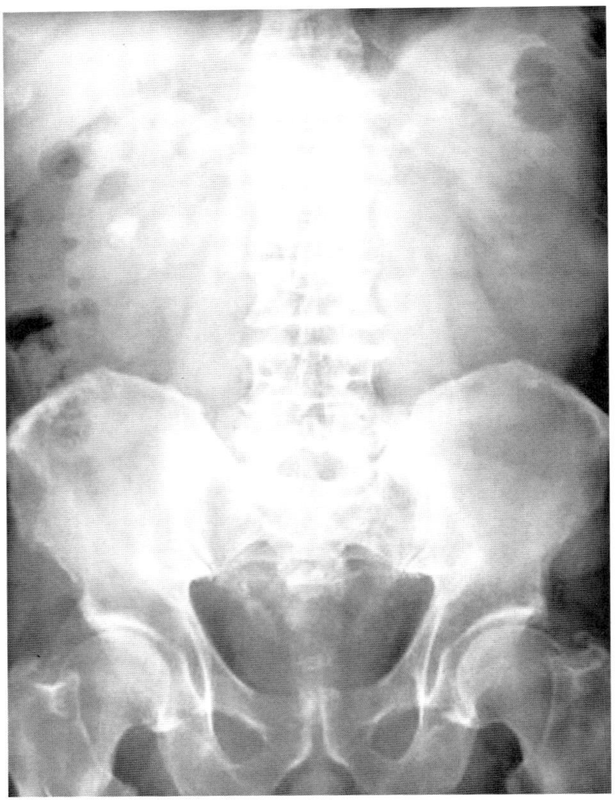

Calcul rénal droit

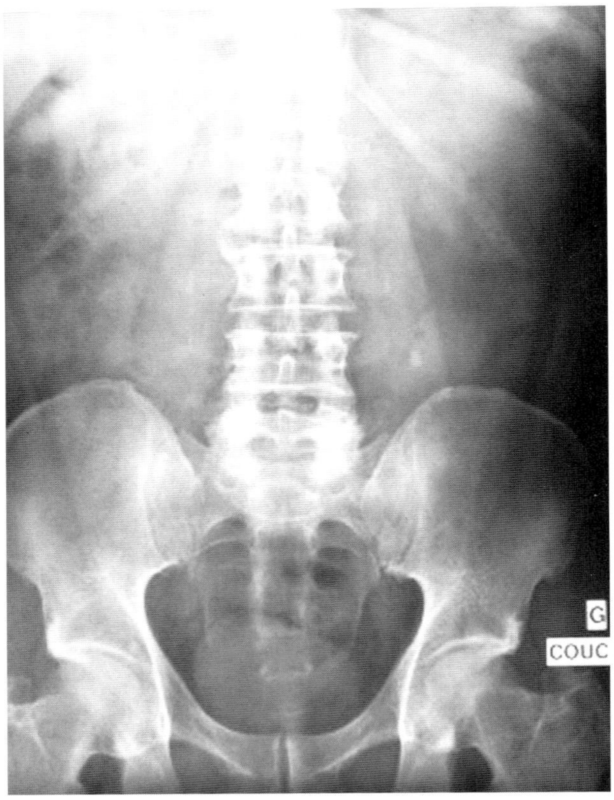


Calcul urétéral gauche (en projection de l'apophyse transverse gauche de L4)

# douleurs PELVIENNES

| Siège de la douleur | Diagnostics |
|---|---|
| **Pelvis** | • **grossesse extra-utérine**<br>• Torsion de l'ovaire<br>• Rupture d'un kyste de l'ovaire<br>• Torsion de fibrome<br>• Appendicite pelvienne<br>• Salpingite<br>• Colite<br>• Colique néphrétique<br>• Globe vésical |

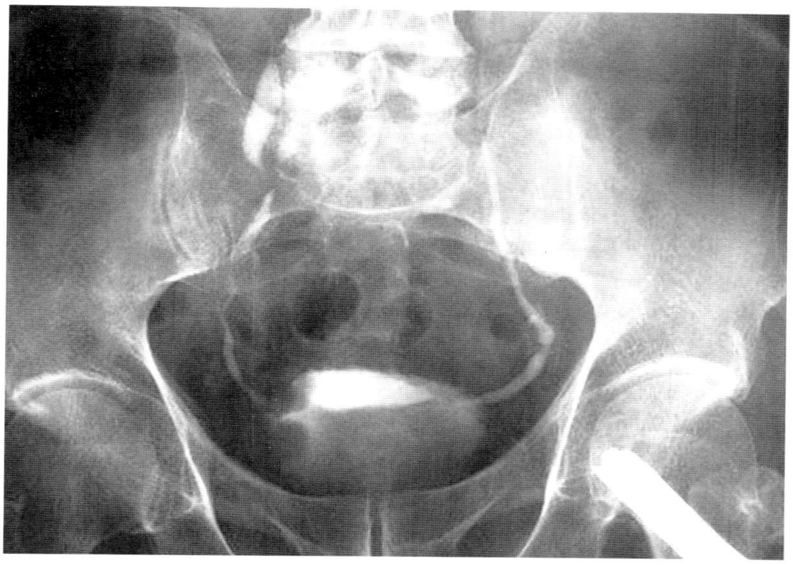

Calcul du bas uretère droit vue sur une urographie intra-veineuse.
Noter l'image d'empreinte sur la corne vésicale droite. Syndrome de Mirizzi

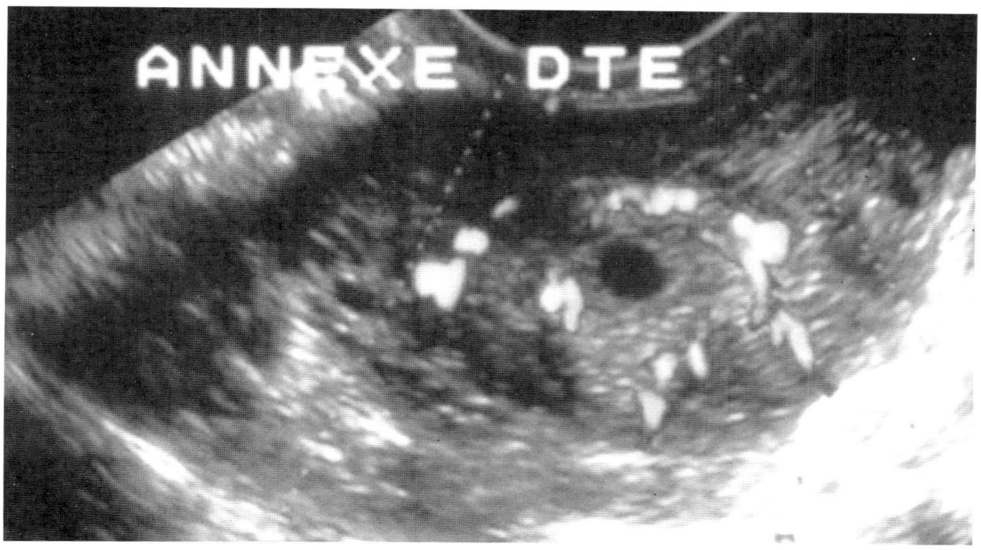


Grossesse extra-utérine : masse annexielleavec présence d'un sac

# douleurs **THORACIQUES**

| Siège de la douleur | Diagnostics |
|---|---|
| **Thorax** | • **Embolie pulmonaire**<br>• **Dissection de l'aorte**<br>• Pneumopathies infectieuses<br>• Péricardite<br>• Pneumothorax<br>• Traumatisme (fracture costale)<br>• Extension d'un cancer à la paroi thoracique<br>• Autres |

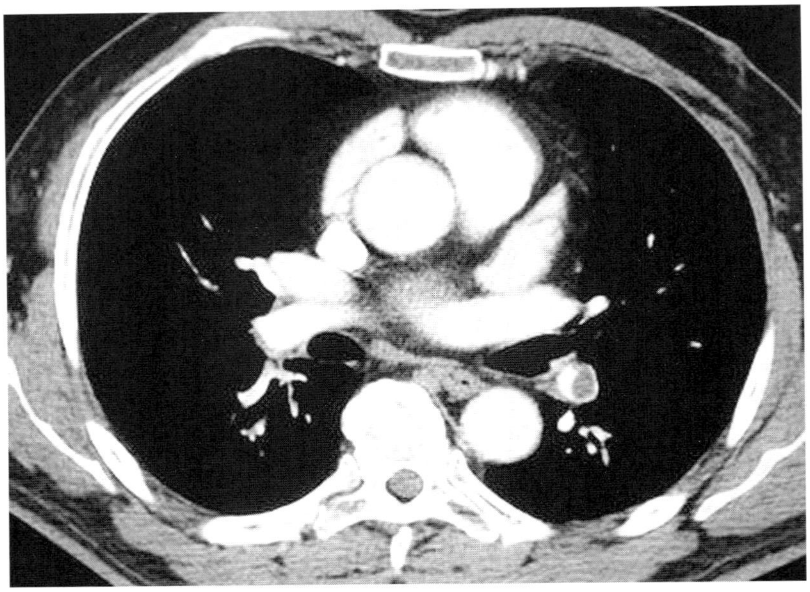

Angioscanner thoracique objectivant un thrombus dans l'artère lobaire inférieure gauche. Embolie pulmonaire

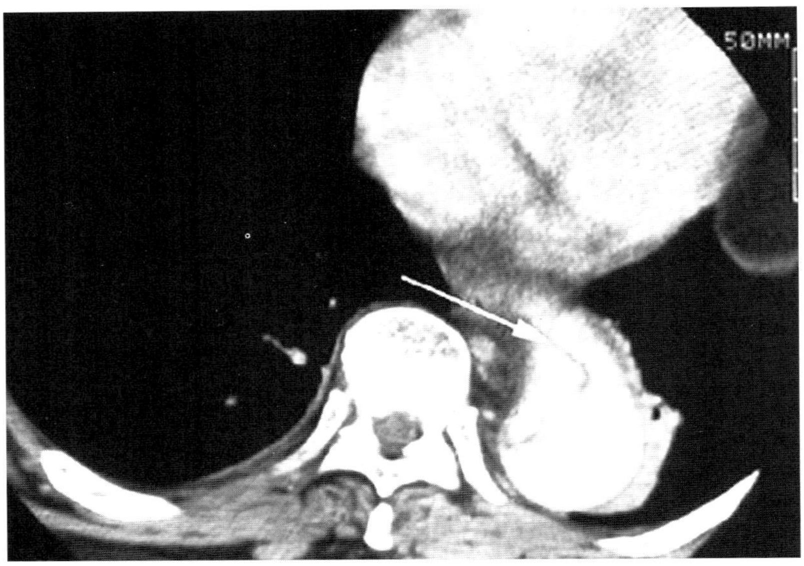


Exemple de dissection de l'aorte thoracique descendante

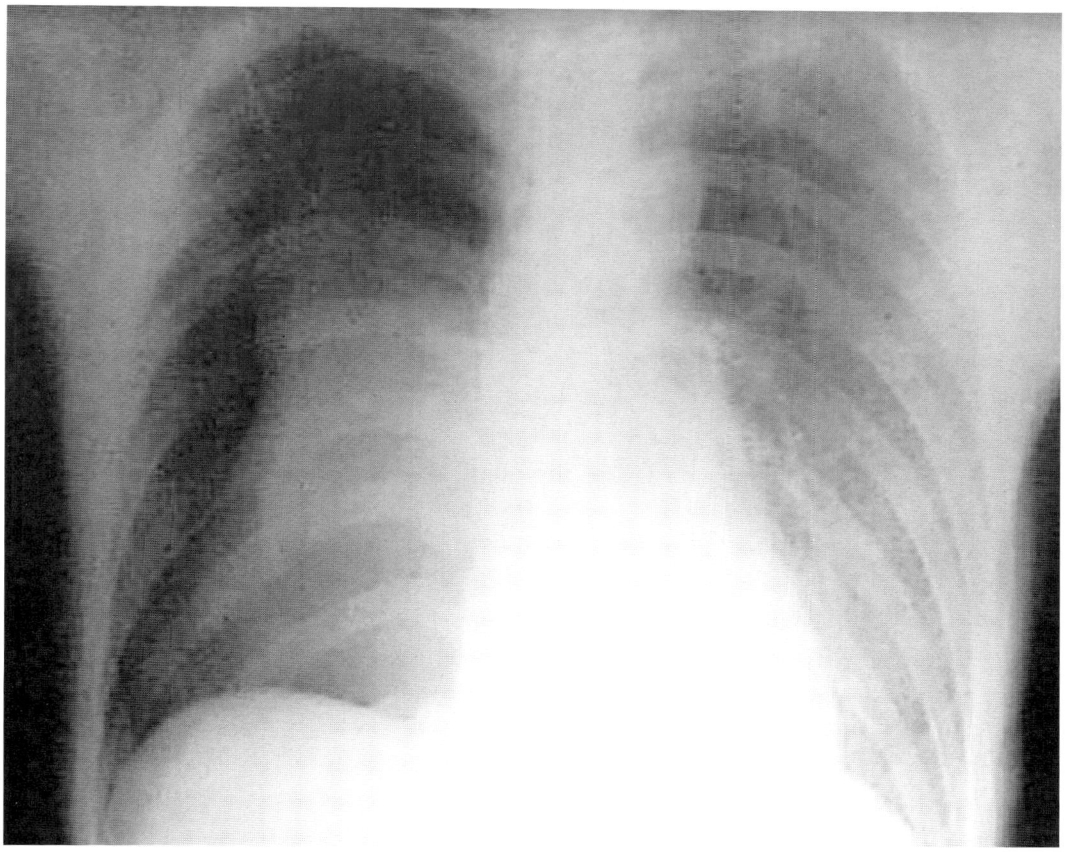

Pneumothorax
droit

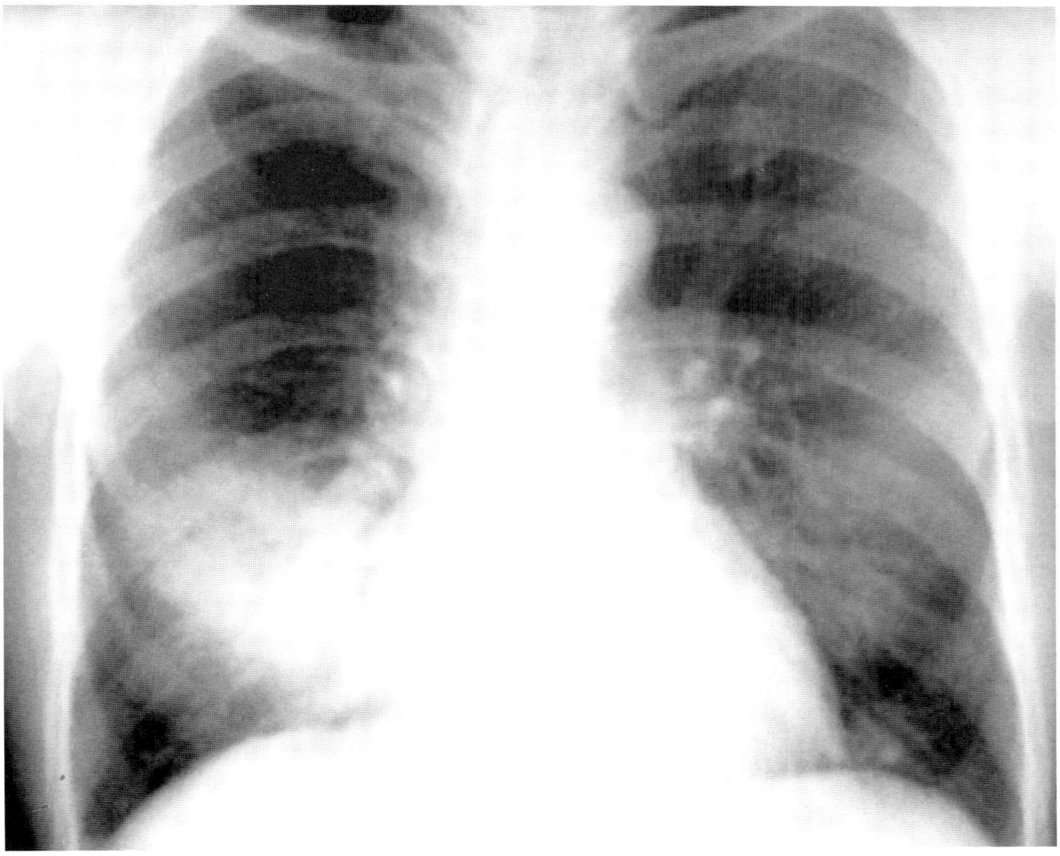

Pneumopathie
de la base droite

# douleurs **THORACIQUES**

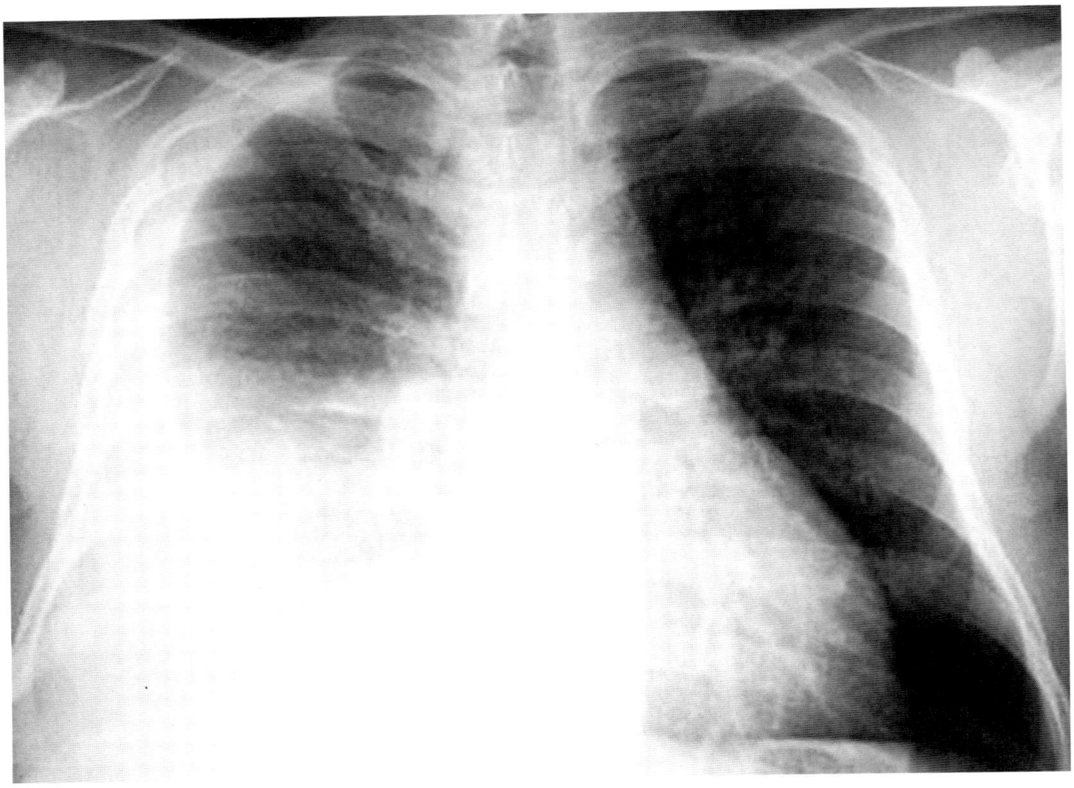

Epanchement pleural droit de moyenne abondance

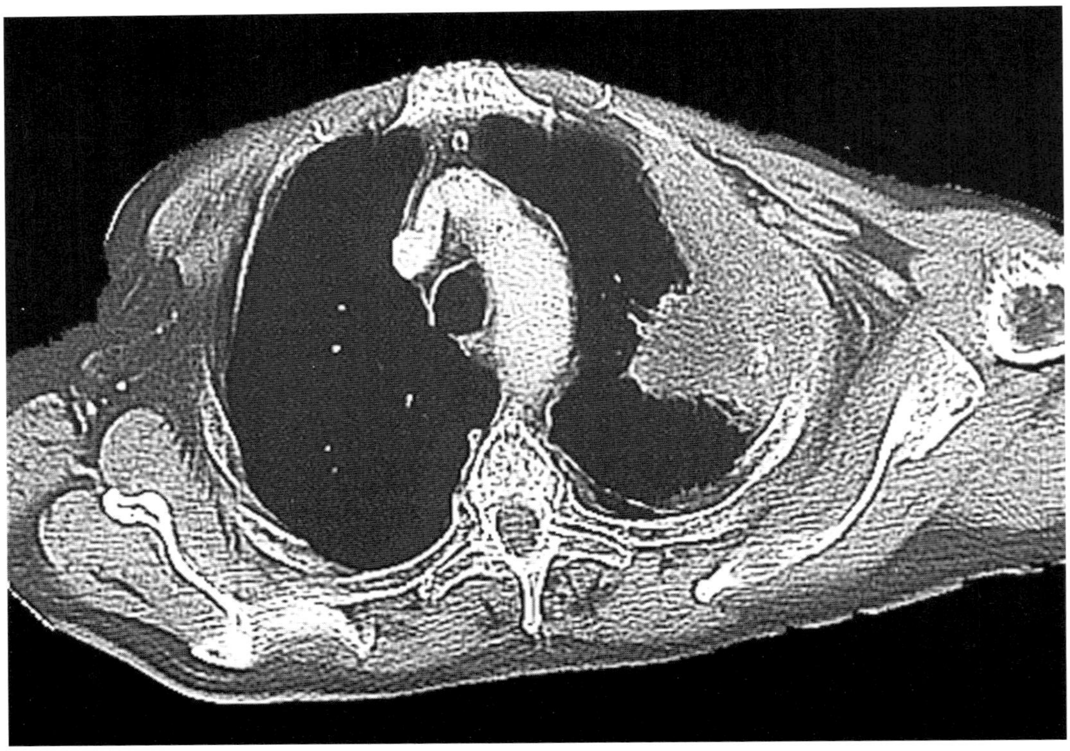

Masse apicale infiltrant la paroi thoracique à l'origine de douleur de la paroi thoracique

# EXCERCICES d'interprétation

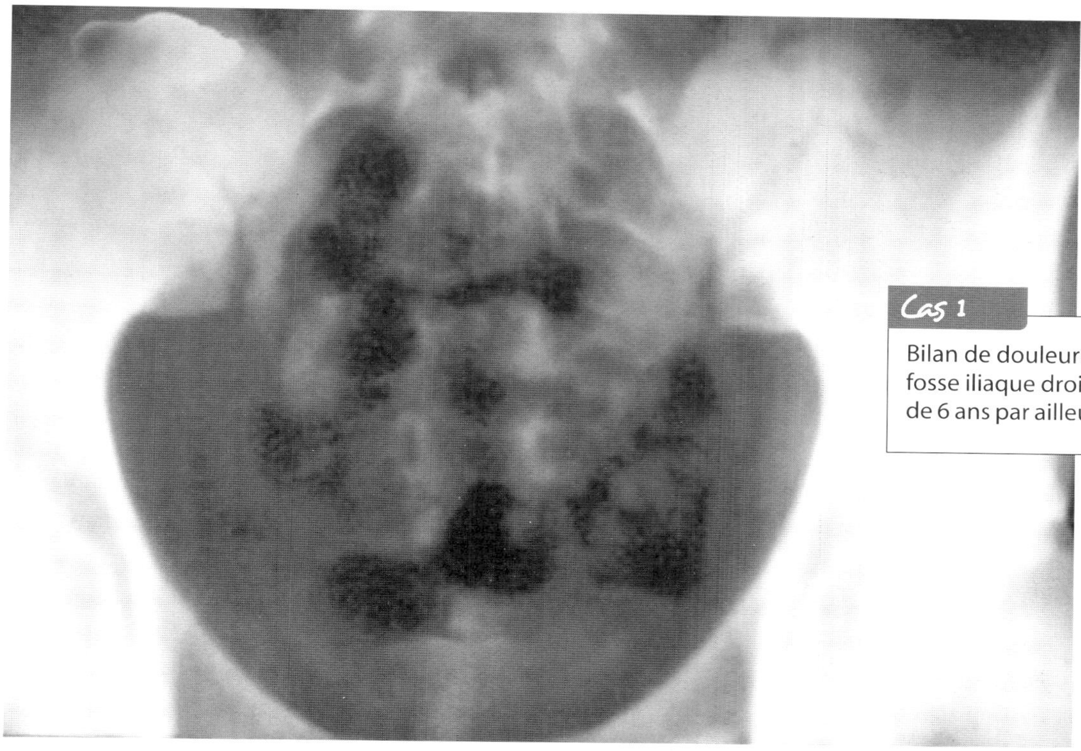

**Cas 1**

Bilan de douleurs abdominales en fosse iliaque droite chez un enfant de 6 ans par ailleurs fébrile

réponse page 156

**Cas 2**

Douleurs lombaires bilatérales chez une femme de 34 ans. Fièvre à 39°

réponse page 156

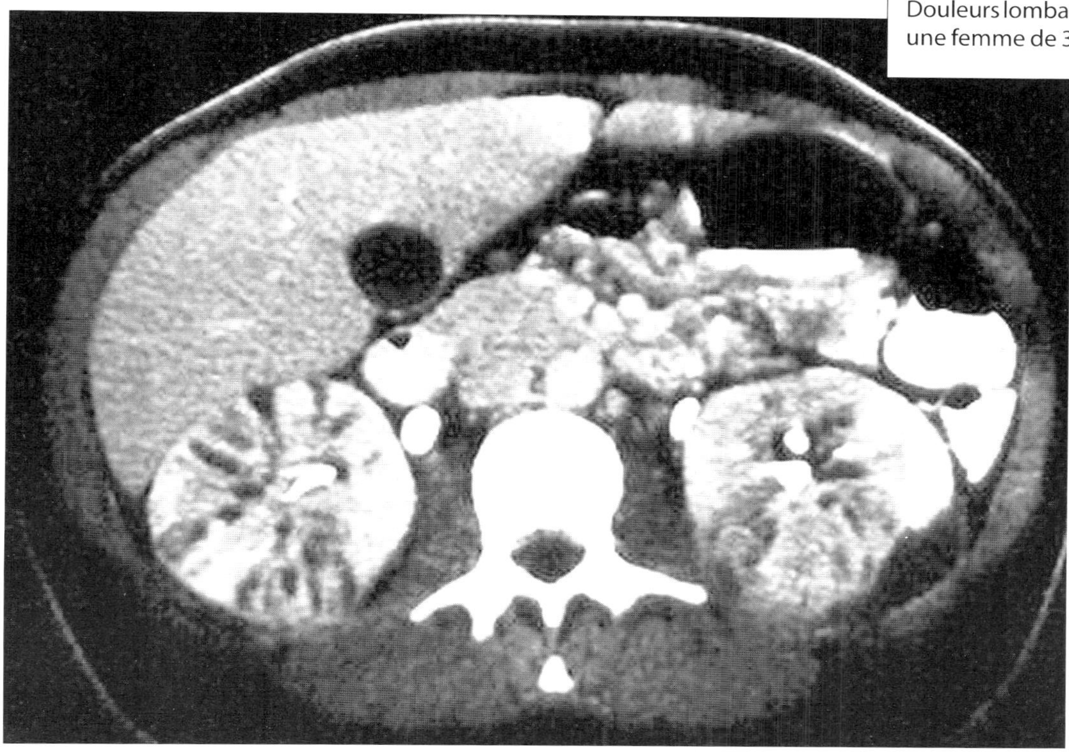

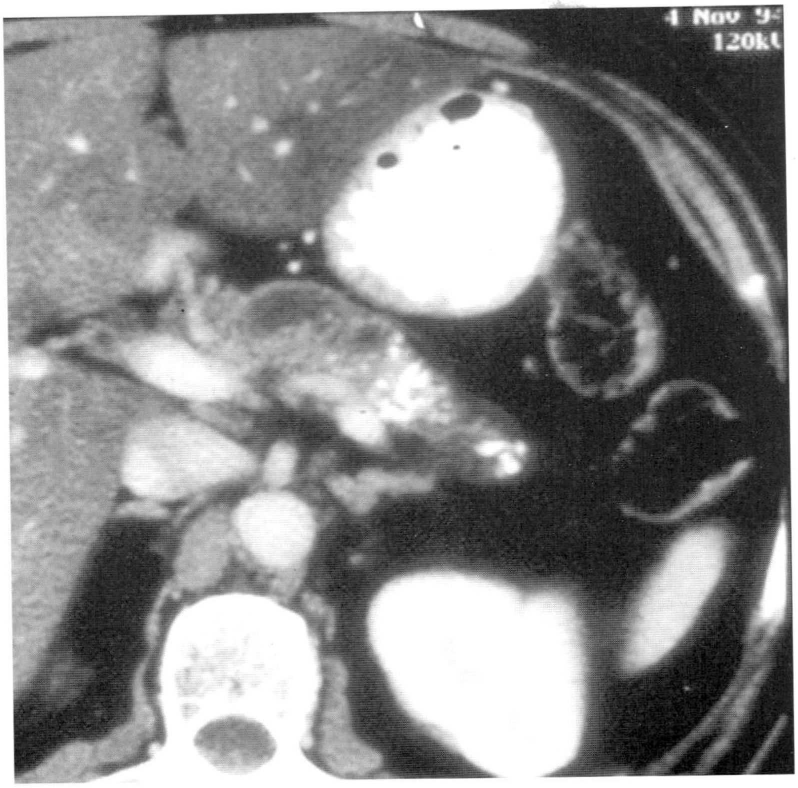


Cas 3

Un patient de 45 ans décrit des douleurs épigastriques. Un scanner pancréatique avec injection est réalisé.

réponse page 157

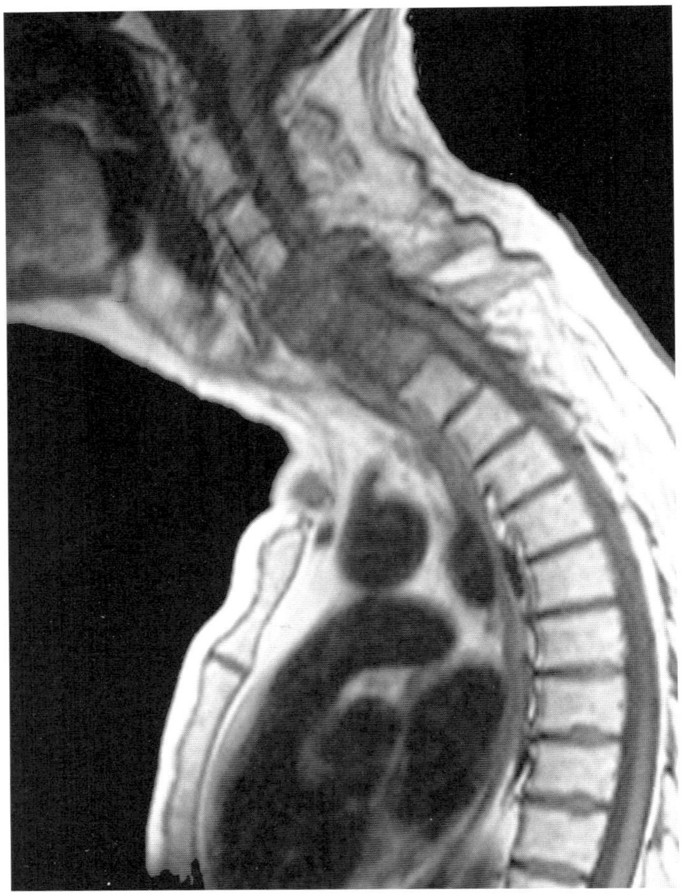

Cas 4

Homme de 67 ans porteur d'un cancer de la prostate traité par hormonothérapie. Début de paraplégie

réponse page 157

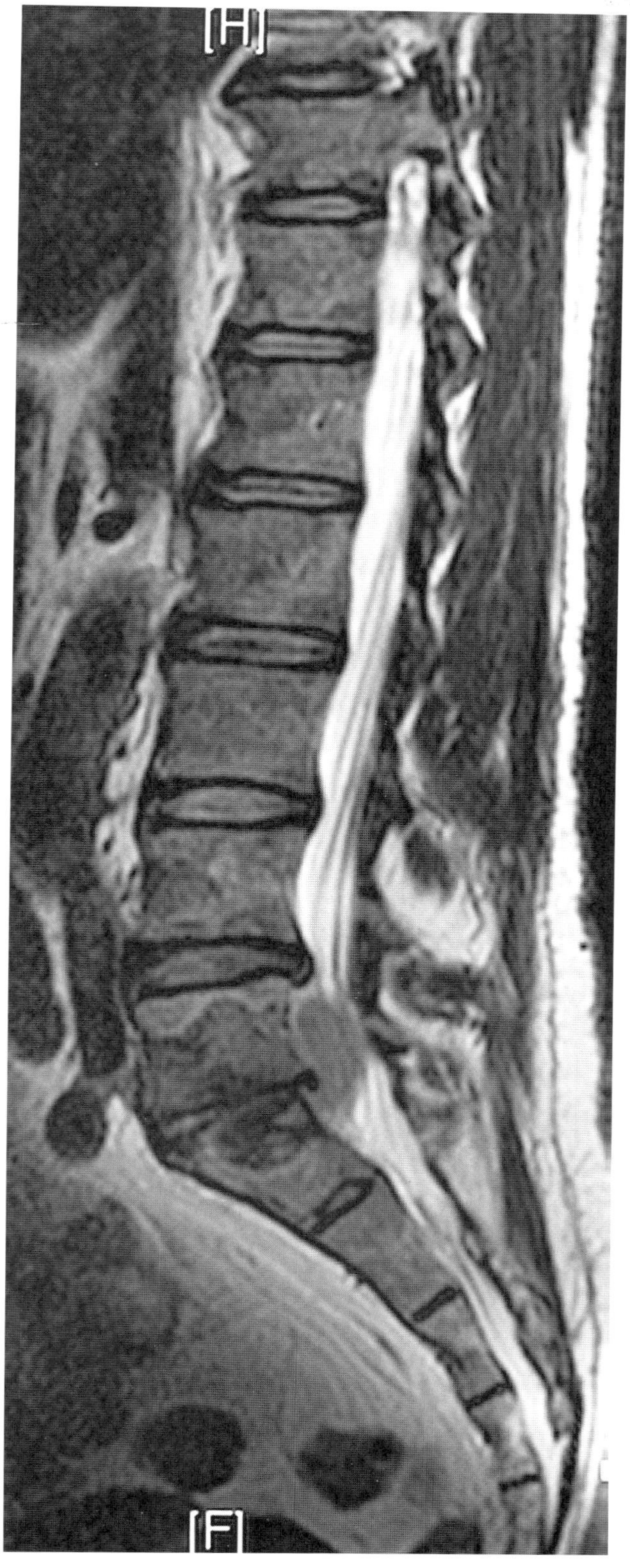


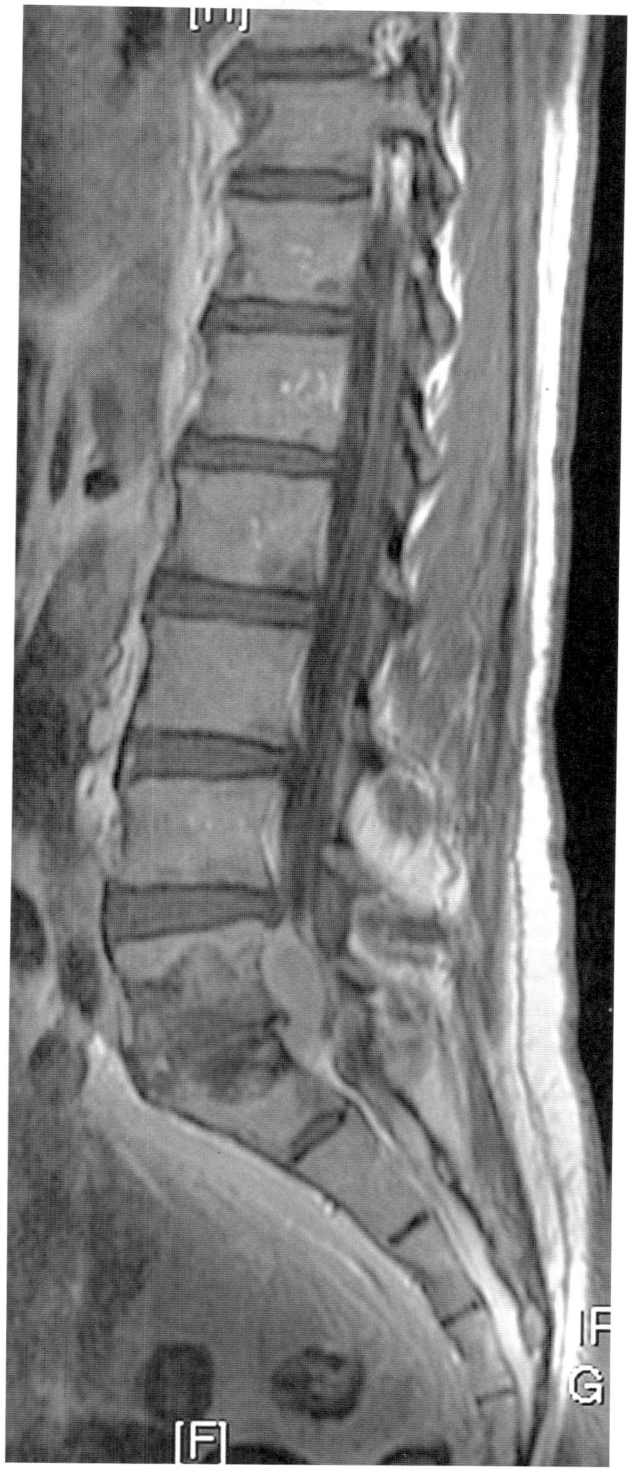


**Cas 5**

Bilan d'un syndrome de la queue de cheval chez un patient de 30 ans sans antécédent connu. Aggravation rapide de signes

réponse page 157

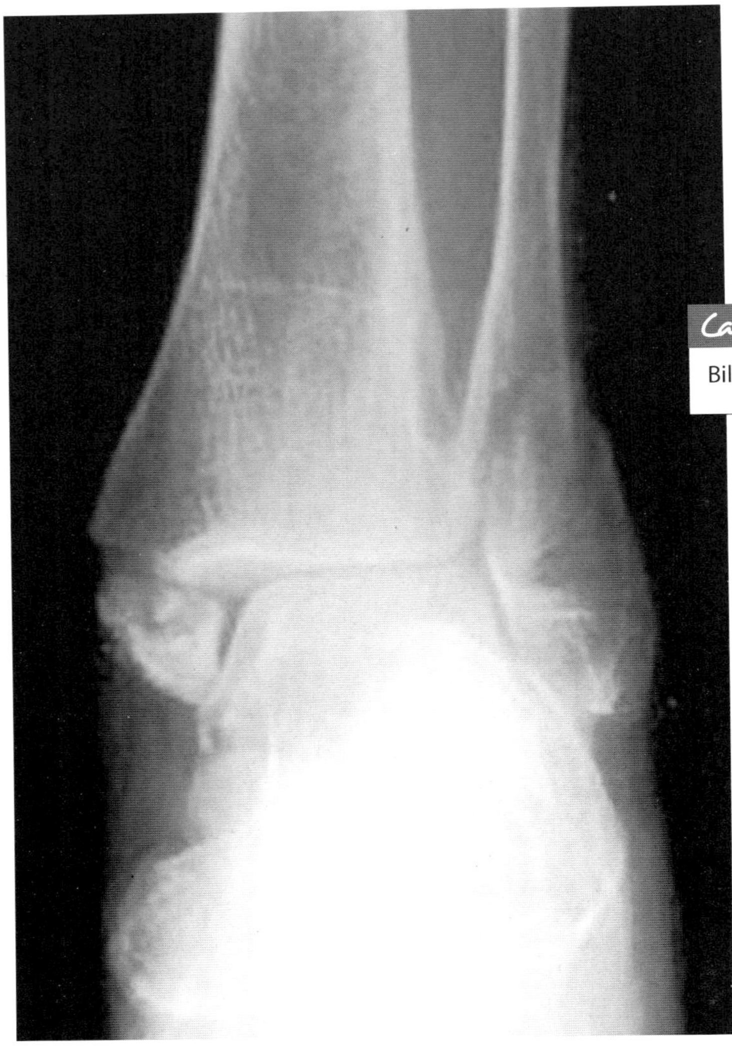

**Cas 6**

Bilan post-traumatique

réponse page 158

**Cas 7**

Bilan d'une hémiparésie droite chez un patient de 75 ans diabétique sans autre antécédent connu

réponse page 158

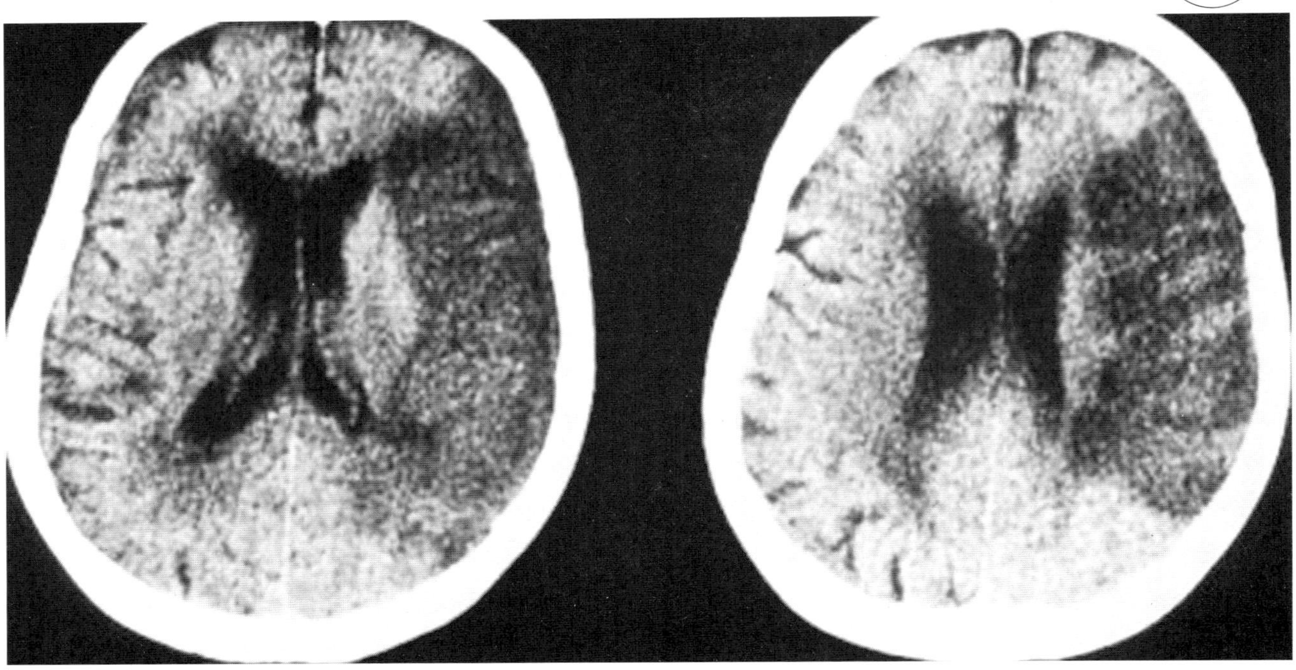

**Cas 8**

Bilan post-traumatique chez un patient de 80 ans

réponse page 158

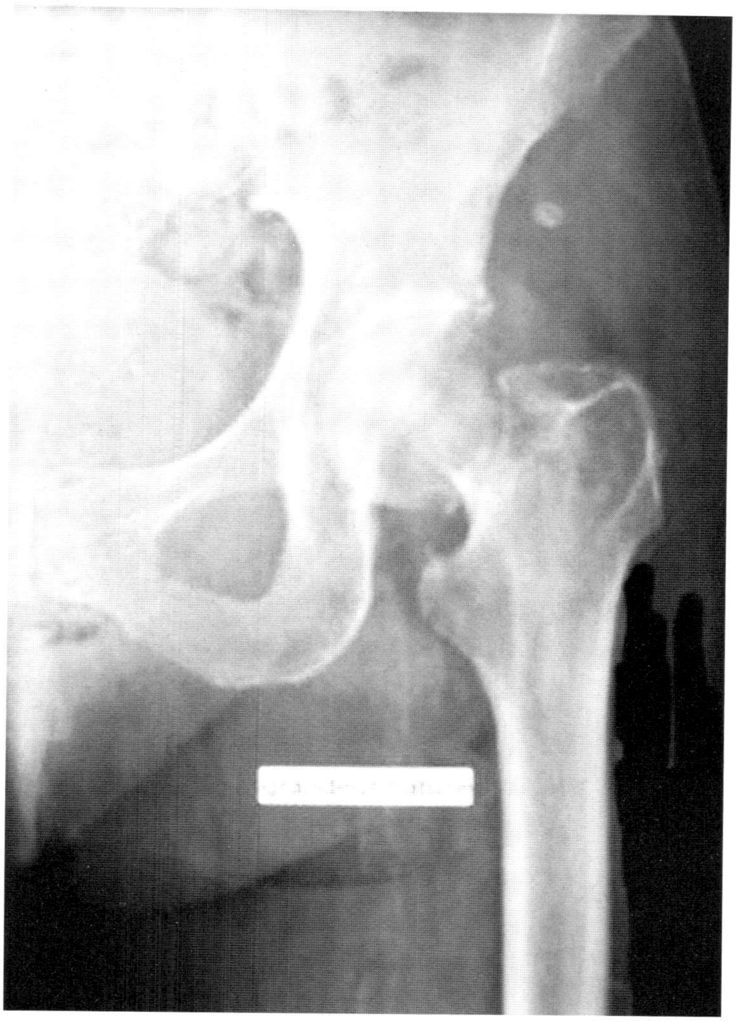

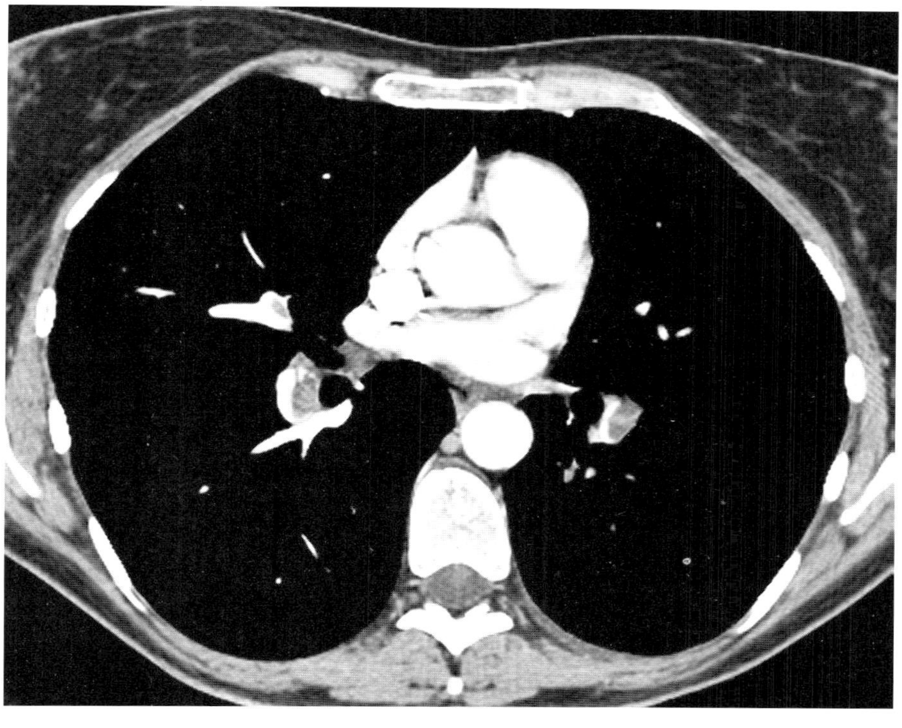

**Cas 9**

Femme de 45 ans ayant une dyspnée associée à une douleur thoracique. Pas d'antécédent connu

réponse page 159

excercices
gammes diagnostiques
rhumatologie
orthopédie
pédiatrie
abdomen & pelvis
thorax
neurologie

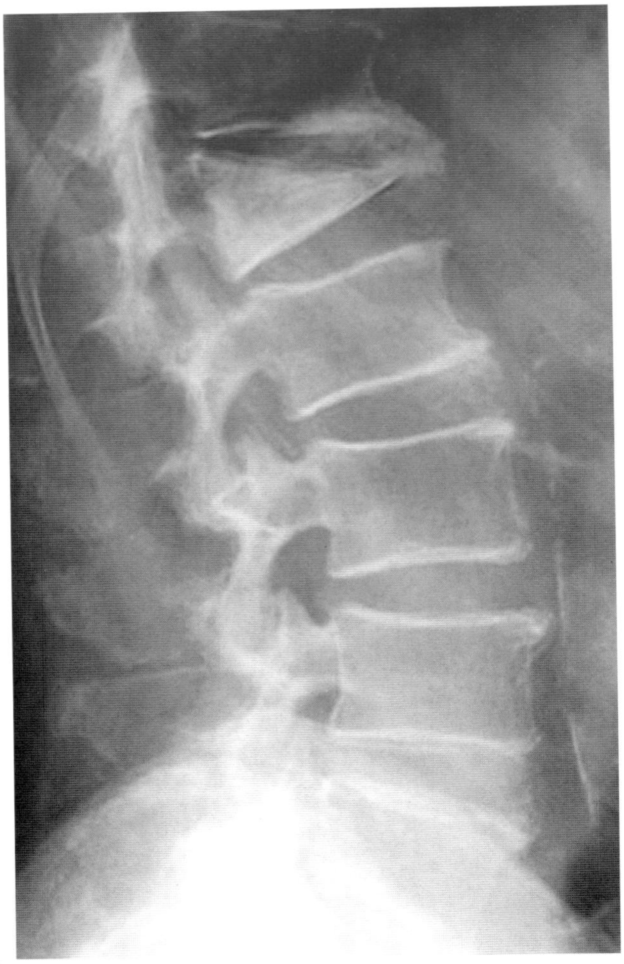

**Cas 10**

Homme 55 ans. Bilan post-traumatique

réponse page 159

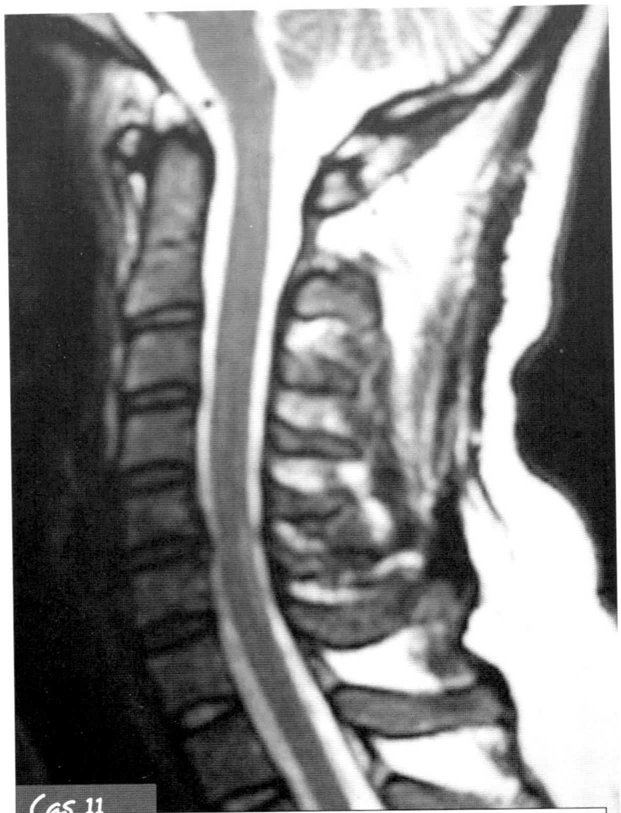

**Cas 11**

Bilan post-traumatique. La radiographie du rachis est normal. Le patient a des fourmillements des membres supérieurs

réponse page 159

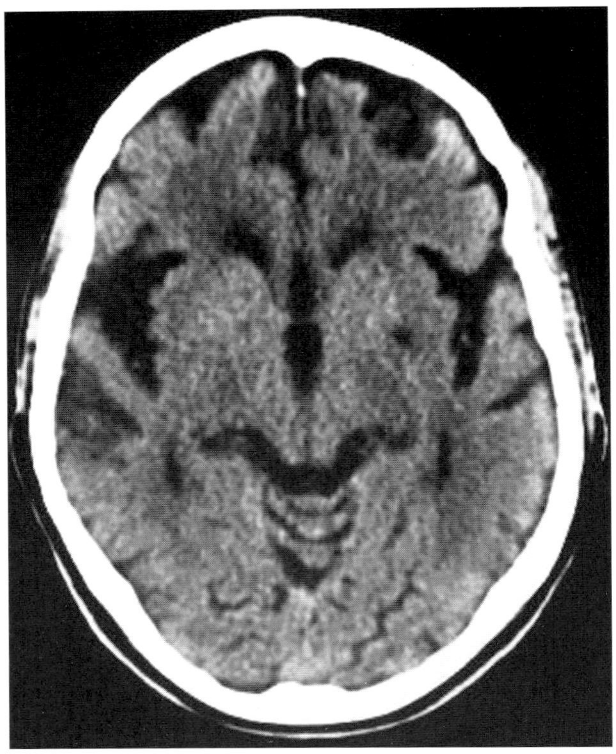

**Cas 12**

Confusion et céphalée chez un patient diabétique âgé de 76 ans

réponse page 159

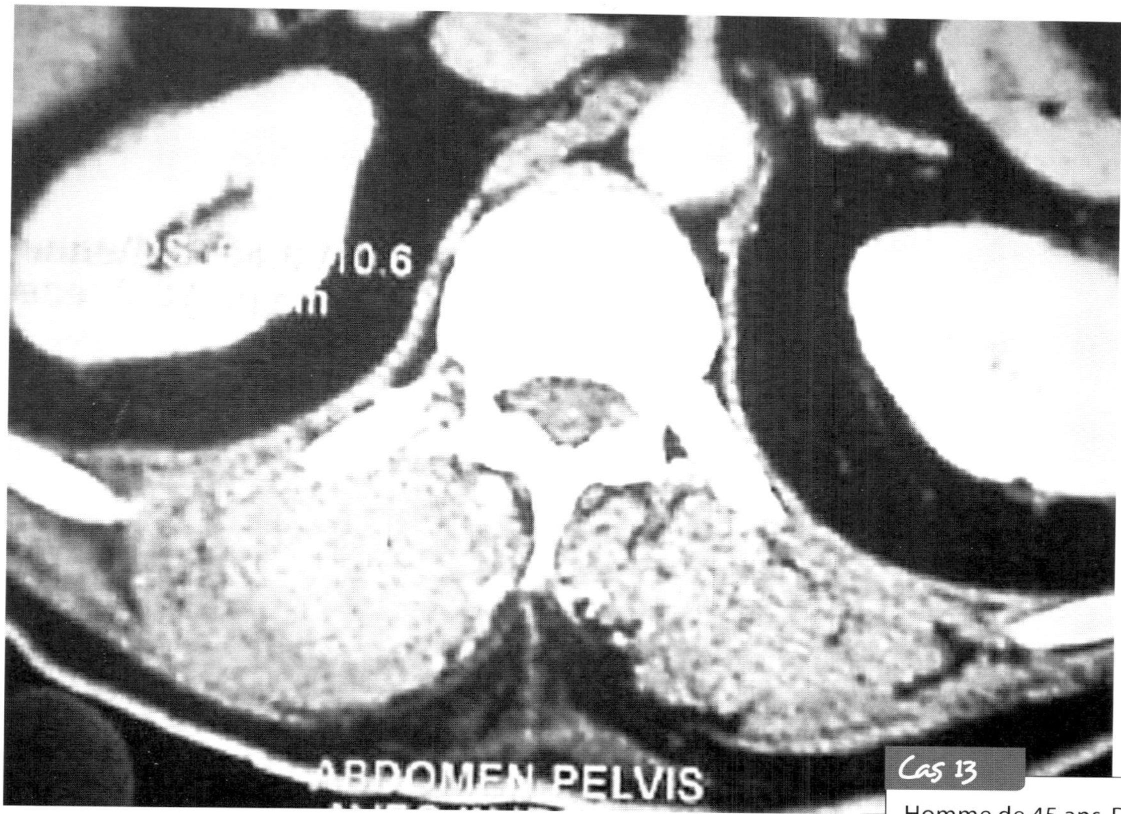


**Cas 13**

Homme de 45 ans. Douleur post-traumatique lombaire droite. Radiographies normales

réponse page 160

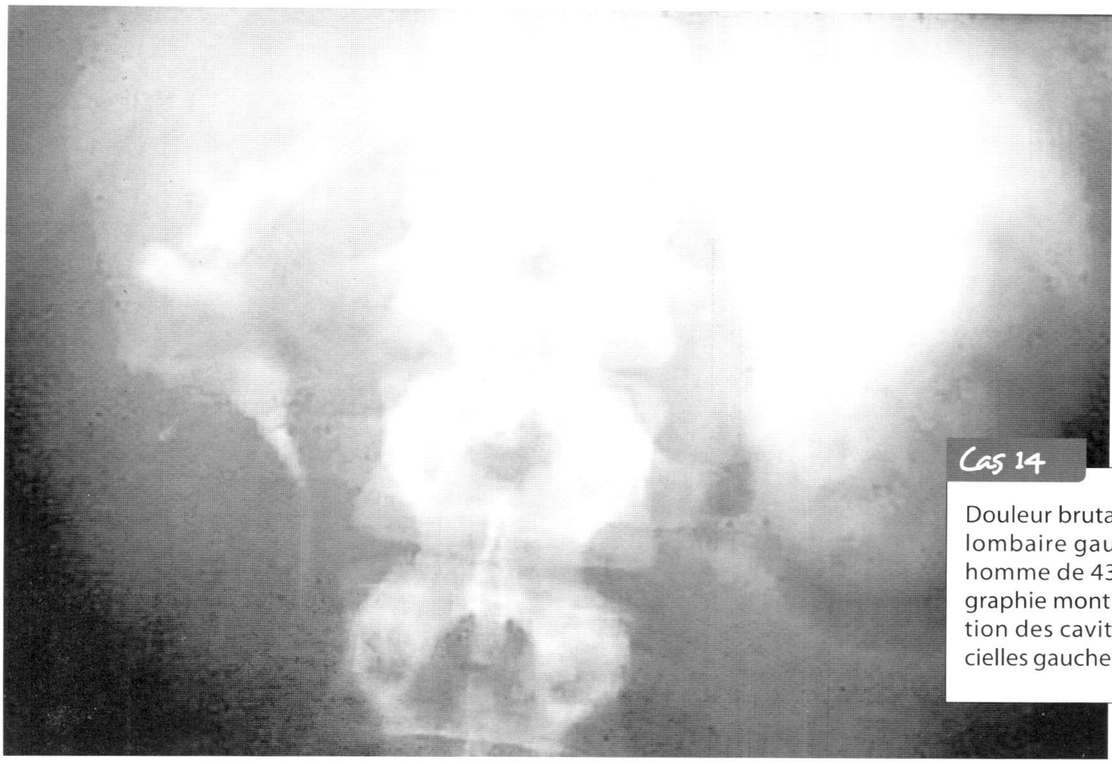

**Cas 14**

Douleur brutale de la fosse lombaire gauche chez un homme de 43 ans. L'échographie montre une dilatation des cavités pyélocalicielles gauches.

réponse page 160

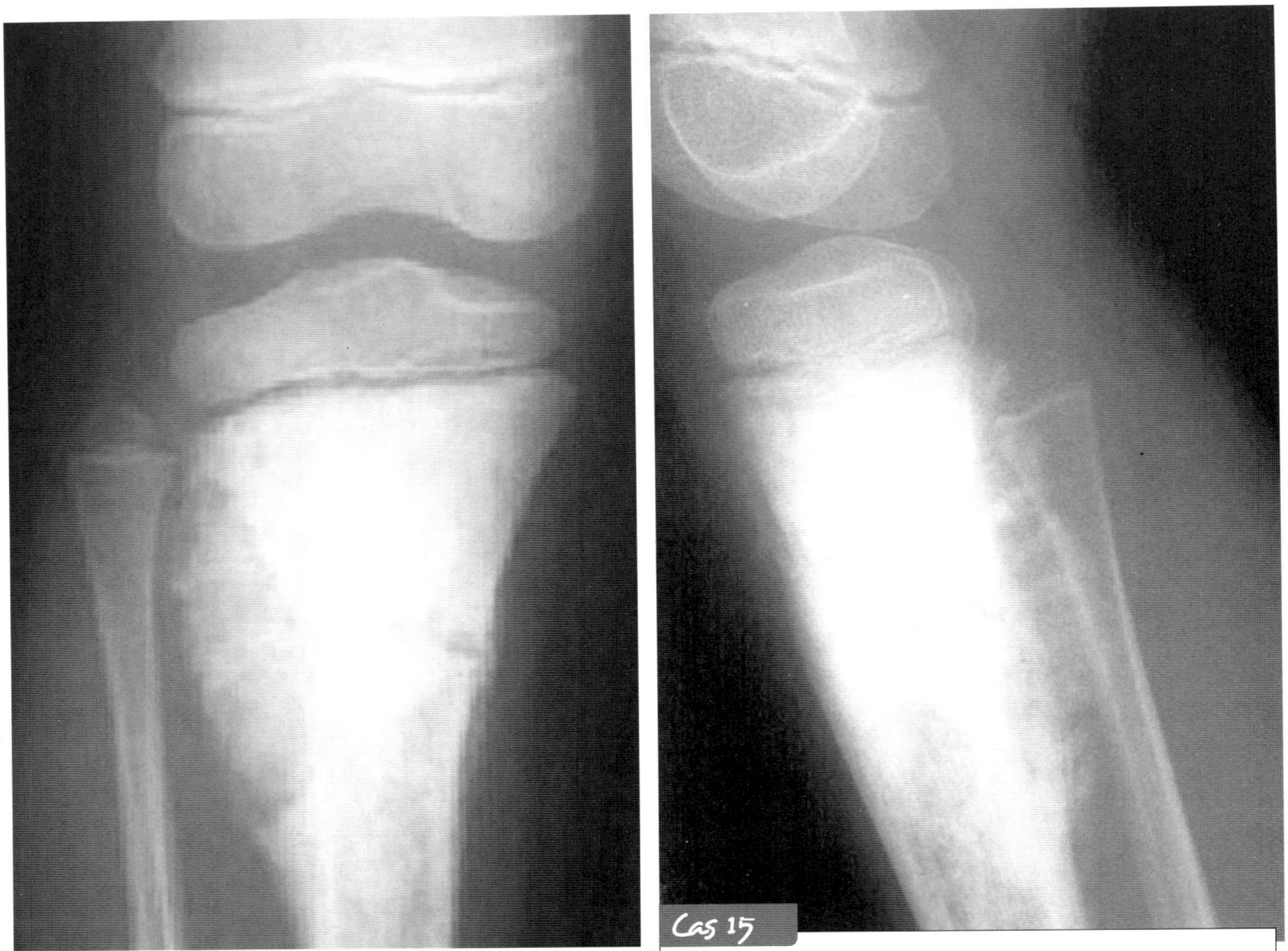

**Cas 15**

Enfant de 10 ans avec douleur du genou d'horaire inflammatoire. Chute de vélo et arrivée aux urgences avec une impotence fonctionnelle du membre inférieur droit. Pas d'antécédent connu

réponse page 160

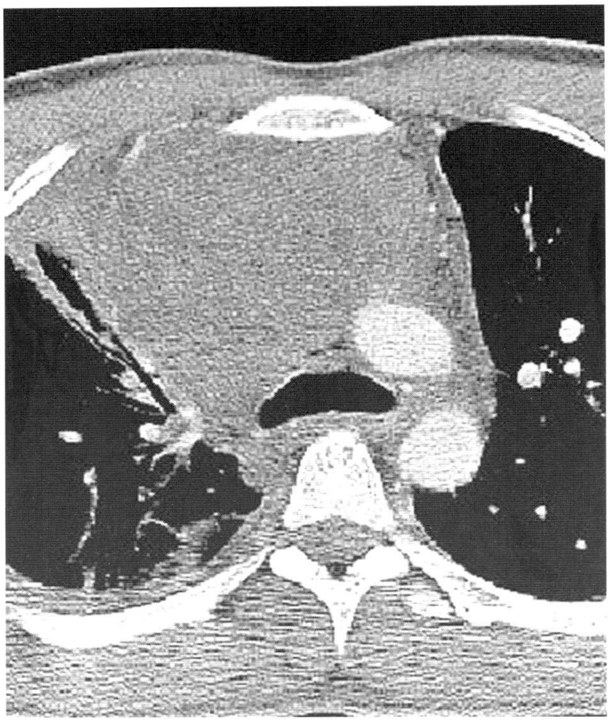

**Cas 16**

Homme de 55 ans avec dyspnée, comblement des creux sus-claviculaires et turgescence des jugulaires. La radiographie du thorax objective un élargissement du médiastin

réponse page 161

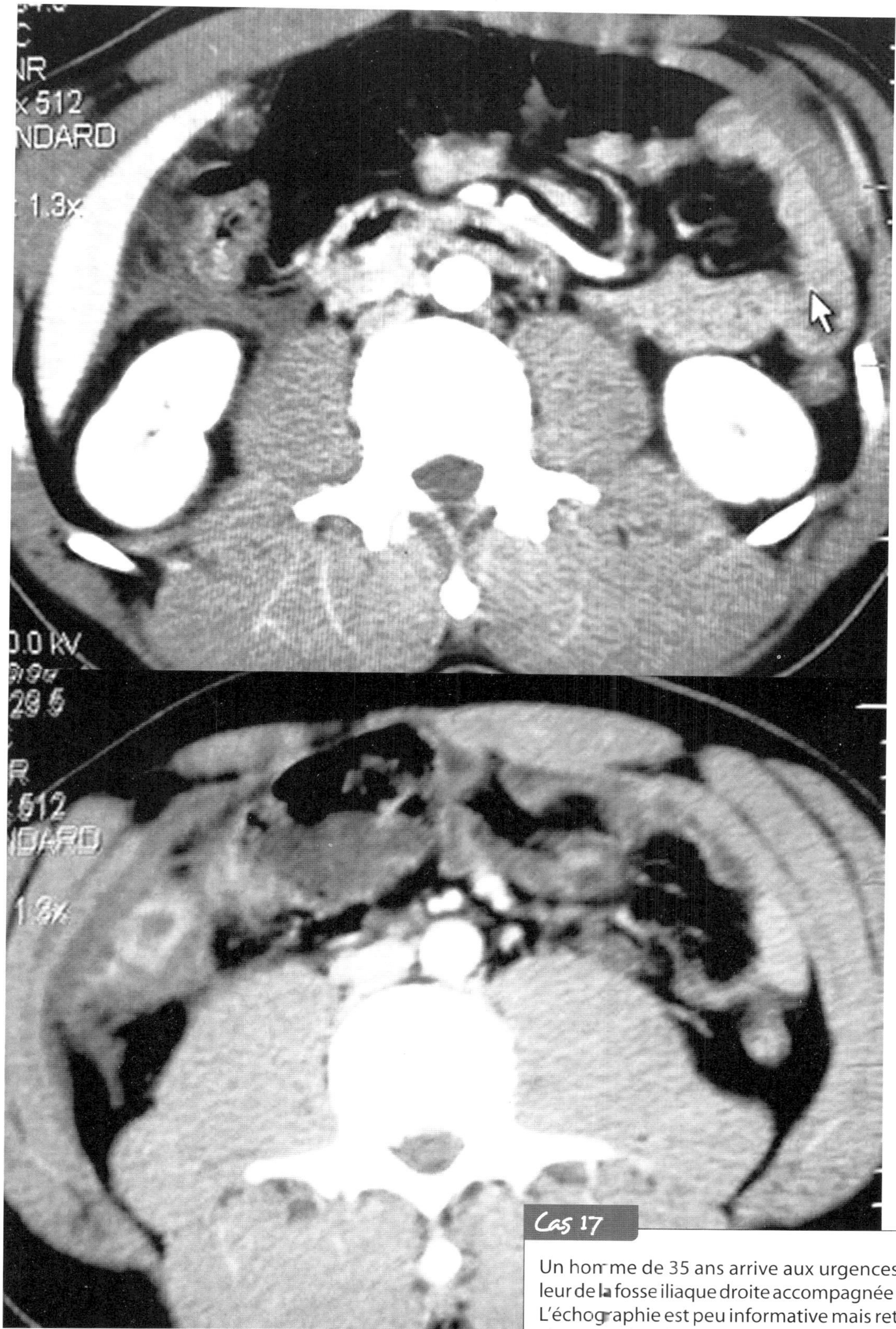


**Cas 17**

Un homme de 35 ans arrive aux urgences avec une douleur de la fosse iliaque droite accompagnée de fièvre (38.7°). L'échographie est peu informative mais retrouve un épanchement dans la région appendiculaire à proximité de la région hépatique. Un scanner abdominale avec injection est demandé en complément

réponse
page 161

# REPONSES des excercices

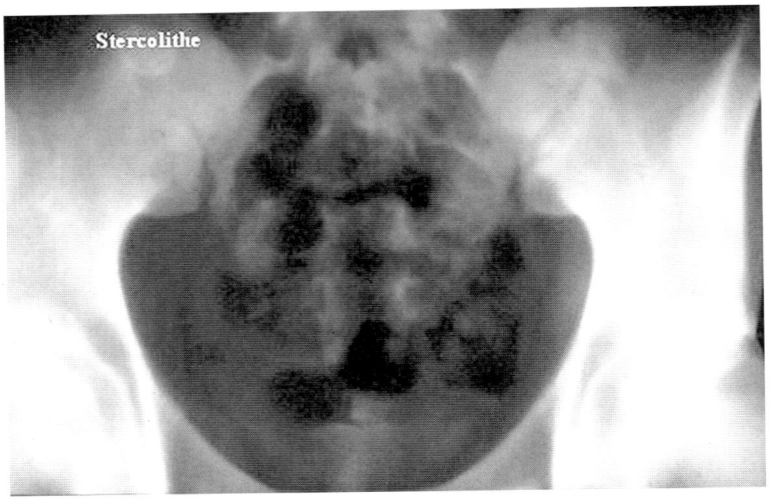


## Cas 1

Présence d'une opacité de tonalité calcique en projection de la fosse iliaque droite. L'aspect est évocateur d'un stercolithe appendiculaire.

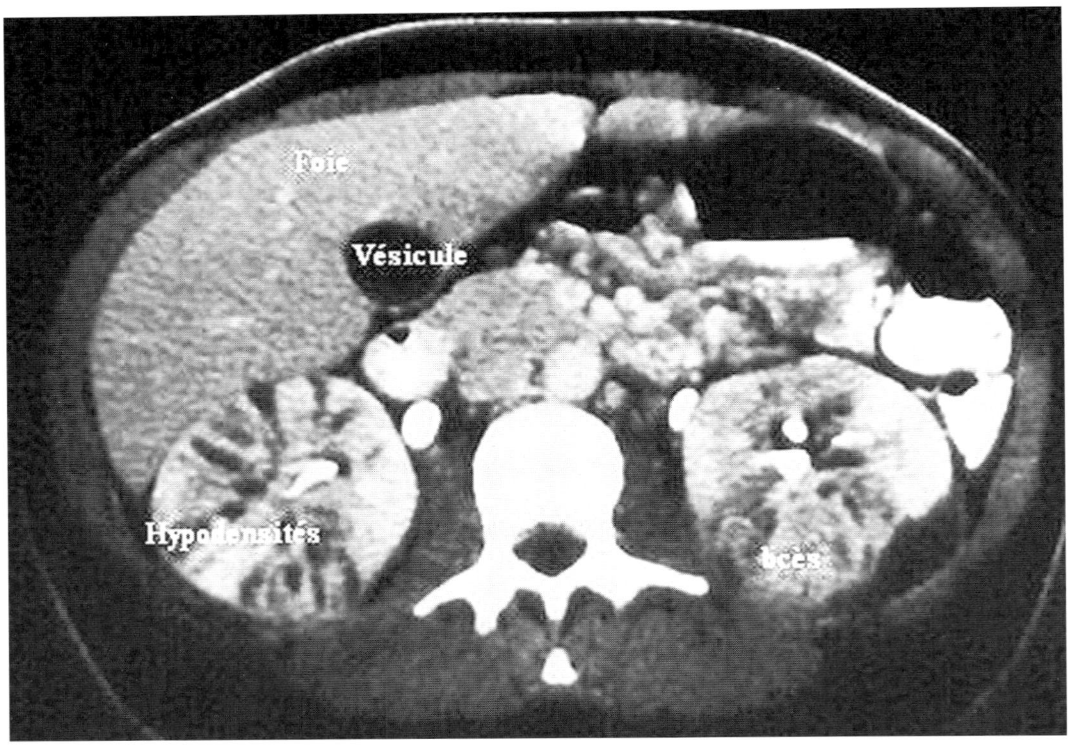


## Cas 2

Uroscanner avec injection au temps excrétoire. Multiples hypodensités bilatérales situées dans les corticales des deux reins. Une déformation du contour du rein gauche est visible avec présence d'un syndrome de masse réhaussé après l'injection . Aspect de Pyélonéphrite aiguë bilatérale avec abcès rénal gauche.

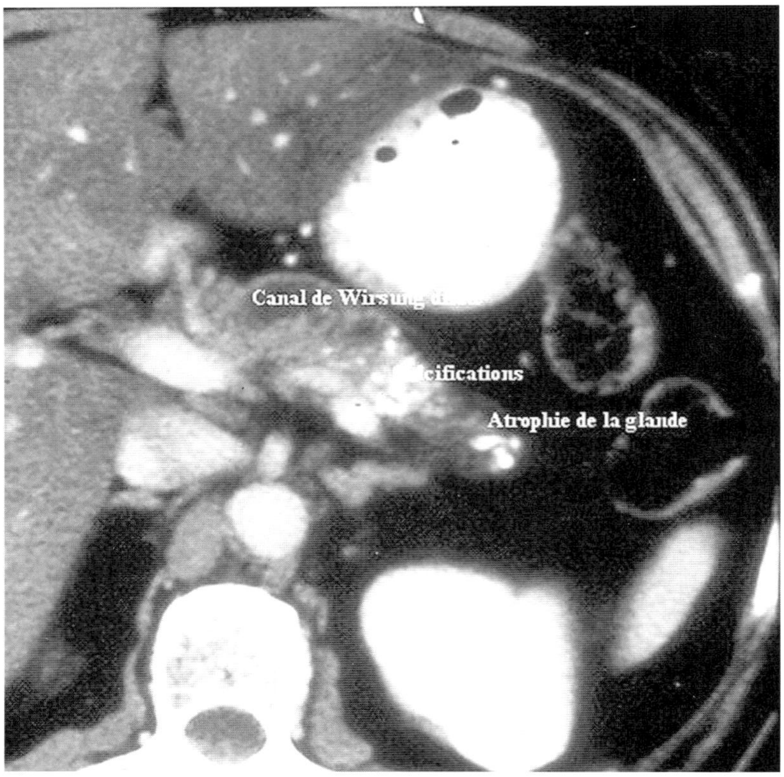


## Cas 3

TDM abdominale avec injection montrant des calcification pancréatiques, une dilatation du canal de Wirsung et une atrophie du pancréas. Contexte de pancréatite chronique sans signe TDM en faveur d'une poussée aiguë.

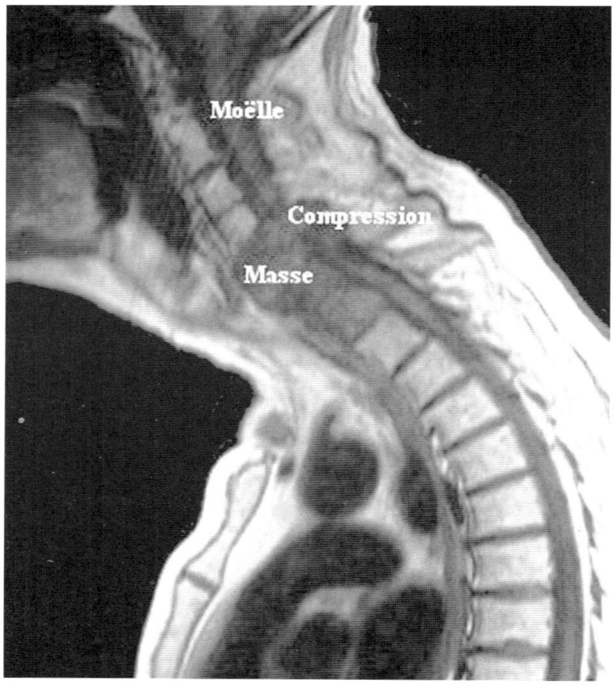


## Cas 4

IRM cervicale en séquence pondérée T1 dans le plan saggittal : hyposignaux en regard des corps vertébraux C6-C7-D1 et D2 avec rupture du mur postérieur et compression de la moëlle cervicale. Métastases osseuses d'un cancer de la prostate.

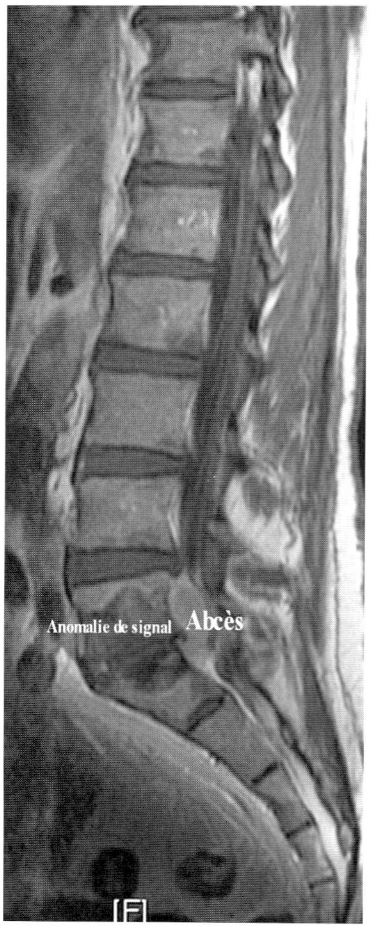


## Cas 5

IRM en séquence pondérée T1 et T2. Anomalie de signal des plateaux vertébraux et pincement de l'espace intervertébral L5-S1. Masse épidurale associée comprimant le sac dural. L'exploration chirurgicale a retrouvé un abcès dans le cadre d'une spondylodiscite.

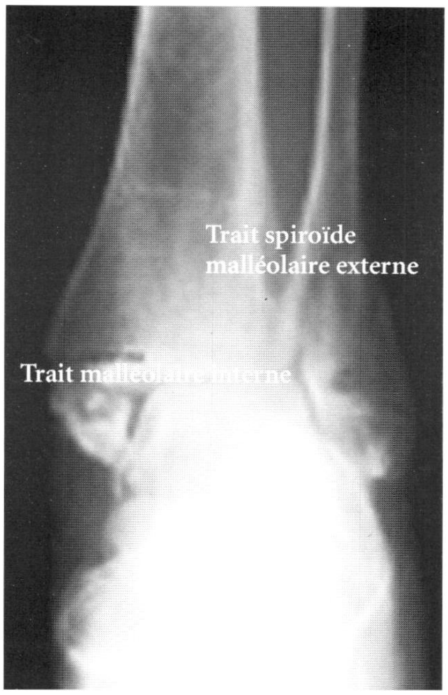


Cas 6

Fracture bimalléolaire de type II associant un trait malléolaire interne horizontal et spiroïde sur la malléole externe.

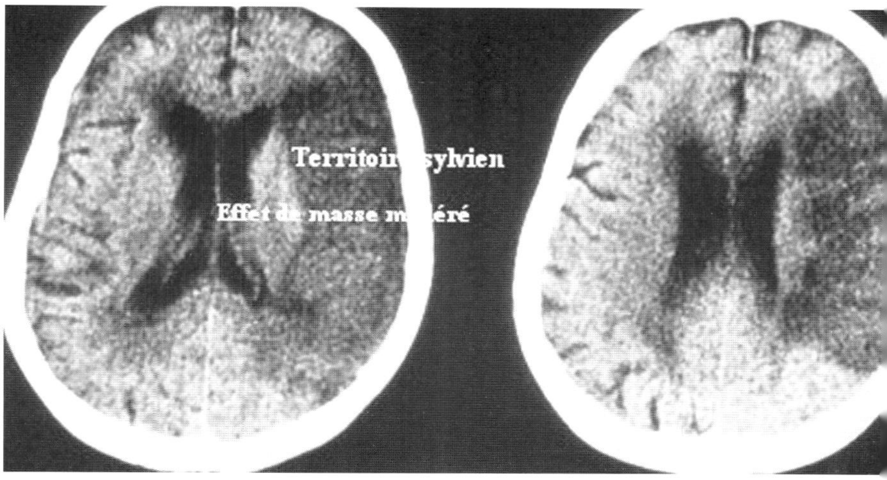


Cas 7

TDM cérébrale sans injection objective une hypodensité pariétale gauche avec effet de masse modérée dans le territoire sylvien gauche. Accident ischémique constitué.

| > | - de 24 heures | Première semaine | Premier mois | Après un mois |
|---|---|---|---|---|
| **Phase** | Aiguë | Aiguë | Subaiguë | Chronique |
| **TDM** | Normal ou hypodensité | Hypodensité | Hypodense | Hypodensité séquellaire |
| **IRM** | Œdème (hypersignal en T2) | Œdème (hypersignal en T2) | Variable | Hyposignal T1, hypersignal T2 |
| **Effet de masse** | Modéré | Maximum | Diminution voire disparition | Non mais atrophie localisée |
| **Hémorragie** | Non | Parfois oui | Variable | Non |
| **Prise de contraste** | Non | Oui | Diminue | Non |

**Sémiologie TDM et IRM des accidents ischémiques constitués**

Cas 8

Déplacement de la tête en varus sur le col. La tête a basculé et ne reste accrochée qu'en dedans. Les travées osseuses de la tête sont horizontalisées. Fracture du col fémoral gauche de type III dans la classification de Garden.

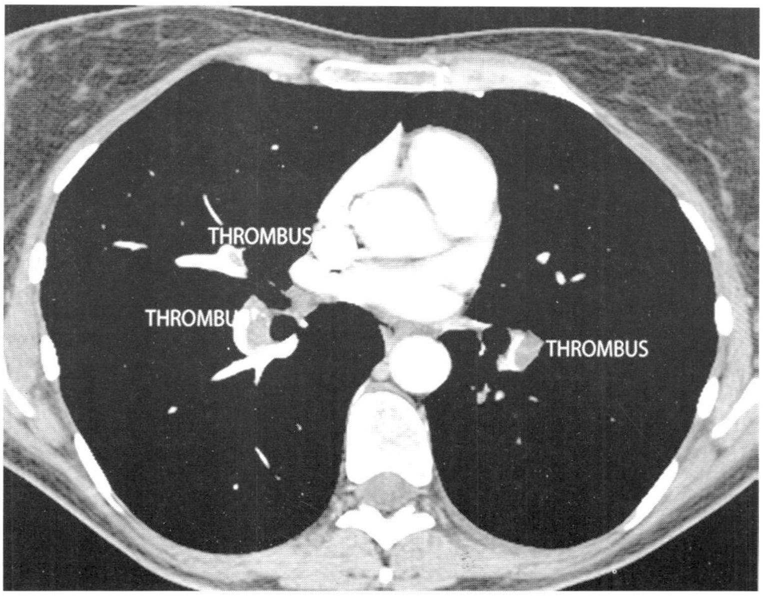


## Cas 9

Angioscanner thoracique objectivant des embols vasculaires multiples dans les branches de division inférieure des artères pulmonaires. Embolie pulmonaire bilatérale.

## Cas 10

Tassement cunéiforme antérieur de L1 sans rupture du mur postérieur.

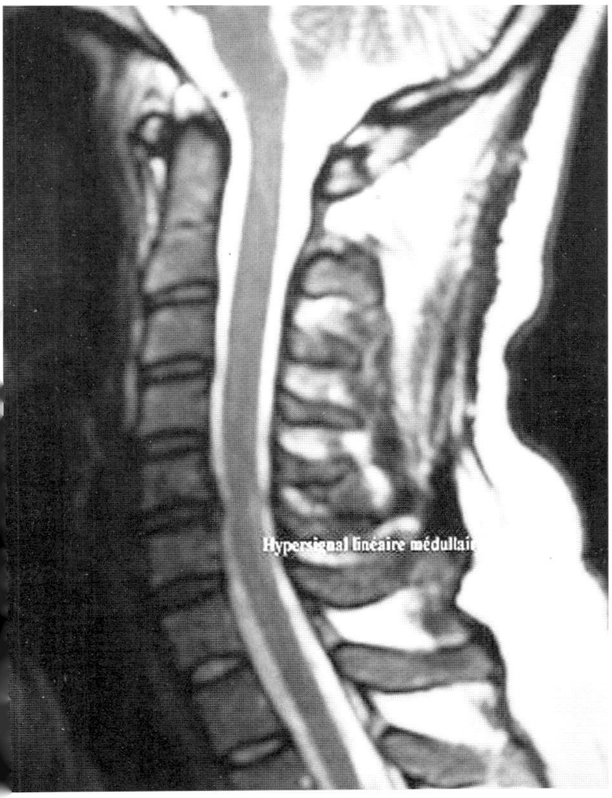


## Cas 11

IRM cervicale en séquence pondérée T2 dans le plan sagittal objectivant un hypersignal linéaire médullaire postérieur qui, dans ce contexte post-traumatique évoque un saignement.

## Cas 12

TDM cérébrale sans injection montrant une hypodensité capsulo-lenticulaire gauche très évocatrice d'une lacune ischémique.

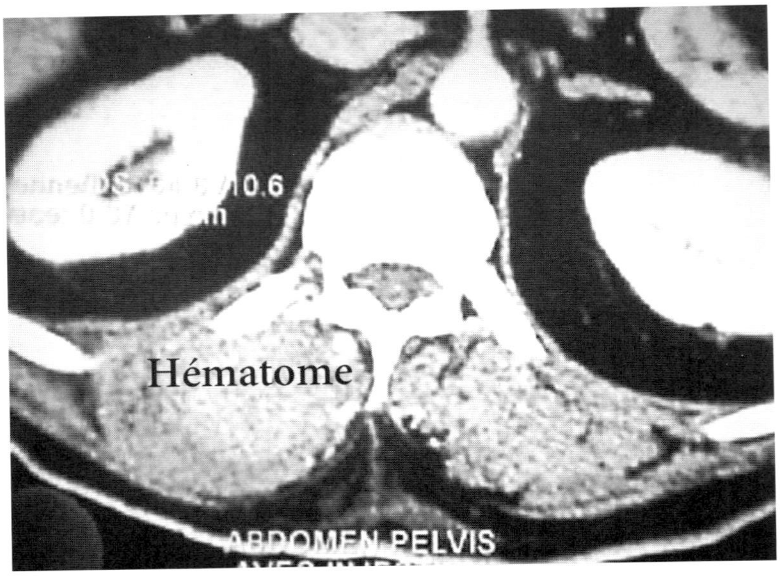


## Cas 13

TDM lombaire sans injection en fenêtre partie molle : hématome paraspinal droit dans un contexte post-traumatique.

## Cas 14

UIV de face objectivant dans ce contexte de colique néphrétique un néphrogramme prolongé à gauche sans autre anomalie. Un obstacle calculeux sous-jacent était à l »origine de ces signes.

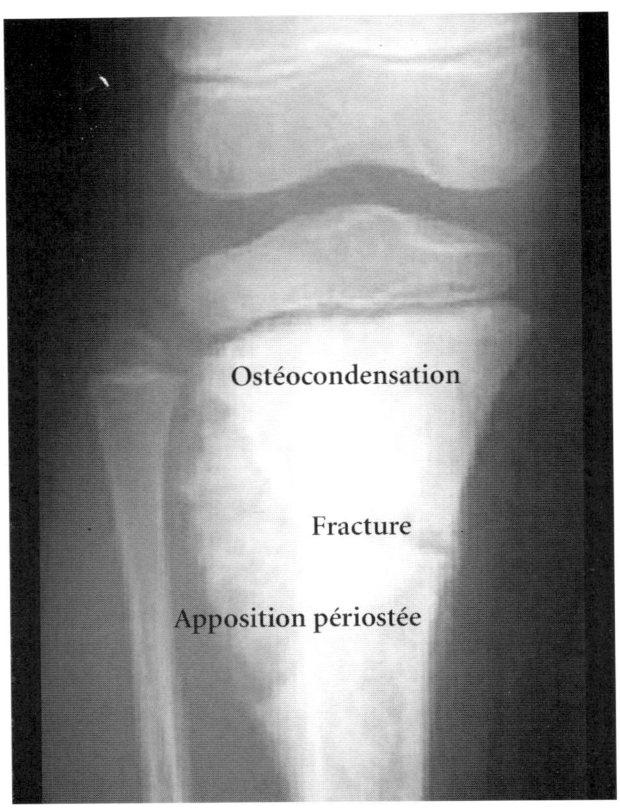


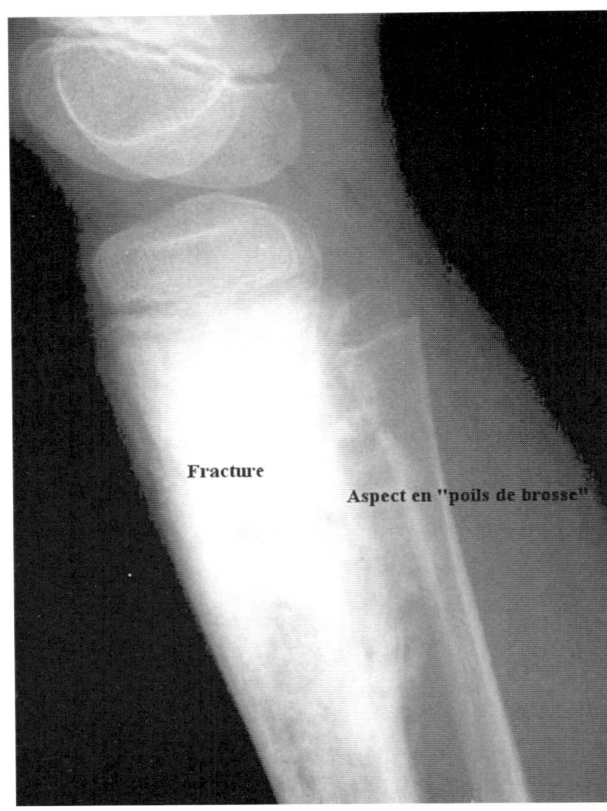


## Cas 15

Ostéosarcome : radiographies du genou. Lésion ostéocondensante, hétérogène de la métaphyse supérieure du tibia avec rupture de la corticale et une réaction périostée « en poils de brosse » (flèches) et une fracture pathologique.

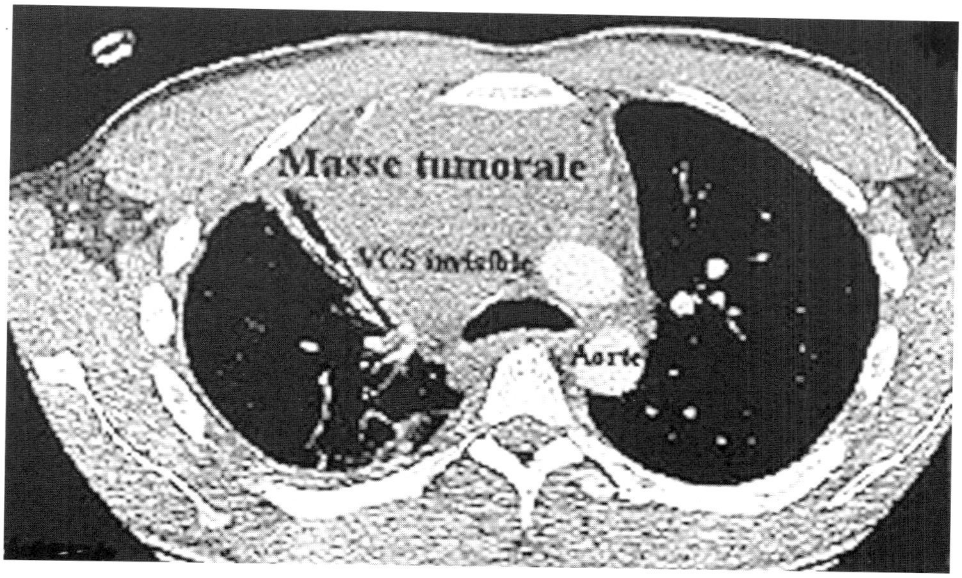


Cas 16

TDM thoracique en fenêtre médiastinale avec injection objectivant dans ce contexte de syndrome cave supérieur une volumineuse masse tumorale comprimant la veine cave supérieure (VCS) invisible ici. Cancer anaplasique à petites cellules.

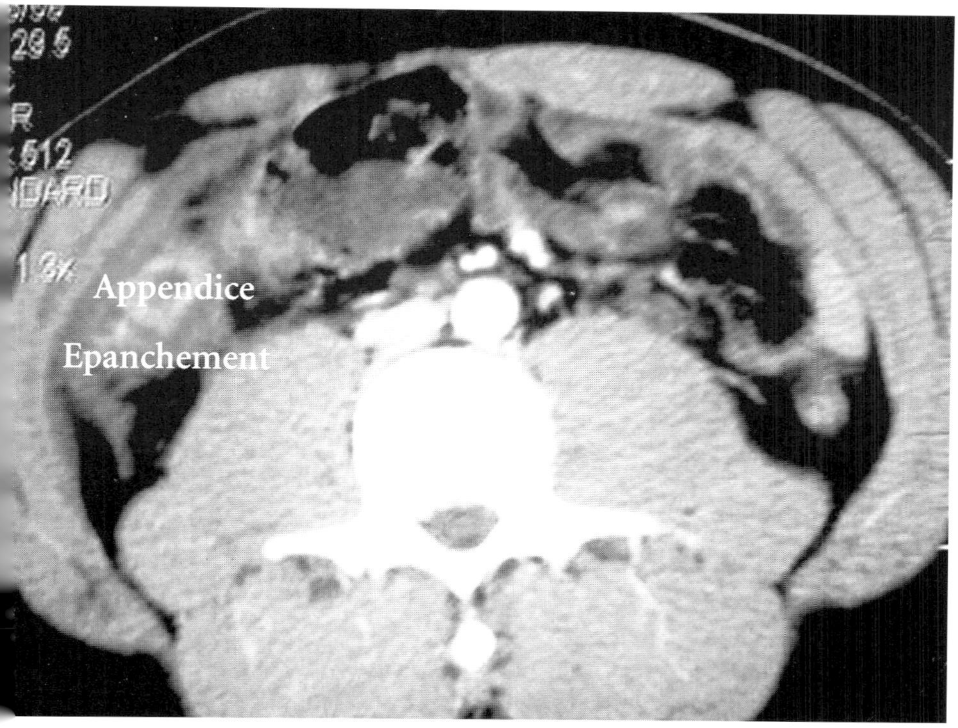


Cas 17

-e scanner abdominale avec injection montre une zone de densification de la graisse dans la région sous-hépatique associée un épanchement. Au sein de cette densification, on retrouve une image « en cocarde » correspondant à l'appendice inflam-natoire. Lors de l'intervention, on a retrouvé une appendicite sous-hépatique.

# INDEX

## a



## b



## c



## d



## e



## f

# INDEX

## m



## n



## o



## p



## r



## s

## t



## v

# NOTES